図解 眼科

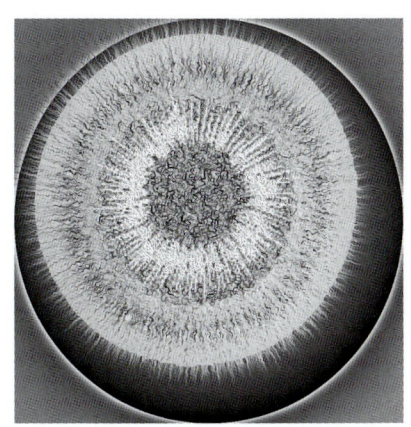

編著 (執筆順)

吉村長久 (代表)
京都大学教授

宮本和明
京都大学講師

山本哲也
岐阜大学教授

下村嘉一
近畿大学教授

三村　治
兵庫医科大学教授

黒坂大次郎
岩手医科大学教授

金芳堂

執筆者一覧 （執筆順）

吉村長久	京都大学大学院医学研究科眼科学教授
宮本和明	京都大学大学院医学研究科眼科学講師
山本哲也	岐阜大学大学院医学系研究科眼科学教授
松本長太	近畿大学医学部眼科学准教授
下村嘉一	近畿大学医学部眼科学教授
福田昌彦	近畿大学医学部眼科学講師
澤田　明	岐阜大学大学院医学系研究科眼科学講師
三村　治	兵庫医科大学眼科学教授
黒坂大次郎	岩手医科大学眼科学教授
橋爪公平	岩手医科大学眼科学助教

はじめに

　眼科は臨床医学の中でも長い歴史をもつ診療科です．例えば，白内障手術の歴史は実に紀元前6世紀にまで遡ることができるそうです．眼科の歴史は単に古いだけではありません．その歴史は，常に臨床医学の最先端の成果を生み続け，その成果を患者さんに還元する歴史でもありました．紀元前6世紀に始まった白内障手術は，今では眼内レンズが完全に実用化され，患者さんの満足度が極めて高いものとなりました．まさに，白内障手術の進歩は，臨床医学全領域の中で最大の成果の一つでしょう．そして，今も白内障手術は進歩を続けています．もちろん，眼科の他の分野の進歩も著しいものがあります．かつては治療が難しかった病気に対して新しい診断技術や治療法が次々と導入され，10年前の常識は通用しない時代となりました．

　本書は，このように進歩の著しい眼科の膨大な知識を岩手医科大学，岐阜大学，京都大学，近畿大学，兵庫医科大学の5つの大学が結集してまとめたものです．既にまとまった知識を持っておられる眼科医はもちろん，専門医試験の準備をされている眼科医，眼科を始めたばかりの若い先生方や医学生，そして視能訓練士や看護師の皆さんを対象としています．このような時代にコンパクトでまとまりのある教科書を作ることは，なかなか難しいことですが，執筆いただいた先生方には代表編集者のお願いを快く受け入れていただきました．

　本書の特徴として，各項目に分かりやすく簡潔な「まとめ」をつけたこと，図解眼科という書名が表すように，図・写真・表を駆使してポイントを分かりやすく示すようにしたことがあります．特に眼科では病気の理解に写真が有用です．このため，本書は出版社の金芳堂に無理を言ってフルカラーの写真を採用してもらいました．

　最近，医学生に医学英語の教育を行うことの重要性が指摘されています．しかし，医学生の医学英語，とりわけ専門用語の習得状況は，10年前と比べてむしろ悪くなっているように思います．専門用語を正しく理解することは，臨床医学の勉強のかなりの部分を占めています．本書では，主な用語には英語表記を併記し，医学生の医学英語取得の助けになるように配慮しました．

　本書が，一人でも多くの読者諸兄に取って眼科のエッセンスを効率よく理解し，学ぶために役に立つことを願っています．

2008年3月

代表編集者　吉村長久

目 次

I部　総論

1章　眼の構造 ———————————————— 2

- 1-1. 眼　球　　　　　　　　　　　　　　　（吉村長久）　2
  - 角　膜
  - 強　膜
  - ぶどう膜
  - 網　膜
  - 水晶体
  - 硝子体
  - 前房，後房，前房隅角
- 1-2. 眼球付属器　　　　　　　　　　　　　（吉村長久）　8
  - 眼　瞼
  - 結　膜
  - 涙　器
  - 外眼筋
  - 眼　窩
- 1-3. 視　路　　　　　　　　　　　　　　　（宮本和明）11
- 1-4. 眼の神経系　　　　　　　　　　　　　（宮本和明）12
- 1-5. 眼の血管系　　　　　　　　　　　　　（宮本和明）13

2章　眼の発生 ———————————————（吉村長久）14

3章　機　能 ———————————————（山本哲也）15

- 3-1. 視　力　　　　　　　　　　　　　　　　　　　　　15
- 3-2. 視　野　　　　　　　　　　　　　　　　　　　　　16
- 3-3. 色　覚　　　　　　　　　　　　　　　　　　　　　17
- 3-4. 光　覚　　　　　　　　　　　　　　　　　　　　　18
- 3-5. 屈　折　　　　　　　　　　　　　　　　　　　　　19
- 3-6. 調　節　　　　　　　　　　　　　　　　　　　　　20
- 3-7. 両眼視　　　　　　　　　　　　　　　　　　　　　21
- 3-8. 輻湊・開散　　　　　　　　　　　　　　　　　　　22
- 3-9. 眼　位　　　　　　　　　　　　　　　　　　　　　23
- 3-10. 眼球運動　　　　　　　　　　　　　　　　　　　　24
- 3-11. 開瞼・閉瞼　　　　　　　　　　　　　　　　　　　25
- 3-12. 瞳　孔　　　　　　　　　　　　　　　　　　　　　25

4章　診察と検査 ————————————————— 26

- 4-1. 問診，診察手順　　　　　　　　　　　（松本長太）26

4-2. 視力検査 ･･･ （下村嘉一） 27
4-3. 屈折検査, 調節検査 ･･････････････････････････････ （下村嘉一） 29
4-4. 視野検査 ･･･ （松本長太） 31
4-5. 色覚検査 ･･･ （松本長太） 33
4-6. 暗順応検査 ･･････････････････････････････････････ （松本長太） 35
4-7. 両眼視検査 ･･････････････････････････････････････ （下村嘉一） 37
4-8. 眼位検査 ･･･ （下村嘉一） 39
4-9. 眼球運動検査 ･･･････････････････････････････････ （下村嘉一） 42
4-10. 瞳孔検査 ･･･ （松本長太） 44
4-11. 涙器検査 ･･･ （福田昌彦） 45
4-12. 眼球突出度測定 ･････････････････････････････････ （福田昌彦） 47
4-13. 徹照法・斜照法 ･････････････････････････････････ （澤田　明） 48
4-14. 細隙灯顕微鏡検査 ･･････････････････････････････ （澤田　明） 49
4-15. 前房隅角検査 ･･･････････････････････････････････ （澤田　明） 51
4-16. 眼圧検査 ･･･ （澤田　明） 52
4-17. 眼底検査 ･･･ （澤田　明） 53
4-18. 電気生理学的検査 ･･････････････････････････････ （澤田　明） 54
4-19. 蛍光眼底造影検査 ･･････････････････････････････ （澤田　明） 56
4-20. 超音波検査 ･･････････････････････････････････････ （澤田　明） 58
4-21. 光干渉断層法 ･･･････････････････････････････････ （澤田　明） 59
4-22. CT, MRI 検査 ･･･････････････････････････････････ （澤田　明） 60

5章 主要症候 ･･ （宮本和明） 61

5-1. 視力障害 61
5-2. 視野異常 61
5-3. 色覚異常 62
5-4. 夜盲・昼盲 62
5-5. 眼精疲労 63
5-6. 眼　痛 63
5-7. 複　視 64
5-8. 羞　明 64
5-9. 飛蚊症 64
5-10. 光視症 65
5-11. 変視症 65
5-12. 流　涙 65
5-13. 充　血 66
5-14. 眼　脂 66
5-15. 眼球突出・眼球陥凹 66
5-16. 眼瞼下垂 67
5-17. 瞳孔異常 68

Ⅱ部　主要眼科疾患

6章　屈折・調節異常 ──────────────（三村　治）　70

- 6-1. 近視・遠視・乱視　70
- 6-2. 調節異常　71
- 6-3. 眼鏡・コンタクトレンズ　72
- 6-4. 屈折矯正手術　73

7章　結膜疾患 ──────────────（福田昌彦）　74

- 7-1. 感染性結膜炎　74
  - 細菌性結膜炎
  - ウイルス性結膜炎
  - クラミジア結膜炎（トラコーマ，封入体結膜炎）
- 7-2. 非感染性結膜炎　76
  - フリクテン結膜炎
  - アレルギー性結膜炎
  - 巨大乳頭結膜炎
  - 春季カタル
- 7-3. 眼乾燥症候群（ドライアイ）　78
- 7-4. その他の結膜疾患　79
  - 結膜下出血
  - 結膜結石
  - 瞼裂斑
  - 翼状片
  - スチーブンス・ジョンソン症候群
  - 結膜腫瘍

8章　角膜疾患 ──────────────（下村嘉一）　81

- 8-1. 角膜感染症　81
  - 細菌性角膜炎
  - ウイルス性角膜炎
  - 真菌性角膜炎
  - アカントアメーバ角膜炎
- 8-2. 角膜ジストロフィ，角膜変性症　84
  - 顆粒状角膜変性
  - アベリノ角膜変性
  - 格子状角膜変性
  - 斑状角膜変性
  - 膠様滴状角膜変性
- 8-3. 角膜の先天異常　86
  - ペータース奇形
  - アクセンフェルト奇形
  - リーガー奇形
  - 虹彩角膜内皮症候群
- 8-4. その他の角膜疾患　88
  - 円錐角膜
  - 再発性角膜びらん
  - 兎眼角膜症
  - 周辺部角膜潰瘍
  - 角膜フリクテン

9章 強膜疾患 ―――――――――――――――――――（下村嘉一） 90

9-1. 強膜の炎症　90
- 上強膜炎
- 強膜炎
- 壊死性強膜炎

9-2. 強膜の先天異常　91
- 強膜ぶどう腫
- 青色強膜
- 強膜メラノーシス

10章 水晶体疾患 ―――――――――――――――――（黒坂大次郎） 92

10-1. 白内障　92
10-2. 水晶体の位置異常　95

11章 緑内障 ――――――――――――――――――――（山本哲也） 96

11-1. 緑内障総論　96
11-2. 原発開放隅角緑内障　97
11-3. 原発閉塞隅角緑内障　98
11-4. 発達緑内障　99
11-5. 続発緑内障　100
11-6. 緑内障の治療　102

12章 ぶどう膜疾患 ―――――――――――――――――（橋爪公平） 104

12-1. ぶどう膜炎　104
- ベーチェット病
- サルコイドーシス
- 原田病
- 交感性眼炎
- 感染性ぶどう膜炎

12-2. ぶどう膜の先天異常　111
- コロボーマ（ぶどう膜欠損）
- 無虹彩
- 瞳孔膜遺残
- 白子症

12-3. ぶどう膜腫瘍　113
12-4. 脈絡膜剥離　116
12-5. 脈絡膜ジストロフィ　117
- コロイデレミア
- 脳回状脈絡網膜萎縮

13章 網膜疾患 ――――――――――――――――――（吉村長久） 118

13-1. 高血圧および動脈硬化による眼底変化　118
- 高血圧網膜症
- 腎性網膜症

13-2. 網膜血管閉塞症　120
- 網膜動脈閉塞症
- 網膜静脈閉塞症

13-3. 糖尿病網膜症　123

13-4. 網膜血管異常　　　　　　　　　　　　　　　　　　　　125
- イールズ病
- コーツ病
- 網膜細動脈瘤
- 脈なし病（大動脈炎症候群）

13-5. 未熟児網膜症　　　　　　　　　　　　　　　　　　　　126

13-6. 網膜剥離　　　　　　　　　　　　　　　　　　　　　　127
- 裂孔原性網膜剥離
- 滲出性網膜剥離
- 牽引性網膜剥離

13-7. 黄斑部疾患　　　　　　　　　　　　　　　　　　　　　129
- 加齢黄斑変性
- ポリープ状脈絡膜血管症
- 網膜血管腫状増殖
- 中心性漿液性脈絡網膜症
- 黄斑円孔
- 黄斑上膜
- 嚢胞様黄斑浮腫
- 変性近視
- 卵黄状黄斑ジストロフィ
- シュタルガルト病

13-8. 網膜変性疾患　　　　　　　　　　　　　　　　　　　　133
- 網膜色素変性
- 網膜色素変性を伴う全身疾患
- 眼底白点症
- 小口病
- 白点状網膜症
- 網膜色素線条
- 網膜周辺部の変性
- 癌関連網膜症
- 急性帯状潜在性網膜外層症

13-9. 網膜腫瘍　　　　　　　　　　　　　　　　　　　　　　135
- 網膜芽細胞腫
- 結節性硬化症
- 網膜血管腫

14章　硝子体疾患　　　　　　　　　　　　　　　（吉村長久）　136
- 硝子体の構造
- 後部硝子体剥離
- 後部硝子体剥離と網膜硝子体疾患
- 硝子体出血
- 星状硝子体症
- 硝子体閃輝性融解
- アミロイドーシス
- 第1次硝子体過形成遺残
- 増殖硝子体網膜症

15章　涙器疾患　　　　　　　　　　　　　　　　（福田昌彦）　139
15-1. 涙腺炎　　　　　　　　　　　　　　　　　　　　　　　139
15-2. 涙道疾患　　　　　　　　　　　　　　　　　　　　　　140

16章　眼瞼疾患　　　　　　　　　　　　　　　　（三村　治）　141
16-1. 眼瞼の形態異常　　　　　　　　　　　　　　　　　　　141
- 眼瞼内反
- 眼瞼外反
- 睫毛乱生
- 内眼角贅皮
- 逆内眼角贅皮
- 両眼隔離
- 瞼球癒着

16-2. 眼瞼の運動障害　　　　　　　　　　　　　　　143
　　16-3. 眼瞼の炎症　　　　　　　　　　　　　　　　144
　　　　麦粒腫　　　　　　　　　眼瞼炎
　　　　霰粒腫
　　16-4. 眼瞼浮腫　　　　　　　　　　　　　　　　　145
　　16-5. 眼瞼腫瘍　　　　　　　　　　　　　　　　　146

17章　斜　視 ──────────────────（三村　治）147
　　17-1. 内斜視　　　　　　　　　　　　　　　　　　147
　　17-2. 外斜視　　　　　　　　　　　　　　　　　　148
　　17-3. 上斜視　　　　　　　　　　　　　　　　　　149
　　17-4. 回旋斜視　　　　　　　　　　　　　　　　　150

18章　眼球運動障害 ────────────────（三村　治）151
　　18-1. 動眼神経麻痺　　　　　　　　　　　　　　　151
　　18-2. 滑車神経麻痺　　　　　　　　　　　　　　　152
　　18-3. 外転神経麻痺　　　　　　　　　　　　　　　153
　　18-4. 中枢性眼球運動障害　　　　　　　　　　　　154
　　18-5. 重症筋無力症　　　　　　　　　　　　　　　155
　　18-6. デュアン（眼球後退）症候群　　　　　　　　156
　　18-7. 慢性進行性外眼筋麻痺　　　　　　　　　　　156

19章　弱　視 ──────────────────（三村　治）157

20章　眼　振 ──────────────────（三村　治）159

21章　視神経・視路疾患 ──────────────（宮本和明）160
　　21-1. 神経系乳頭の先天異常　　　　　　　　　　　160
　　　　視神経低形成　　　　　　視神経乳頭ドルーゼン
　　　　傾斜乳頭症候群　　　　　視神経乳頭小窩
　　　　視神経乳頭欠損（乳頭コロボーマ）　朝顔症候群
　　21-2. 視神経炎　　　　　　　　　　　　　　　　　163
　　21-3. 虚血性視神経症　　　　　　　　　　　　　　165
　　21-4. うっ血乳頭　　　　　　　　　　　　　　　　167
　　21-5. 視神経萎縮　　　　　　　　　　　　　　　　168
　　21-6. その他の視神経疾患　　　　　　　　　　　　169
　　　　外傷性視神経症　　　　　レーベル遺伝性視神経症
　　　　鼻性視神経症　　　　　　視神経腫瘍
　　　　中毒性視神経症

21-7. 視路疾患 　　　　　　　　　　　　　　　　　　　　　　172
　　　視交叉の障害　　　　　　　　　　視放線の障害
　　　視索の障害　　　　　　　　　　　視中枢（後頭葉）の障害
　　　外側膝状体の障害

22章 瞳孔異常 ──────────────────────（宮本和明） 175

22-1. 瞳孔不同 　　　　　　　　　　　　　　　　　　　　　　175
　　　生理的瞳孔不同　　　　　　　　　絶対性瞳孔強直
　　　ホルネル症候群　　　　　　　　　瞳孔緊張症
　　　動眼神経麻痺

22-2. 両眼縮瞳 　　　　　　　　　　　　　　　　　　　　　　177
　　　アーガイルロバートソン瞳孔　　　中　毒
　　　橋性縮瞳

22-3. 両眼散瞳 　　　　　　　　　　　　　　　　　　　　　　177
　　　視蓋瞳孔　　　　　　　　　　　　中　毒

23章 眼窩疾患 ──────────────────────（三村　治） 178

23-1. 甲状腺眼症 　　　　　　　　　　　　　　　　　　　　　178
23-2. 眼窩蜂巣炎（眼窩蜂窩織炎） 　　　　　　　　　　　　　179
23-3. 眼窩炎症症候群 　　　　　　　　　　　　　　　　　　　179
　　　眼窩偽腫瘍　　　　　　　　　　　肥厚性硬膜炎
23-4. 眼窩腫瘍 　　　　　　　　　　　　　　　　　　　　　　180
23-5. 内頸動脈海綿静脈洞瘻 　　　　　　　　　　　　　　　　181
23-6. 眼窩静脈瘤 　　　　　　　　　　　　　　　　　　　　　181
23-7. 蝶形骨海綿静脈洞症候群 　　　　　　　　　　　　　　　182
　　　上眼窩裂症候群　　　　　　　　　海綿静脈洞症候群
　　　眼窩先端部症候群
23-8. トロサ・ハント症候群 　　　　　　　　　　　　　　　　182

24章 外　傷 ──────────────────────（黒坂大次郎） 183

24-1. 鈍的眼外傷 　　　　　　　　　　　　　　　　　　　　　183
　　　眼瞼皮下出血・結膜下出血　　　　網膜硝子体出血・網膜剥離
　　　前房出血　　　　　　　　　　　　外傷性黄斑円孔
　　　外傷性緑内障　　　　　　　　　　脈絡膜破裂
　　　水晶体脱臼　　　　　　　　　　　視神経管骨折
　　　外傷性白内障　　　　　　　　　　眼窩吹き抜け骨折
　　　網膜振盪

24-2. 刺創・裂傷・切創 　　　　　　　　　　　　　　　　　　187
　　　眼瞼裂傷　　　　　　　　　　　　穿孔性眼外傷
　　　涙小管断裂

24-3. 眼異物　　　　　　　　　　　　　　　　　　　　　189
　　　結膜異物　　　　　　　眼球鉄症
　　　角膜異物　　　　　　　眼球銅症
　　　眼内異物

24-4. 化学損傷　　　　　　　　　　　　　　　　　　　　191
　　　酸外傷　　　　　　　　アルカリ外傷

24-5. 光線性眼障害　　　　　　　　　　　　　　　　　　192
　　　紫外線障害　　　　　　放射線障害
　　　（電光性眼炎・雪眼炎）　日光網膜症
　　　赤外線障害

25章　ロービジョン ──────────────（黒坂大次郎）　193

26章　眼症状を伴う全身疾患 ──────────（宮本和明）　195
　　　代謝障害　　　　　　　母斑病
　　　内分泌障害　　　　　　結合組織疾患
　　　血液疾患　　　　　　　頭蓋骨・顔面骨形成異常
　　　膠原病とその類縁疾患　染色体異常

■ 略語一覧　　　　　　　　　　　　　　　　　　　　　　　203

■ 日本語索引　　　　　　　　　　　　　　　　　　　　　　205

■ 外国語索引　　　　　　　　　　　　　　　　　　　　　　222

I部　総論

1. 眼の構造　　2
2. 眼の発生　　14
3. 機　能　　15
4. 診察と検査　　26
5. 主要症候　　61

1章 眼の構造

1-1. 眼 球 eyeball

1. 3層の膜状組織からなる．
2. 外膜 outer coat：角膜と強膜からなる．
3. 中膜 middle coat：虹彩，毛様体，ぶどう膜からなる．
4. 内膜 inner coat：網膜．
5. 眼軸長：角膜頂点から網膜（黄斑部）までの距離．正常は 23～24 mm．

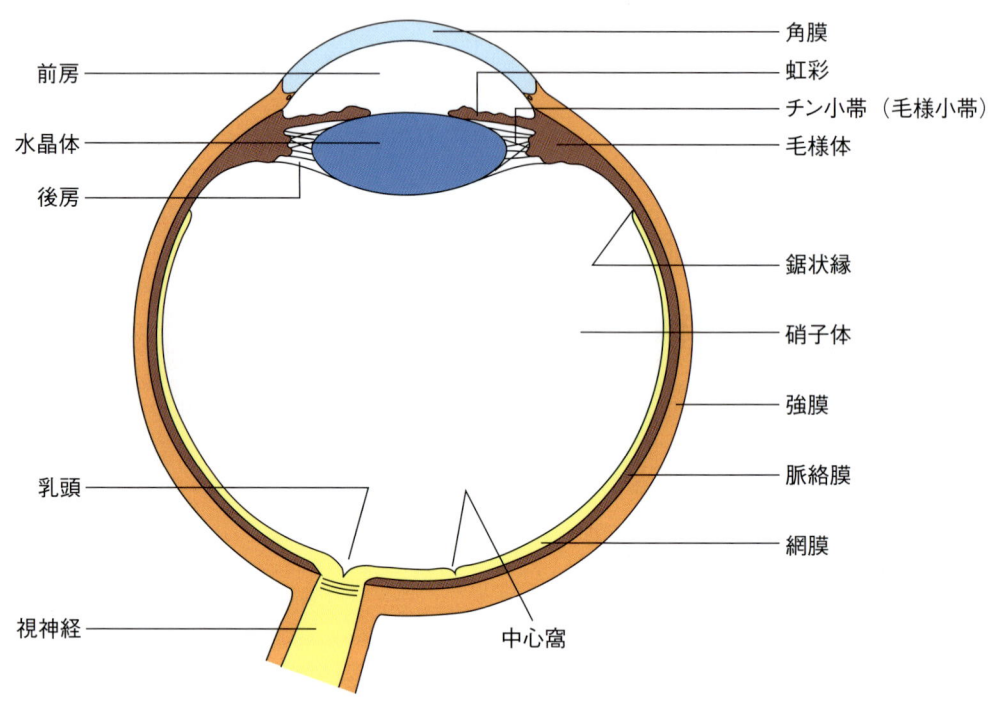

図 1-1 眼 球

Side Memo

球 後
1) 眼科では球後（retrobulbar）という言葉をよく使う．
2) 球後とは「眼球より後ろ」ということ，検眼鏡で観察できない「世界」をいう．
3) 球後視神経炎（retrobulbar neuritis）とは検眼鏡所見がない視神経炎．
4) "The patient sees nothing and the doctor sees nothing."
   球後視神経炎では，視力が低下し，時には光覚がなくなることもある．
   (The patient sees nothing) しかし医師には何も所見が見えない (the doctor sees nothing)．

● 角　膜　cornea（図1-2）

1）直径約11 mm．厚さ中央部で約0.5 mm．周辺部は約1 mm．
2）5層構造
3）上皮（epithelial layer）　　　　　：再生する．
4）ボウマン膜（Bowman membrane）：再生しない．
5）実質（stromal layer）　　　　　　：再生する．
6）デスメ膜（Descemet membrane）：再生する．
7）内皮（endothelial layer）　　　　：再生しない．
8）角膜内に血管はない．
9）角膜知覚は三叉神経第1枝．角膜実質から上皮層に分布．輪部から2～3 mm内側では無髄神経線維となる．
10）角膜内皮細胞は，扁平なほぼ六角形の単層細胞で，角膜から前房側へ水分のくみ出しを行っている．このため角膜の透明性が保たれている．角膜内皮細胞は再生しないので，何らかの原因で内皮細胞が減少すると水疱性角膜症（bullous keratopathy）となる．

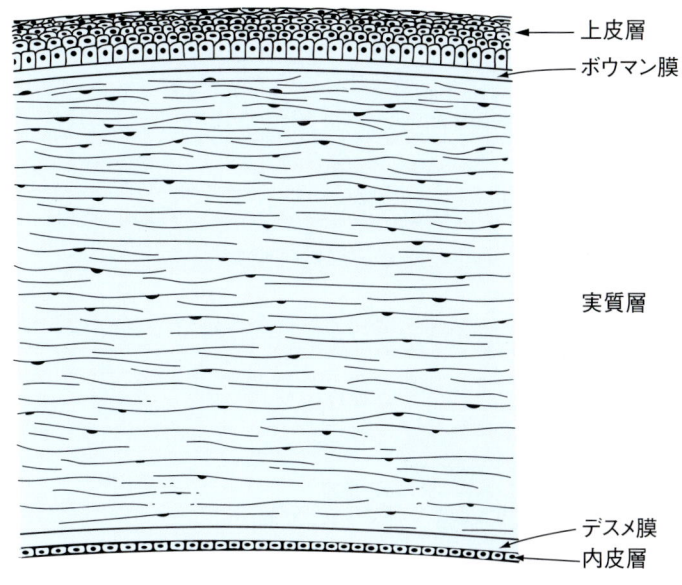

図1-2　角膜の構造

角膜内皮細胞
スペキュラーマイクロスコープによる観察．

● 強　膜　sclera

1）角膜とともに外膜を構成．白色不透明な膜．
2）厚さ：0.3 mm（外眼筋付着部と赤道部で薄い）から1 mm程度．
3）前方は角膜に移行．
4）後方ではテノン嚢（Tenon capsule）に覆われる．
5）球結膜と強膜の間の血管に富む組織は上強膜（episclera）．

6）上強膜は炎症の場：上強膜炎（episcleritis）．
7）眼球に分布する神経や血管は強膜を貫いて眼内に入る．

● **ぶどう膜** uvea（図1-3）
・虹彩，毛様体，脈絡膜からなる．
・メラニン色素と血管が豊富．
・カメラの暗箱（メラニン）と眼内の栄養補給（血管）．

1）虹彩 iris
・中央に瞳孔（pupil）．
・虹彩括約筋（iris sphincter muscle）：副交感神経（動眼神経）支配．
・虹彩散大筋（iris dilator muscle）：交感神経支配．
・眼底検査に使用する散瞳剤はコリン作動性神経遮断薬（アトロピン，トロピカミド）とアドレナリン作動神経刺激薬（フェニレフリン）．
・縮瞳にはコリン作動性神経刺激薬のピロカルピン，白内障手術時にはアセチルコリン．

2）毛様体 ciliary body
・毛様体ひだ部（pars plicata）と毛様体扁平部（pars plana）．
・調節と房水の産生が毛様体の重要な機能．
・毛様体ひだ部は血管に富み，3つの毛様体筋が存在．
・毛様体筋は動眼神経支配．
・ミュラー（Müller）筋：収縮するとチン小帯が弛緩して水晶体が厚くなり調節力増加．
・ブリュッケ（Brücke）筋：収縮すると調節力低下．房水流出抵抗減少．
・放射状筋：機能不明．
・毛様体ひだ部にある毛様体突起（ciliary process）で房水が産生．
・毛様体扁平部は脈絡膜に連続．硝子体手術は毛様体扁平部より行う．

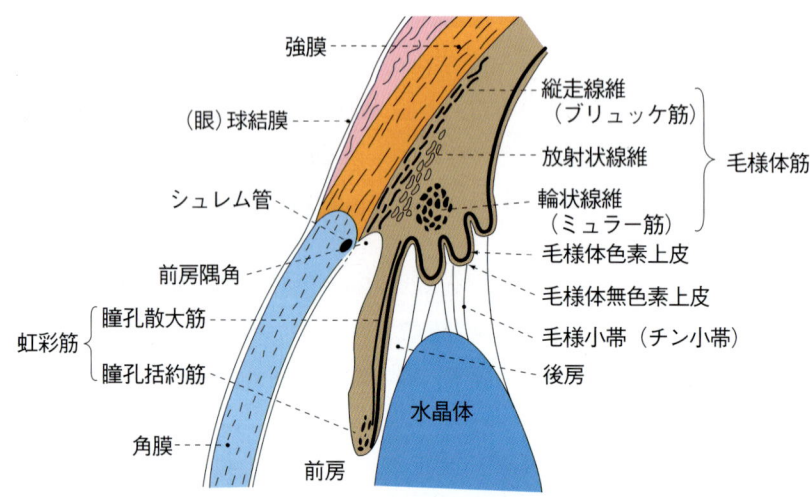

図1-3 虹彩・毛様体と前房の構造
（所敬，吉田晃敏編集：現代の眼科学．金原出版，p.5，2006より）

3）脈絡膜 choroid
- メラニン色素と血管に富む組織．
- 眼の血流量の70％以上が脈絡膜に分布．血管は短後毛様体動脈と長後毛様体動脈．
- ぶどう膜炎で炎症の場．
- 脈絡膜由来の新生血管がさまざまな黄斑疾患の発生に関与．

● 網　膜 retina（図1-4, 5, 6）
1）10層構造．
2）硝子体側（内層）から脈絡膜側（外層）へ向かって下記のようになっている．

- 内境界膜（internal limiting membrane）：ミュラー細胞由来．
- 神経線維層（nerve fiber layer）：神経節細胞の軸索．
- 神経節細胞層（ganglion cell layer）：第3ニューロン．
- 内網状層（inner plexiform layer）：第2ニューロンから第3ニューロンへのシナプス．
- 内顆粒層（inner nuclear layer）：双極細胞，水平細胞，アマクリン細胞，ミュラー細胞の核が存在．
- 外網状層（outer plexiform layer）：視細胞から第2ニューロンへのシナプス．
- 外顆粒層（outer nuclear layer）：視細胞の核が存在．
- 外境界膜（outer limiting membrane）：ミュラー細胞由来．
- 視細胞層（visual cell layer）：錐体と杆体．
- 網膜色素上皮（retinal pigment epithelium）：神経細胞ではない．

- 内境界膜　　：黄斑円孔，黄斑上膜，黄斑浮腫の手術時に染色して視認性を高めた状態で剥離をする．
  - 内境界膜下の出血が貯留することがある（網膜細動脈瘤）．
- 神経線維層　：網膜が虚血になると神経節細胞のATP産生が不足し，軸索輸送が止まる．細胞内小器官が神経線維内に蓄積すると軟性白斑（綿花様白斑）となる．
  - 緑内障では神経線維層欠損が認められることがある．
  - 画像解析装置で神経線維層厚を測定することが可能（OCTやGDx）で緑内障の診断に有用．
- 神経節細胞層：緑内障では神経節細胞のアポトーシスが起こる．神経節細胞を直接見ることはできていない．
- 視細胞　　　：光のエネルギーを電位変化に変換する．

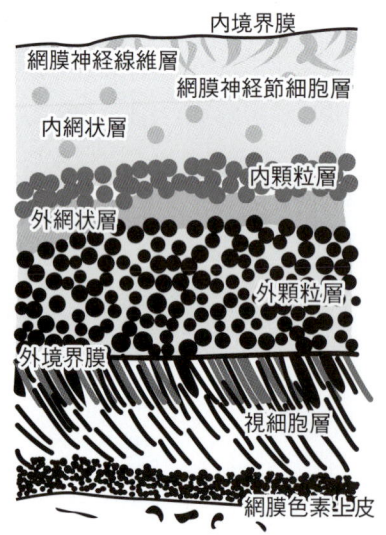

図1-4　正常網膜の構造

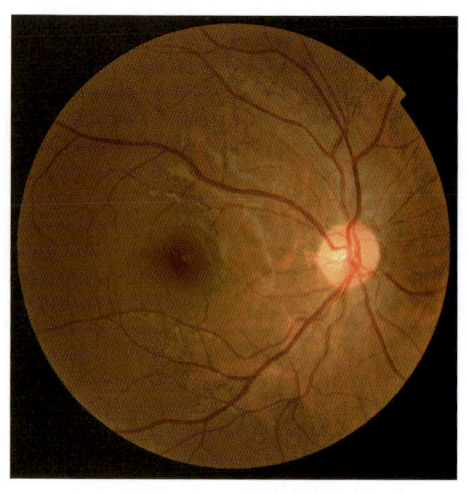

図1-6　正常眼底

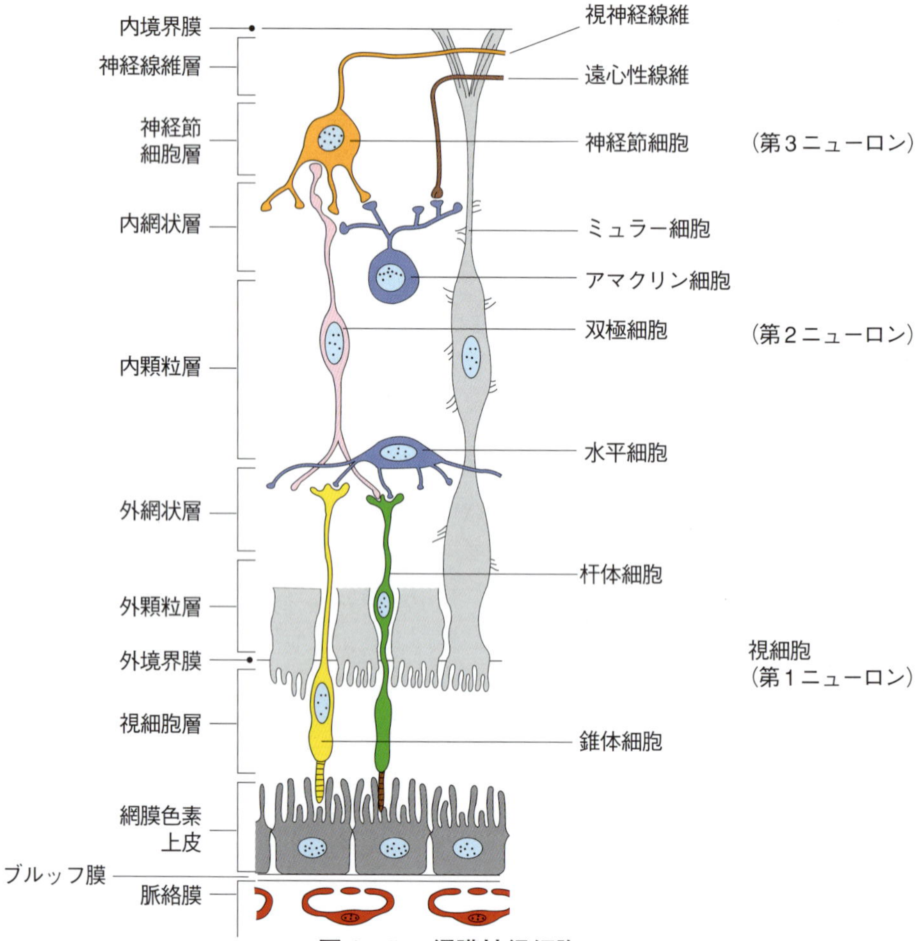

図1-5　網膜神経細胞

3）黄斑部（macula）は独特の形態学的特徴を持つ．
  ・臨床的黄斑部の定義は明確ではないが，中心窩（fovea）を中心に直径6 mm程度の範囲を黄斑ということが多い．
  ・中心窩では網膜内層が周囲に圧排．
  ・黄斑は錐体の分布密度が高く，視力は黄斑の機能に依存．

● **水晶体** lens（図1-7）
  1）凸レンズ．
  2）クリスタリン（タンパク）が主成分．
  3）調節，屈折に重要な働き．
  4）加齢により混濁すると加齢白内障 age-related cataract．
  5）先天白内障 congenital cataract：風疹．
  6）外傷性白内障 traumatic cataract．

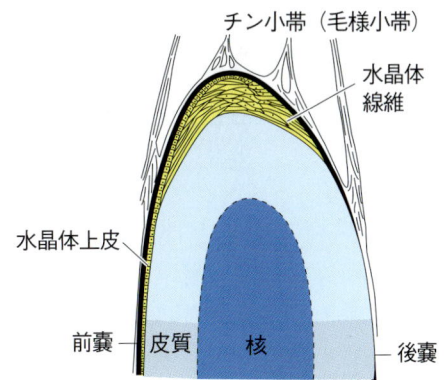

図1-7 水晶体とチン小帯（毛様小帯）
（所敬，吉田晃敏編集：現代の眼科学．金原出版，p.10，2006 より）

● **硝子体** vitreous
  1）眼球を満たすゲル状組織．
  2）無構造ではなく，コラーゲン線維の分布によって構造を持つ．
  3）無血管．
  4）硝子体基底部，視神経乳頭，黄斑部で毛様体無色素上皮，神経網膜と比較的強い癒着．

● **前房，後房，前房隅角** anterior chamber, posterior chamber, anterior chamber angle（図1-8）
  1）房水は毛様体突起，後房，瞳孔，前房，隅角，線維柱帯，シュレム管，集合管，房水静脈を通って，体循環に入る．
  2）房水の流出が妨げられると眼圧が上昇．

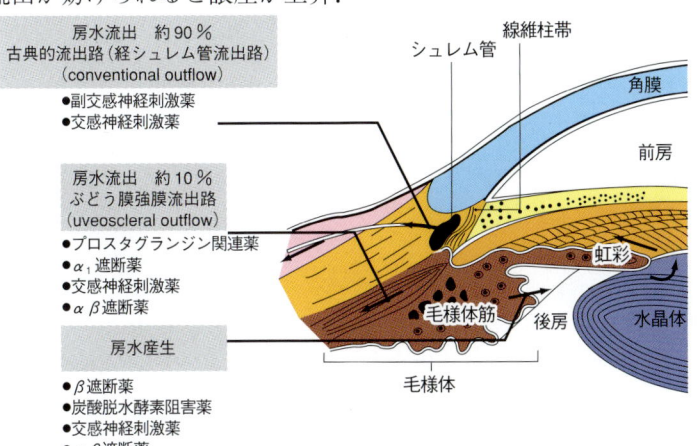

図1-8 房水産生流出と薬剤の作用

1-2. 眼球付属器 ocular adnexa

1. 眼瞼，涙器，外眼筋，眼窩．
2. 兎眼，眼瞼下垂，ホルネル症候群．
3. マイボーム腺の急性化膿性炎症が内麦粒腫，無菌性肉芽腫性炎症が霰粒腫．
4. 新生児涙嚢炎は，ハスナー弁部での通過障害による．
5. 眼窩底吹き抜け骨折は眼窩内圧上昇により，眼窩下壁が破れて発生．

● **眼瞼 eyelid（図1-9）**

1）眼瞼皮膚 ：全身で一番薄い．
2）睫毛 ：根部にアポクリン腺（モルMoll腺）と皮脂腺（ツァイスZeis腺）．
3）眼瞼の筋肉：眼輪筋　顔面神経支配→兎眼．
・（上）眼瞼挙筋　動眼神経支配→動眼神経麻痺の眼瞼下垂．
・瞼板筋（ミュラーMüller筋，平滑筋）交感神経支配→ホルネル（Horner）症候群．
4）瞼板 ：厚さ約0.7 mmの結合組織．
・内・外側眼瞼靭帯（medial and lateral palpebral ligament）あり．
・眼瞼の形態維持に重要．
・瞼板腺（マイボームMeibom腺，脂腺を含む）．
・マイボーム腺の急性化膿性炎症が内麦粒腫（internal hordeolum），無菌性肉芽腫性炎症が霰粒腫（chalazion）．
5）眼瞼結膜
6）リンパ ：上眼瞼外方2/3と外眼角部は耳前リンパ節へ．
・下眼瞼の大部分と上眼瞼内方1/3は顎下リンパ節へ．
・眼瞼腫瘍，流行性角結膜炎の診断にリンパ節腫大が重要．

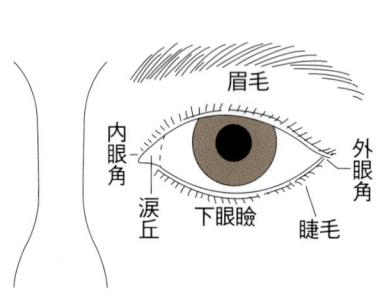 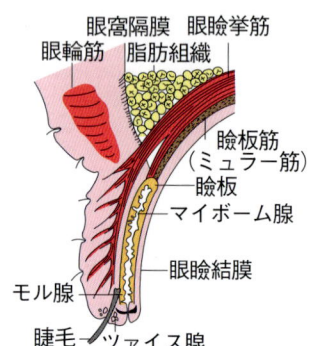

図1-9　眼瞼の構造

7）知覚神経　：上眼瞼は三叉神経第1枝，下眼瞼は第2枝．

● **結　膜** conjunctiva（図1-10）
1）眼球表面と眼瞼の裏を覆う粘膜．
2）眼瞼結膜（palpebral conjunctiva），眼球結膜（bulbar conjunctiva）より構成される．
3）結膜円蓋（conjunctival fornix）．
4）杯細胞（goblet cell）から粘液，副涙腺（accessory lacrimal gland）から涙液を分泌．
5）副涙腺：クラウゼ腺（gland of Krause）とウォルフリング腺（gland of Wolfring）．
6）前者は結膜固有層にあり，後者は上下瞼板にあり瞼結膜に開口．
7）血管支配：動脈は前毛様体動脈支配，静脈は眼瞼と同じ．
8）リンパ管支配：眼瞼と同じ．

● **涙　器** lacrimal apparatus（図1-11）
1）涙腺　lacrimal gland．
・眼窩上外側に存在：眼瞼挙筋の腱膜で眼窩部涙腺と眼瞼部涙腺に2分される．
・涙腺排出管は上方結膜円蓋部に開口．
・神経支配：三叉神経，副交感神経，交感神経．
2）涙道　lacrimal passage．
・涙液は結膜と角膜表面を潤し，内眼角付近にある涙湖にたまる．
・涙点から涙小管，涙嚢，鼻涙管を通って下鼻道に流れる．開口部にはハスナー弁（valve of Hasner）がある．
・ハスナー弁の部位で通過障害が起こるのが新生児涙嚢炎．

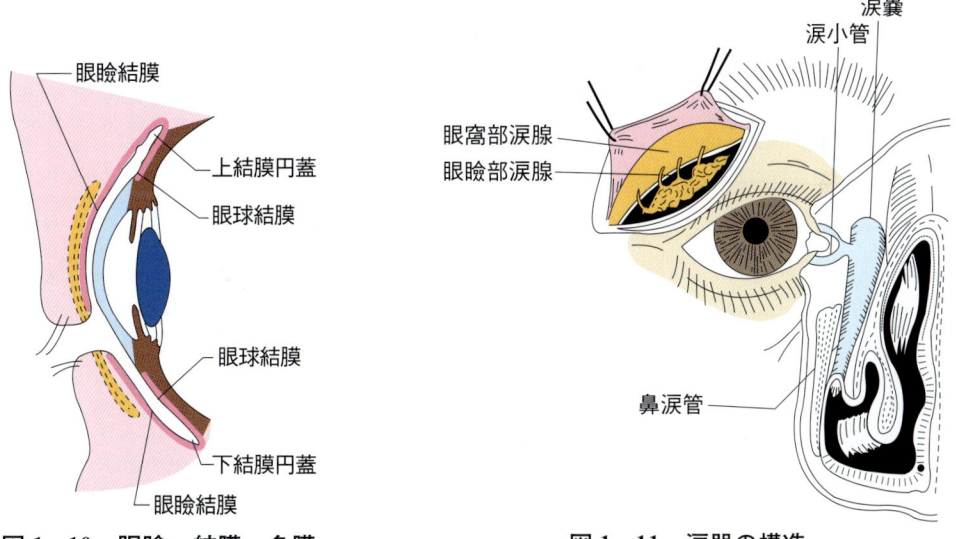

図1-10　眼瞼・結膜・角膜　　　図1-11　涙器の構造

（渡邉郁緒，新美勝彦：イラスト眼科．文光堂，p.27，p.29，2003 より）

● **外眼筋** extraocular muscle（図1-12）

1）眼球外壁に付着し眼球運動をつかさどる．
- 外直筋（lateral rectus muscle） ：外転神経（Ⅵ）支配
- 内直筋（medial rectus muscle）
- 上直筋（superior rectus muscle）
- 下直筋（inferior rectus muscle） ：動眼神経（Ⅲ）支配
- 下斜筋（inferior oblique muscle）
- 上斜筋（superior oblique muscle） ：滑車神経（Ⅳ）支配

2）内外直筋は純粋に内転，外転作用．
- 上・下直筋は視軸と23度ずれているため上直筋は内転作用，内旋作用を持つ．
- 上・下斜筋は，51度ずれている．このため，上斜筋の下転作用は眼球が51度内転した状態で一番強い．
- 外眼筋の作用は☞ p. 24，3-10.

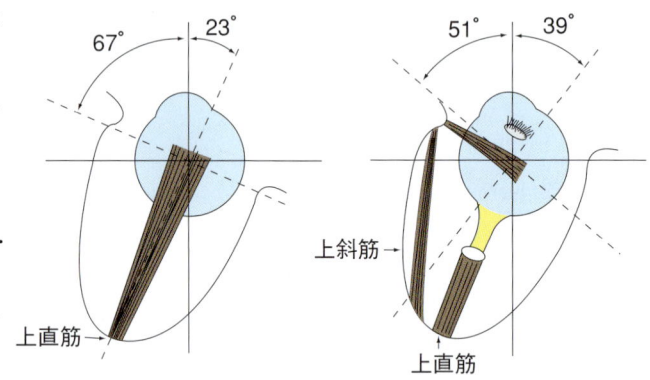

図1-12　上直筋と上斜筋

● **眼　窩** orbit（図1-13）

1）深さ約50mmの骨に囲まれた腔．
2）眼窩を構成する骨は，前頭骨，頬骨，蝶形骨，篩骨，涙骨，上顎骨，口蓋骨．
- 上顎骨，頬骨，口蓋骨，蝶形骨で形成される下壁は非常に薄く，眼窩内圧が上昇すると眼窩底吹き抜け骨折を起こしやすい．

3）眼窩には頭蓋腔と3つの交通路がある．
- 視神経管（optic canal）：視神経と眼動脈．
- 上眼窩裂（superior orbital fissure）：動眼神経，滑車神経，外転神経，交感神経，三叉神経第1枝，上眼静脈．
- 下眼窩裂（inferior orbital fissure）：三叉神経第2枝の分枝の眼窩下神経，下眼静脈．

4）眼窩隔膜：眼窩内容物の脱出を防止．
5）眼窩下孔：眼窩下神経，眼窩下動脈．
6）眼窩上切痕：眼窩上神経，眼窩上動静脈．

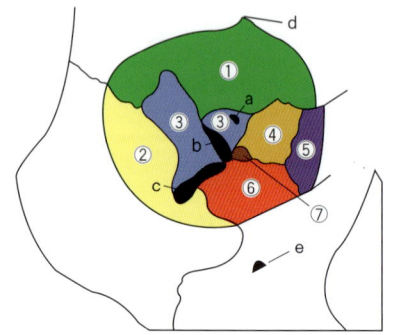

①前頭骨
②頬骨
③蝶形骨
④篩骨
⑤涙骨
⑥上顎骨
⑦口蓋骨

a 視神経管
b 上眼窩裂
c 下眼窩裂
d 眼窩上切痕
e 眼窩下孔

図1-13　眼窩を構成する骨

1-3. 視 路 visual pathway

第1ニューロン：視細胞（錐体・杆体）．
第2ニューロン：双極細胞．
第3ニューロン：神経節細胞（外側膝状体まで）．
第4ニューロン：視放線（外側膝状体から後頭葉皮質まで）．
1．耳側視野を担当する鼻側網膜からの神経線維は視交叉で交叉して対側の視索に入り，鼻側視野を担当する耳側網膜からの神経線維は視交叉で交叉せず同側の視索に入る．
2．視交叉部の病変では，両耳側半盲が生じる．
3．視交叉より後方の病変では，反対側の同名半盲が生じる．

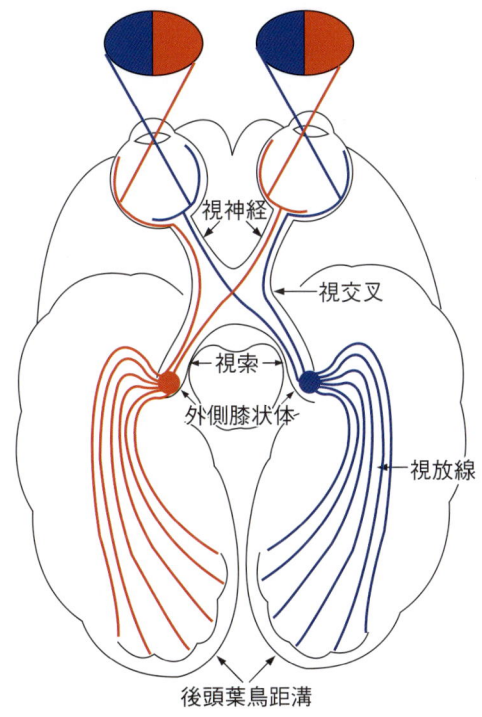

図1-14 視 路

1-4. 眼の神経系 nervous system of the eye

1. 眼球運動を司る神経は，動眼神経（Ⅲ），滑車神経（Ⅳ），外転神経（Ⅵ）の3つ．
2. 開瞼を司る神経は，動眼神経〔（上）眼瞼挙筋を支配〕，交感神経（瞼板筋を支配）の2つ．そのどちらが障害されても，眼瞼下垂が生じる．
3. 動眼神経・滑車神経の核は中脳，外転神経の核は橋にある．
4. 滑車神経は，脳幹の背側から出るただ1つの脳神経で，頭蓋内での走行が最も長い．

	核の場所	眼窩を通過する部位	支配	機能
動眼神経（Ⅲ） oculomotor nerve	中脳	上眼窩裂	上直筋，内直筋，下直筋，下斜筋，上眼瞼挙筋，瞳孔括約筋，毛様体筋	眼球運動，開瞼，縮瞳
滑車神経（Ⅳ） trochlear nerve	中脳	上眼窩裂	上斜筋	眼球運動
外転神経（Ⅵ） abducens nerve	橋	上眼窩裂	外直筋	眼球運動
三叉神経（Ⅴ） trigeminal nerve	知覚性核：中脳〜頸髄上部 運動核：橋	第1枝（眼神経）：上眼窩裂 第2枝（上顎神経）：下眼窩裂	第1枝：角膜，結膜，前頭頭頂部，上眼瞼，鼻根部 第2枝：下眼瞼，頬部	支配領域の知覚
顔面神経（Ⅶ） facial nerve	橋		眼輪筋	閉瞼
交感神経 sympathetic nerve	第1ニューロン* 第2ニューロン* 第3ニューロン*	上眼窩裂	瞼板筋（ミュラー筋） 瞳孔散大筋	開瞼，散瞳

＊第1ニューロン：視床下部〜毛様体脊髄中枢，第2ニューロン：毛様体脊髄中枢〜上頸神経節，第3ニューロン：上頸神経節〜眼球．

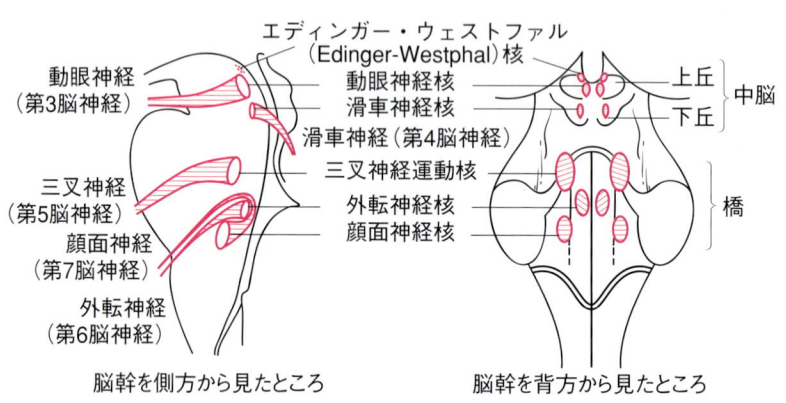

図1-15 眼の神経系

1-5. 眼の血管系 vascular system of the eye

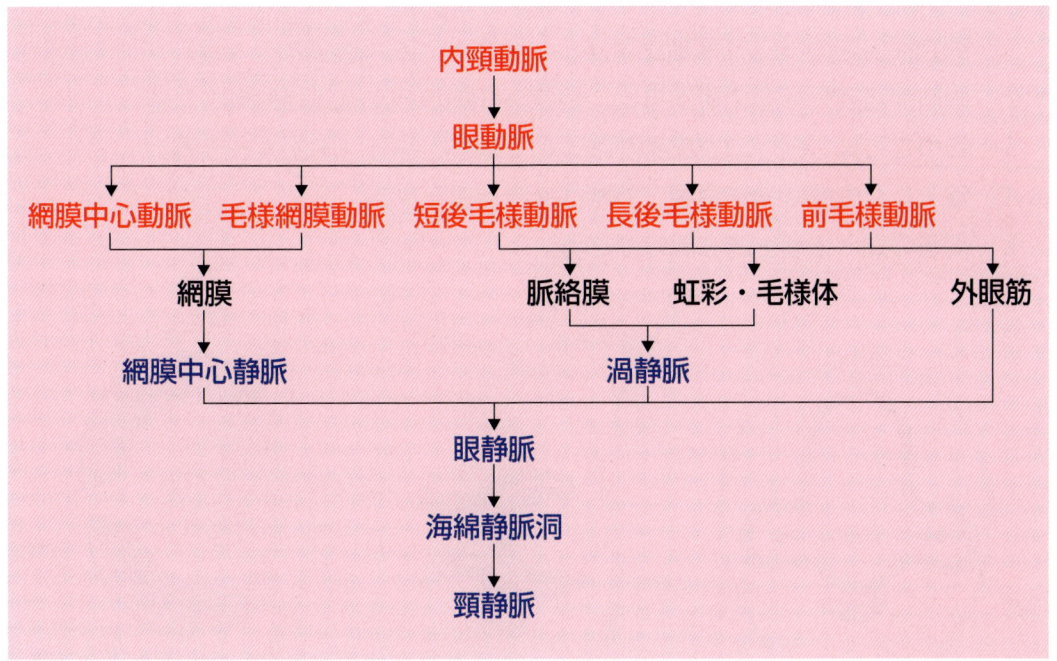

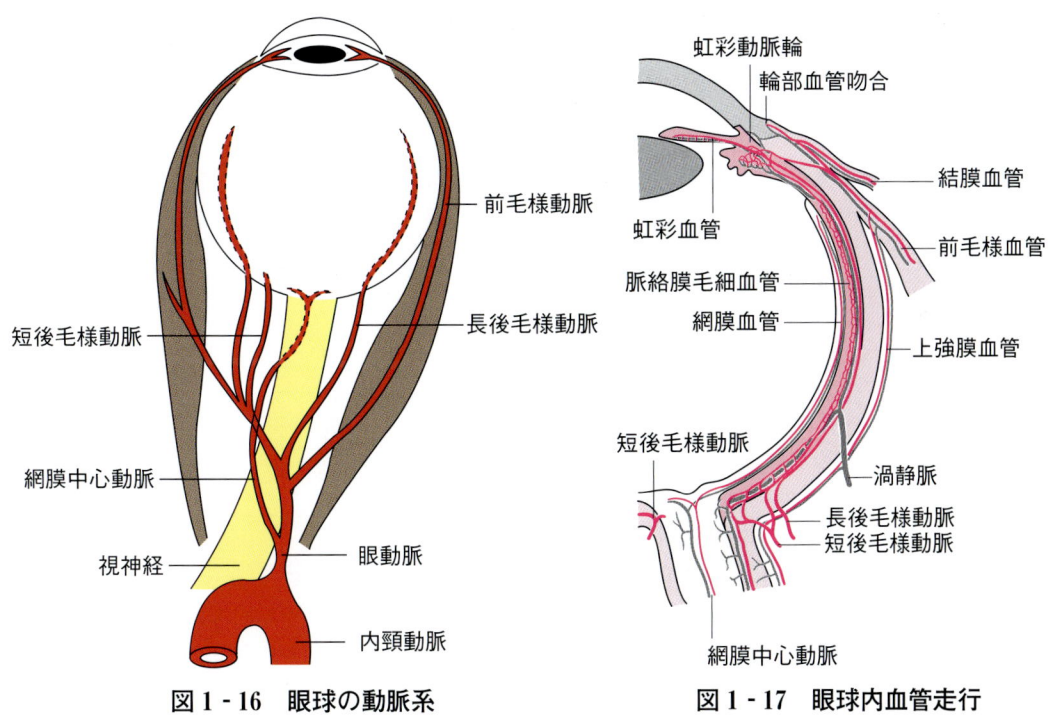

図 1-16 眼球の動脈系　　図 1-17 眼球内血管走行

2章 眼の発生 development of the eye

1. 眼胞は前脳の神経外杯葉が突出して形成される（胎生3〜4週）．
2. 眼胞が表皮外杯葉に接すると，表皮外杯葉から水晶体が形成される．
3. このころに，眼胞の表皮側が陥入して眼杯となる（胎生4〜5週）．
4. 陥入した内層は神経網膜，外層は色素上皮となる．
5. 両者の間には潜在的な間隙がある．

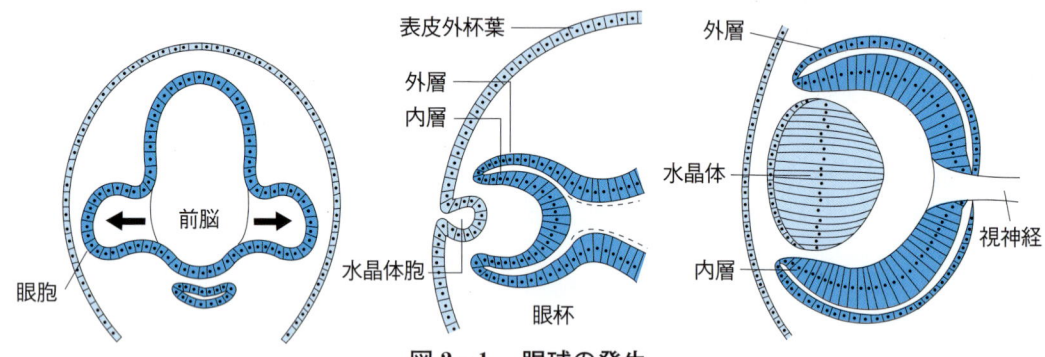

図2-1　眼球の発生
（佐藤正樹：講義録 眼・視覚学（山本修一，大鹿哲郎編）．メジカルビュー社，p.13，2006より）

表2-1　眼球・眼付属器の由来

神経外杯葉	表皮外杯葉	神経堤間葉	中杯葉
・神経網膜	・結膜上皮	・角膜内皮，角膜実質	・外眼筋
・網膜色素上皮	・角膜上皮	・強膜	・眼輪筋
・虹彩上皮，毛様体上皮	・水晶体	・ぶどう膜	・血管内皮
・瞳孔括約筋，瞳孔散大筋	・第1次硝子体	・線維柱帯	・第1次硝子体
・第1次硝子体	・眼瞼表皮	・第1次硝子体	
・第2次硝子体	・眼瞼腺	・第2次硝子体	
	・涙腺，涙道上皮	・視神経鞘	
	・モル（Moll）腺	・眼窩（骨，脂肪，結合組織）	
	・ツァイス（Zeis）腺	・眼瞼結合織	

表2-2　発生異常が関係する疾患

- 単眼症（cyclopia），合眼症
- 小角膜（microcornea）
- 球状水晶体（spherophakia）
- ぶどう膜欠損（coloboma uveae）：胎生裂閉鎖不全（下方）
- 瞳孔膜遺残（persistent papillary membrane）：胎生期の血管膜の遺残
- 第1次硝子体過形成遺残（persistent hyperplastic primary vitreous）
- ベルクマイスター乳頭（Bergmeister papilla）
- 視神経乳頭欠損（optic disc coloboma）：胎生裂閉鎖不全

3章　機　能

3-1. 視　力 visual acuity

1. 視力とは物体の存在や形状を認識する眼の能力のこと．
2. 視力の要素：最小視認閾（1点を認識），最小分離閾（2点を2点として認識），副尺視力（2直線のずれを認識する），最小認識閾（物の形状を認識）．
3. 視力1.0は視角1'（1°の1/60：図3-1）をなす2点を1点でなく2点と認識できる能力で，直径7.5 mmのランドルト環（図3-2）の切れ目を5 m先から識別できる能力に相当．

● 遠見視力・近見視力
1）遠方にある物体についての視力が遠見視力，近方の場合が近見視力．
2）通常は，遠見視力は5 m先，近見視力は30 cm先の視標により測定．

● 裸眼視力・矯正視力
1）**裸眼視力**：矯正手段（眼鏡，コンタクトレンズなど）を用いずに測定した視力．
2）**矯正視力**：矯正手段を用いて完全に矯正した視力．
※眼科では単に視力といえば矯正視力のこと．

● 字づまり視力・字ひとつ視力
1）**字づまり視力**：通常の連続した視力検査表（図3-3）を用いて測定した視力．
2）**字ひとつ視力**：単一視標で測定した視力．
※小児では字ひとつ視力の方が良好．

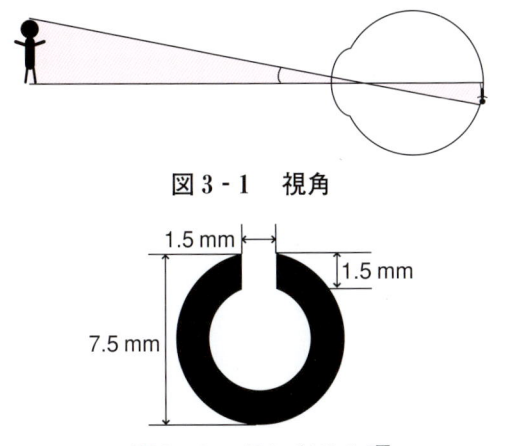

図3-1　視角

図3-2　ランドルト環

直径7.5 mmで幅1.5 mmの切れ目が5 m先で見えると視力1.0.

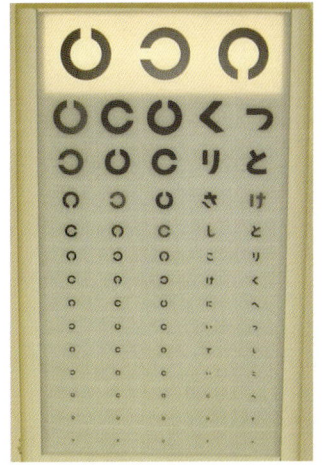

図3-3　視力検査表

3-2. 視　野 visual field

1. 視野は眼を動かさずに見える範囲のこと．
2. 範囲とともに，各点の見え方も重要な要素．
3. 地図上に等高線で島を描くように描写（図3-4）．

● **正常視野の範囲**
　1）白色視標で，外側100度，下方70度，上方と内側60度（単眼）．

● **視野の種類**
　1）**動的視野**（図3-4）：いろいろな大きさ，明るさの視標を動かして測定する視野測定法．
　2）**静的視野**：明るさの異なる視標を特定の位置にランダムに投射して測定する視野測定法．

● **視路と視野障害**（☞ p.172，視路疾患）
　1）網膜から後頭葉に至る経路の途上に病変のあった場合，それぞれ特徴のある視野変化をきたす．
　2）両耳側半盲，同名半盲など．

● **機能的視野障害**
　1）視路の病変と視野異常に関連の認められないもの．ヒステリーに認められる管状視野，らせん状視野，など．

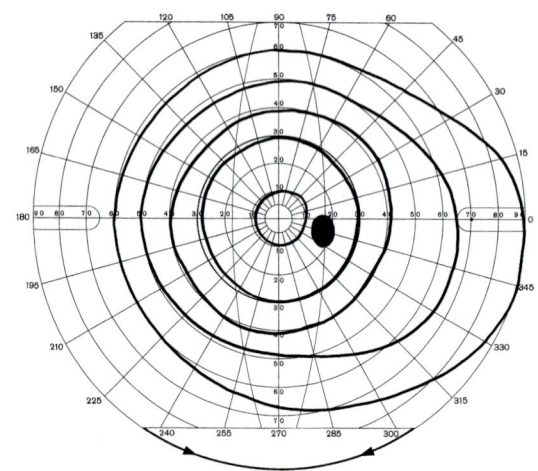

図3-4　動的視野検査の結果表示（正常右眼）
盲点（黒塗りの部分）は外側15度で下方3度が中心．

3-3. 色覚 color vision, color sensation

1．可視光線（波長 400-800 nm）の波長に応じて起こる感覚が色覚．
2．赤，緑，青に強く反応する錐体の働きで生じる．

● **色覚の要素**
1）色覚には3要素あり，色相，明度，飽和度とよばれる．
2）色相は波長により決まり，短波長から長波長にかけて，紫，青，緑，黄，赤と変化する．
3）明度は色の明るさ．
4）飽和度は色相に白が混ざっている程度に関係し，純粋な色の方が飽和度が高い．

● **色覚異常**
1）先天色覚異常（表3-1）
・3色覚（3色型色覚）：赤，緑，青の3要素のうち，1つが変化しているものを異常3色覚とよぶ．
・2色覚（2色型色覚）：赤，緑，青の3要素のうち，1つが欠損しているものを2色覚とよぶ．第1色覚異常（赤の情報が欠損）と第2色覚異常（緑の情報が欠損）が多い．
・1色覚（1色型色覚）：色を感じない特殊な病型．
2）後天色覚異常
・後天的な疾患により色覚が変化する．
・錐体ジストロフィ，黄斑疾患，視神経疾患などで認められる．

表3-1 代表的な色覚異常

1）異常3色覚	1型3色覚（第1色弱） 2型3色覚（第2色弱）
2）2色覚	1型2色覚（第1色盲） 2型2色覚（第2色盲）
3）1色覚	杆体1色型色覚（全色盲）

＊用語が改変されつつあるため，同一の状態に複数の用語が存在（括弧内は旧称）．

3-4. 光 覚 light perception, light sense

1. 光を感じる眼の能力が光覚．
2. 光エネルギーが視細胞の視色素（視紅など）の光化学反応を起こすことで生じる．

● 錐体と杆体
1）明るい場所では錐体が，暗い場所では杆体が主として働く．

● 暗順応と明順応
1）明るい場所から暗い場所に移動した際，最初は見にくいが少し経つと暗闇に慣れる（**暗順応**）．夜盲は暗順応が障害された状態のこと．
2）逆に暗い場所から明るい場所に入ると，最初はまぶしいが少し経つと慣れる（**明順応**）．
3）順応状態により色の明るさが変わる現象が**プルキンエ（Purkinje）現象**（図3-5）．
4）明るい場所で黄緑が明るく，少し暗くなると青緑が最も明るく見える．

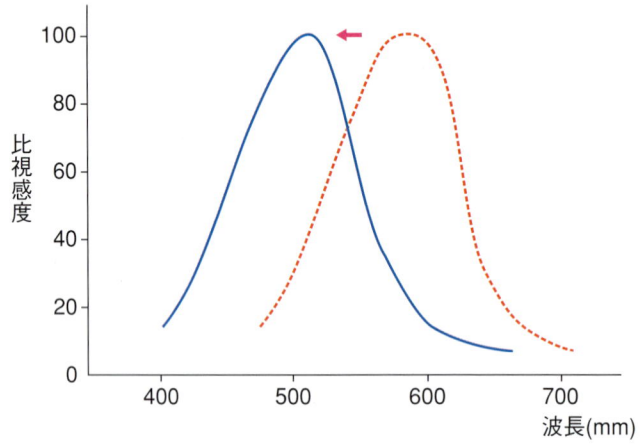

図3-5　プルキンエ現象
明るさにより感度が変化する．暗くなると矢印の方向に変化．

3-5. 屈 折 refraction

1. 眼に入射する平行光線が網膜に正しく結像するためには，角膜，水晶体の屈折力と眼軸の関係が重要．
2. 屈折力と眼軸の関係が眼の屈折の状態を決定．

● **眼組織の屈折率と屈折力**
   1）角膜の屈折率は 1.376〔屈折力 43.08 ジオプトリー（diopter：D）〕，水晶体の屈折率は 1.413（屈折力 20.53 D）（グルストランド Gullstrand 模型眼）．

● **屈折異常**
   1）正視（**図 3-6**）：正常屈折状態．
   2）近視（**図 3-7**）：角膜，水晶体の屈折力に比べて眼軸が相対的に長い屈折状態．凹レンズで矯正．
   3）遠視（**図 3-8**）：角膜，水晶体の屈折力に比べて眼軸が相対的に短い屈折状態．凸レンズで矯正．
   4）乱視：眼に入射する平行光線が一点に結像しない屈折状態．正乱視と不正乱視に大別．正乱視は眼球の経線によって屈折率が異なり，円柱レンズで矯正可能な乱視．不正乱視は主として角膜表面の不整により生じ矯正にはコンタクトレンズなどを必要とする乱視．

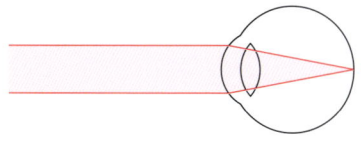

図 3-6　正視
平行光線が網膜に結像．

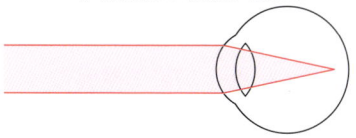

図 3-7　近視
平行光線が網膜に達する前に結像．

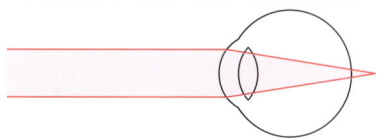

図 3-8　遠視
平行光線が網膜より後方に結像．

3-6. 調　節 accommodation

1．調節は，水晶体の屈折力が増して，近くの物体の像が網膜に明瞭に結ばれる作用．
2．毛様小帯を介して水晶体とつながっている毛様体輪状筋の収縮により生じる（図3-9）．

● **調節力**（☞ p.71）
　1）調節をしていない時に網膜に結像する遠点と，最大調節をしている時に網膜に結像する近点の距離を，それぞれジオプトリー単位（D）であらわした時の差（正の数）が調節力．
　2）調節力は加齢とともに減弱．

● **調節異常**
　1）老視：調節力が減退し，調節しても近見視が困難になった状態．加齢現象．凸レンズ（老眼鏡）で補正．
　2）調節麻痺：毛様筋の麻痺した状態．毛様筋障害，動眼神経麻痺，中枢性病変などが原因．ジフテリア，中毒，調節麻痺剤点眼など．
　3）調節痙攣：毛様筋が過度に収縮した状態．縮瞳薬，髄膜炎，などが原因．

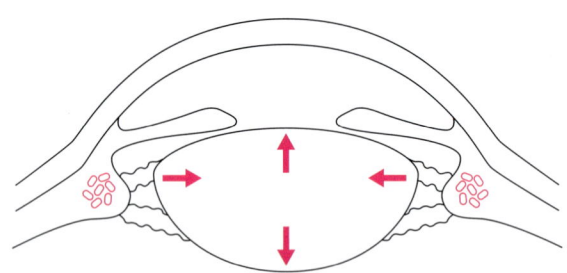

図3-9　調節の機構
毛様体の平滑筋が収縮すると毛様小帯（チン小帯）が緩み，水晶体が弾性で膨らむ．

3-7. 両眼視 binocular vision

1. 両眼視とは両眼で同時にものを見る能力のこと．
2. 両眼視の時の，ものの距離，奥行きなどを感ずる能力が両眼視機能．

● 両眼視機能
1）同時視：同時に両眼でものを見る能力．
2）融像：両眼視してものを1つにする能力．
3）立体視：両眼視して，奥行きを感じる能力．
4）網膜対応：両眼開放下で同じ物体の像が写る網膜部位．正常では両眼中心窩が対応しており，正常網膜対応と呼ばれる（**図3-10a**）．
5）抑制：両眼開放下で網膜の対応する部位に同じものが映らない時にそのままでは脳が知覚できない．このため片方の像を認識しないようになる作用が抑制．

● 両眼視の異常
1）同時視があって融像能力がないと複視が生じる．
2）融像があって同時視がないと立体感覚を生じない．
3）網膜異常対応（**図3-10b**）：網膜の対応する部位で同一の物体を見ることができない．
※両眼視の異常は斜視に多い．

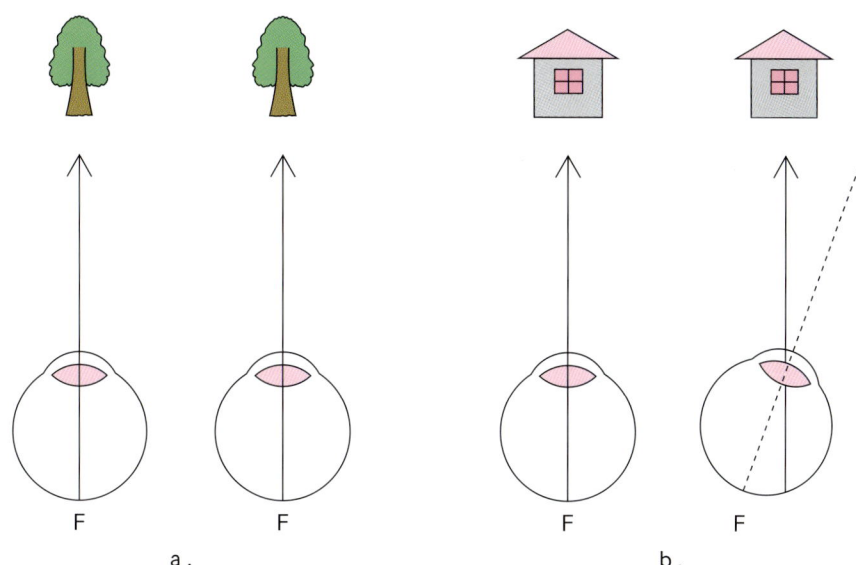

図3-10　正常網膜対応（a）と異常網膜対応（b）
Fは中心窩．異常網膜対応には対応が欠如しているというものもある．

3-8. 輻湊・開散 convergence・divergence

1. 両眼の注視線を内側に寄せて近くに合わせる機能が輻湊．
2. 逆に，寄せた状態から注視線を平行方向に広げる機能が開散（図3-11）．

● 輻湊遠点・輻湊近点
  1) 注視点を近づけて輻湊を最大にした時の位置が輻湊近点（正常値：眼前6〜8 cm）．
  2) 反対に，開散を最大にした（輻湊を最小にした）位置が輻湊遠点．

● 近見反応
  1) 近方視の際に，輻湊，調節，縮瞳が起こること．

● 調節性輻湊/調節比
  1) 調節性輻湊：調節に伴って起こる輻湊．
  2) 調節性輻湊と調節量の比を調節性輻湊/調節比とよび，斜視の重要なパラメータ．

● 輻湊・開散の異常
  1) 輻湊麻痺：一眼ずつの眼球運動は正常でありながら輻湊ができず，近見時に複視を訴える．パリノー（Parinaud）症候群など．
  2) 輻湊痙攣：遠見時の複視，調節痙攣，縮瞳を生じる．
  3) 開散麻痺：開散の障害により，遠見時の複視，内斜視を生じる．

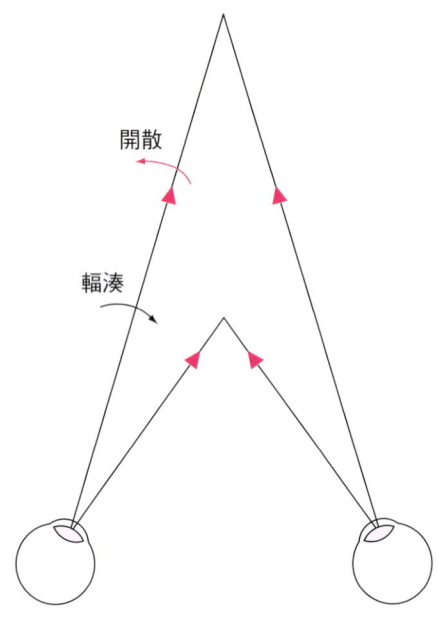

図3-11 輻湊と開散
内向きの運動が輻湊，外向きの運動が開散．

3-9. 眼 位 eye position

1. 両眼球の視線の方向が眼位.
2. 正面を見ている時の眼位が第1眼位.
3. 垂直あるいは水平方向を見ている時の眼位が第2眼位.
4. 斜め方向を見ている時の眼位が第3眼位（図3-12）.

● 眼位の異常

1）正位：正常眼位のこと．ペンライトの光を当てると両眼ともに瞳孔中央に光の反射が見え，かつ，片眼遮閉によっても眼球が動かない時，正位である．
2）斜視：ペンライトの光を当てると，片眼では瞳孔中央に，他眼では瞳孔中央を外れた位置に，反射が見える．内斜視，外斜視，上下斜視など．また，麻痺性斜視，共同性斜視とも分類される．
3）斜位：両眼開放下では両眼の視線が一致するが，片眼遮閉でずれる場合．

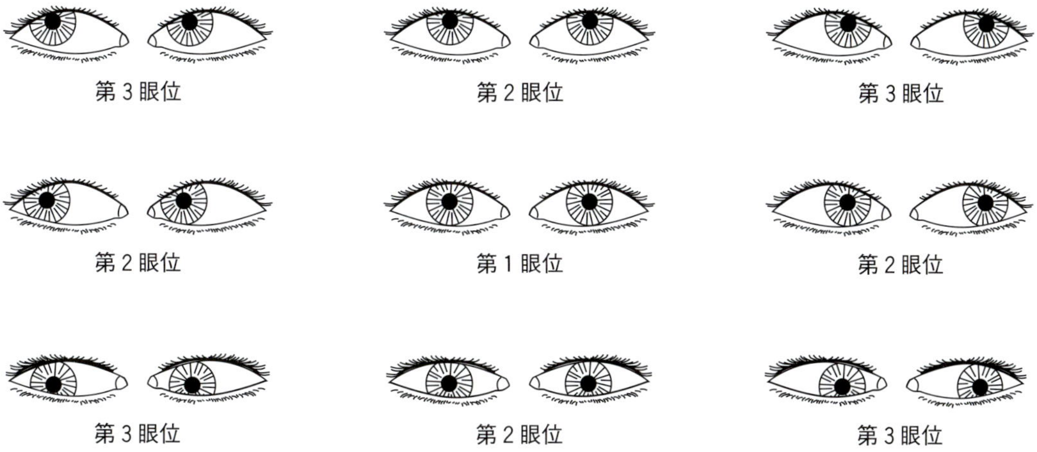

図3-12 眼 位
この9つの眼位を9方向眼位とよぶ．

3-10. 眼球運動 ocular motility, eye movement

1. 眼球運動を考える際の回転の中心を回旋点とよぶ．
2. 水平運動：回旋点を含む垂直軸を回転の中心とする水平方向の眼球運動．内転は鼻側への水平運動，外転は耳側への水平運動．
3. 上下運動：回旋点を含む水平軸を回転の中心とする垂直方向の眼球運動．上転と下転．
4. 回旋運動：回旋点を通る前後軸を回転する運動．眼球の上方が鼻側へ回旋する場合が内方回旋，耳側へ回旋する場合が外方回旋．

● **単眼運動の正常範囲**
 1）水平方向では，内転時に瞳孔内縁が上下涙点を結ぶ線まで．
 2）外転時には角膜外縁が外眼角まで．

● **外眼筋の走行（図3-13）と作用**
 1）内直筋：内転
 2）外直筋：外転
 3）上直筋：上転，内方回旋，内転
 4）下直筋：下転，外方回旋，内転
 5）上斜筋：下転，内方回旋，外転
 6）下斜筋：上転，外方回旋，外転

● **両眼運動**
 1）共同運動（むき運動）：両眼が同一方向に移動する運動．
 2）離反運動（よせ運動）：両眼が反対方向に移動する運動．

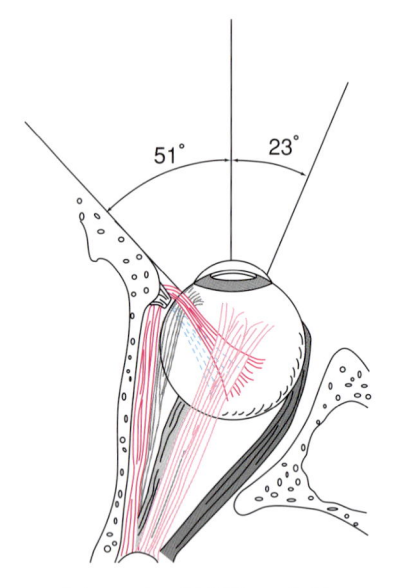

図3-13 外眼筋の走行

● **眼球運動系**
 1）衝動性運動系：対象物と眼球の位置ずれを解消するための速い眼球運動．
 2）滑動性運動系：移動している物体を常に中心窩で捉えるための滑らかな眼球運動．

3-11. 開瞼・閉瞼 lid opening・lid closure

1. 開瞼には動眼神経支配の上眼瞼挙筋が主たる役目.
2. 開瞼には下瞼板筋（ミュラー筋：平滑筋）も関与.
3. 閉瞼には顔面神経支配の眼輪筋が関与.

● **開瞼障害**：眼瞼下垂が代表．先天性，老人性，動眼神経麻痺，筋無力症などで生じる．眼瞼下垂時には，額の筋肉（前頭筋）を収縮させて開瞼を部分的に補うため，眉毛が挙上する．
● **閉瞼障害**：顔面神経麻痺などで生じる．

3-12. 瞳　孔 pupil

1. 瞳孔の大きさは2つの平滑筋で支配される.
2. 縮瞳に関与する平滑筋が瞳孔括約筋（副交感神経支配）.
3. 散瞳に関係する平滑筋が瞳孔散大筋（交感神経支配）.
4. 瞳孔は周囲の明るさ，年齢などで影響を受ける.

● **瞳孔反射**
1) 対光反射：光が入射して生じる縮瞳反応.
   ・片眼に光を当てた場合，その眼の反応を直接対光反射，他眼の反応を間接対光反射とよぶ．
   ・対光反射の経路は，視神経→視交叉→視蓋前域→エディンガー・ウェストファル（Edinger-Westphal）核→動眼神経→毛様神経節である（**図3-14**）.
2) 輻湊反射：輻湊に伴い縮瞳を生じる反射.

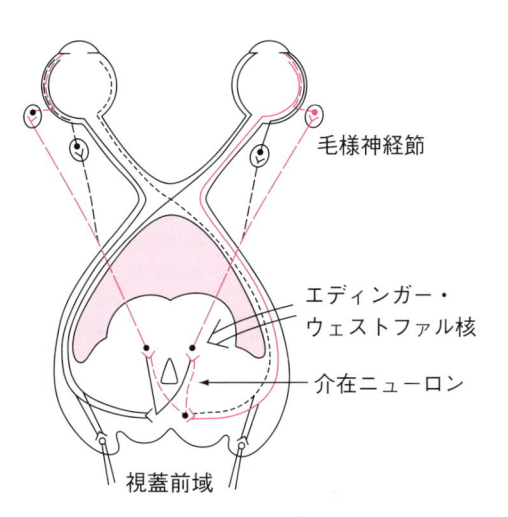

図3-14　対光反射の経路
視蓋前域で両側の反射路に分かれる．

4章　診察と検査

4-1. 問診，診察手順

● 問　診

主訴：
1）患者の最も困っている訴えを聞き，患者の言葉で記載する．
2）「ものが見えにくい」，「目が痛い」などの場合，どのように見えにくいのか，どのような痛みなのかなど聞き出してより原因疾患を絞る．

現病歴：
1）いつから発症しているのか，悪化は突然か徐々かなどの時間的因子を聞き，原因疾患，その緊急性について推定する．片眼性か，両眼性かについても把握する．
2）片眼性の場合は，発症に気づいていない期間があった可能性も考慮する必要がある．

既往歴：
1）眼科既往歴として，過去に指摘された眼疾患，手術歴などを聞く．
2）全身既往歴として，糖尿病，高血圧，心疾患，高脂血症など既往疾患の有無を確認．

家族歴：
1）遺伝疾患の可能性がある場合：詳細な家系内発症を聞く．
2）結膜炎などの感染性疾患の場合：家族内発症を確認．

● 視　診

1）眼球結膜，眼瞼部の異常，眼位，眼球突出，斜頸の有無，顔面の異常，対称性などを確認．

● 触　診

眼瞼，眼窩の腫瘤性病変では，触診にてその大きさ，硬さ，周囲組織との癒着などをみていく．
1）ウイルス性結膜炎を疑う場合：耳前リンパ節の腫大，圧痛の有無も確認．
2）三叉神経痛を疑う場合：眼窩縁の圧痛の有無も確認．
3）前部虚血性視神経症：側頭動脈付近の圧痛の有無も確認．

> **Side Memo**
>
> **診察室入室時の観察**
> ・視覚情報は，すべての感覚情報の内で 80％ を占めるともいわれる．
> ・高度の視力や視野障害を伴った患者の場合，その行動にも大きな制限が生じる．
> ・患者が入室する時の状況を注意深く確認，視覚障害が及ぼしている ADL（activities of daily living：日常生活活動）への影響について把握する．
> ・眼科手術が必要となる場合は，腰の曲がり具合を含め患者の姿勢や体格，不随意運動の有無，問いかけに対する理解，難聴の有無にも注意．

4-2. 視力検査

1. 標準的な視力検査は，一定の明るさの下で，片眼ずつ，5mの距離からランドルト環視力表（図4-1）を用いて行う．
2. 裸眼視力測定法，矯正視力測定法，小児の視力検査法

● **裸眼視力測定法と記載法**
屈折異常を矯正することなく視力を測定する．眼鏡検査枠と遮眼板または遮眼子（図4-2）を用い片眼ずつ検査を行う．右眼視力はRV，Vd，左眼視力はLV，Vsと記載する．
 1) 5mの距離からランドルト環（Landolt ring）の切れ目を答えさせる．0.1の視標から順に小さな指標を読ませる．
 2) 5mで0.1の視標が見えない場合，0.1の視標が見える位置まで近づく．0.1 x 視標までの距離（m）/ 5（m）を計算して視力とする．
 3) 5mで0.1の視標が答えられない場合，被験者の眼前で指の数を答えさせる．30 cmで指の数を答えられれば30 cm指数弁または30 cm/nd（numerus digitorum）と記載する．
 4) 指の数が答えられない場合，被験者の眼前で手を動かす．動きがわかれば眼前手動弁または眼前/mm（motus manus）とする．
 5) 手の動きがわからない場合，暗室で光を見せ，明るさがわかれば光覚弁またはls（sensus luminis）とする．
 6) 明暗もわからない場合，視力0とする．

● **矯正視力測定法と記載法**
矯正視力検査は自覚的に屈折異常を調べる検査であり，主にレンズ交換法で行う．
 1) 検査用レンズには球面レンズと円柱レンズがあり，それぞれ凸レンズ（＋）と凹レンズ（－）がある．
 2) 矯正視力は（ ）で囲み，その視力が得られた球面レンズ（SまたはSph）の度数（D），円柱レンズ（CまたはCyl）の度数（D）および軸角度（Ax）を記載する．Dはレンズ度数（ジオプトリー）を表す（図4-3）．

● **小児の視力検査法**
ランドルト環を用いての視力検査が行えるのは，一般的に3歳頃からである．
 1) 乳幼児の視力検査法（3歳以下）には縞模様を提示した時の反応によって視力を推測するPL（preferential looking）法や動物の絵の眼の有無を答えさせる森実ドット視力表を用いた視力検査などがある．PL法に用いるTeller acuity card（TAC）を図4-4に示す．

28　4章　診察と検査

2）8歳以下（特に6歳以下）の小児では読み分け困難のため，字づまり視力表では正確な視力測定ができないことがある．このため主に字ひとつ視力表を用いる（**図4-1**）.

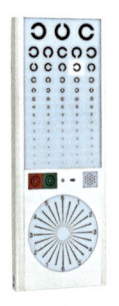

ランドルト環字づまり視力表　　　簡易視力表　　　　ランドルト環字ひとつ視力表

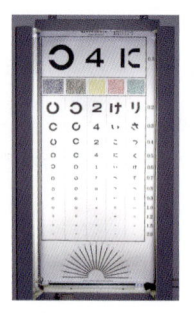

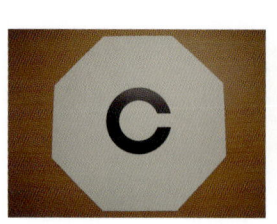

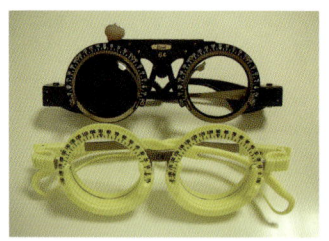

図4-1

眼鏡枠と遮眼板

図4-2

$$\underline{RV} = \underline{0.6} \, (\underline{1.2} \times \underline{S+2.0D} \, \bigcirc \, \underline{C-1.25D} \, \underline{Ax180°})$$
右眼視力　裸眼視力　矯正視力　球面レンズ度数　　円柱レンズ度数　円柱レンズの軸角度

図4-3　視力の記載例

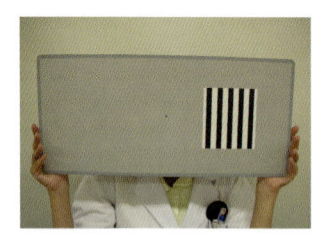

Teller acuity card　　　　　森実ドットカード

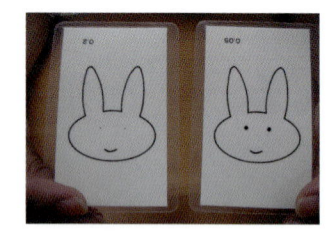

図4-4

Side Memo

小児の検査時の注意点
- 小児はあきやすいので視力測定にあまり時間をかけないこと．
- 常に声をかけて集中力を維持させること．
- また実際の視力よりも悪く測定されたり，逆に良く測定されたりすることもあるので，測定の結果，判定には注意を要する．
- 調節の介入で屈折が実際よりも近視側に測定されることがあるため，かくれた遠視を見逃すこともある．調節麻痺薬を点眼して検査することが重要．

4-3. 屈折検査，調節検査

1. 近視，遠視，乱視の有無を自覚的または他覚的に調べる．
2. 屈折検査：自覚的屈折検査と他覚的屈折検査がある．
3. 調節検査：調節障害が疑われる場合に調節の近点を測定する．

● 屈折検査
1. **自覚的屈折検査**：レンズ交換法による矯正視力検査を行い，最良の視力が得られる検眼レンズの値から眼の屈折度を測定する方法．通常は他覚的屈折検査の結果を参考にして行う．
   1) 眼鏡枠を装用させ，次々に矯正レンズ（**図4-5**）を交換して視力検査を行う．
   2) 遠視の場合は最良の矯正視力が得られる最強の凸レンズを，近視の場合は最弱の凹レンズを見出す．これは調節の関与を少なくするためである．
   3) 球面レンズの度数が決定すれば乱視表やクロスシリンダ（cross cylinder）（**図4-5**）を用いて円柱レンズの度数，軸を決定する．

2. **他覚的屈折検査**
   1) 検影法（スキアスコピー）（**図4-6**）：平面鏡や検影器（レチノスコープ retinoscope）を用いて眼底に光線を送り，その光線を動かした時の眼底からの反帰光の動きをみて屈折を測定する方法．
      乳幼児でも検査できる利点があるが，正確な検査には熟練を要する．
   ・反帰光が検影器の回転方向に移動すれば同行，反対に移動すれば逆行，どちらにも移動しなければ中和という．
   ・検査距離が50 cmの場合，同行すれば2D未満の近視，正視あるいは遠視であり，逆行すれば2Dを超える近視，中和すれば2Dの近視．
   ・同行または逆行の時は板付きレンズを用いて中和点を求める．中和したレンズの値から2D引いた値が屈折値．
   2) レフラクトメーター refractometer
   ・内蔵された光標を眼底に結像させ他覚的に屈折度を測定する器械．オートレフラクトメーター（**図4-7**）が普及している．
   ・検査手技は容易であるが，被検者の協力が必要であり，検査が困難なこともある．
   3) ケラトメーター keratometer，角膜形状解析装置
   ・ケラトメーターは角膜前面の曲率半径を測定して，角膜乱視の検出および主経線を検出する．
   ・最近はレフラクトメーターと一体型のオートケラトレフラクトメーターも市販されている．

- 角膜形状解析装置は角膜形状を定量的に測定，解析してカラー表示を用いてマッピングする．
- 円錐角膜や不正乱視の検出に有効．

● **調節検査**

1. **近点計**：眼前に近距離視力表を徐々に近づけて明視できる最短の距離（近点）を測定する器械．石原式の近点計がよく知られている．

2. **アコモドメーター**
   1）自動で連続的に近点を測定し調節麻痺，調節衰弱などの調節障害の診断に用いる．
   2）近点の変化をグラフで表す．
   3）遠点と近点の間の調節の緊張および緩和に要する時間を測定し，調節障害の種類を判定する．

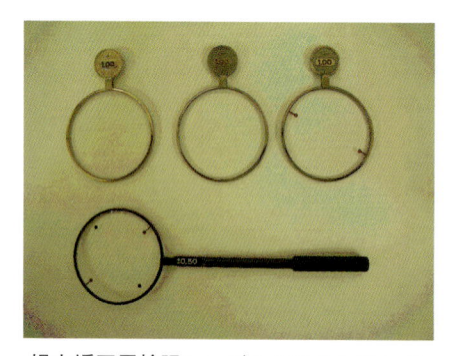

視力矯正用検眼レンズとクロスシリンダ　　　乱視表

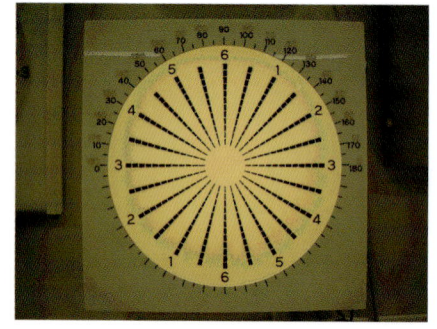

図 4-5

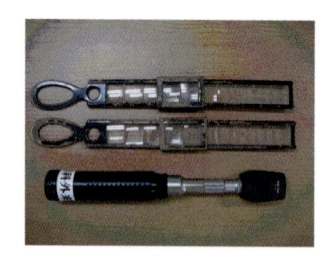

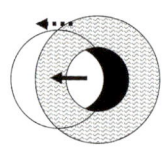

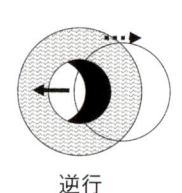

同行　　中和　　逆行

┅▶ 検影器の動く方向，　━▶ 反帰光の動く方向

図 4-6　点状検影器による検影法

オートレフラクトメーター
トプコン社製　RM-8800

図 4-7

4-4. 視野検査

1. 視野検査は，固視を一定にして，片眼ずつ視覚の感度分布を評価することにより，疾患の診断，経過観察を行う検査法．
2. 対座法，動的視野測定（図4-8），静的視野測定（図4-9），フリッカ視野検査などがある．

● 種類

1. 対座法
   1）検者と被検者が対面で行う簡易な視野検査法．大まかな視野異常の有無を捉える．
   2）基本的には，お互い片眼を遮閉し，検者が被検者の固視を確認しながら，指先やペン先，点眼瓶の蓋などを用い視野の広がりを確認していく．
   3）利点はベッドサイドでも行えること．

2. 動的視野測定（図4-8）
   1）検査視標を動かして，その見える範囲（視野）を測定する．
   2）一般的にゴールドマン（Goldmann）視野計が用いられる．一定の背景輝度で照明された半球内に輝度や大きさを一定にした検査視標を投影して，その検査視標の見える範囲である等感度曲線（イソプタ）を求める．

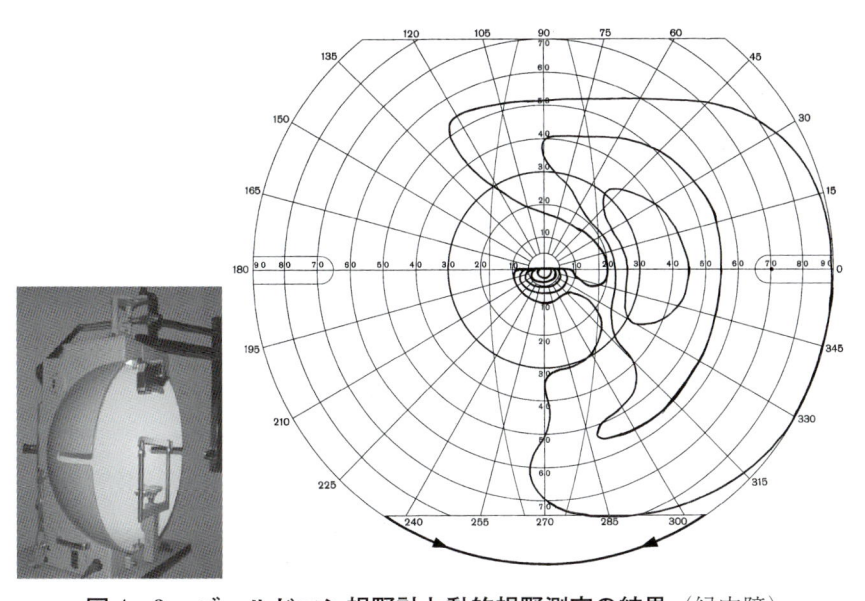

図4-8 ゴールドマン視野計と動的視野測定の結果（緑内障）

3. 静的視野測定（図4-9, 10）

1）視野内のあらかじめ決まった測定部位で，検査視標の明るさを変えながら各部位での感度を求める方法．
2）Humphrey視野計，Octopus視野計などコンピュータを用いた自動視野計が用いられる．
3）利点：主に中心30度内を精密に測定する目的で用いられ，検査員の技量の影響を受けにくいため，経過観察などにおける定量化に優れる．

4. フリッカ（flicker）視野検査

1）固視点や視野内に，点滅した検査視標を呈示．この点滅頻度を上昇させ，ちらつきの判別ができなくなる周波数である臨界融合頻度 CFF（critical fusion frequency）を求める．
2）特徴：視神経疾患，緑内障に鋭敏で，白内障や屈折異常の影響を受けにくい．

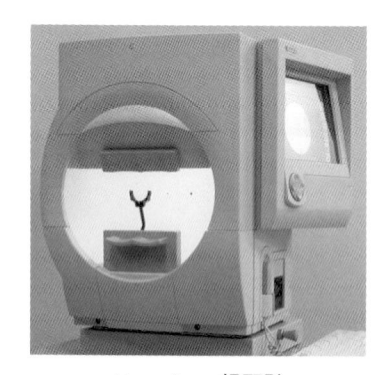

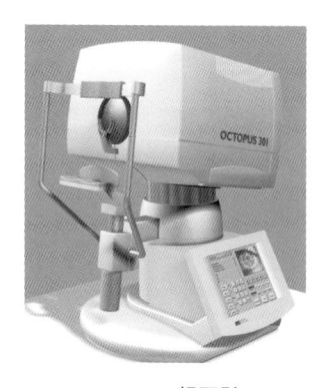

図4-9　Humphrey視野計とOctopus視野計

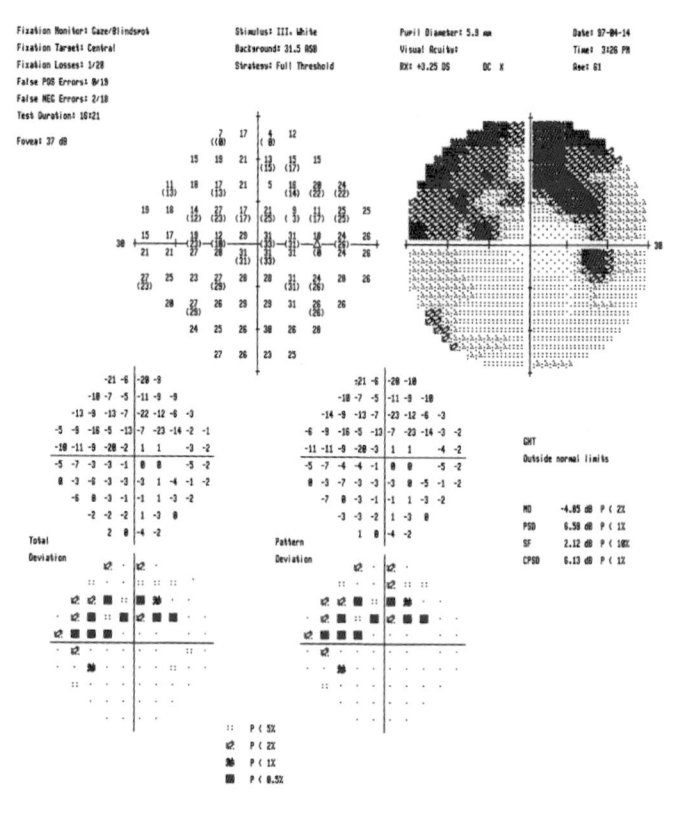

図4-10　Humphrey視野計の測定結果（緑内障）

4-5. 色覚検査

1. 色覚異常：先天色覚異常と後天色覚異常
2. 先天色覚異常の原因：網膜にある3種類の錐体細胞（赤錐体，緑錐体，青錐体）の視物質の異常によるといわれている（図4-11）．
3. 遺伝により生じ，遺伝形式はX染色体劣性遺伝である．

● 色覚検査表

1) 石原式色盲表（国際版24表版）：国際的に広く使用されている先天色覚異常検査表（図4-12）．
2) 標準色覚検査表（standard pseudoisochromatic plates；SPP）．程度判定は確定的ではない．
    第1部：先天異常用（SPP-1）
    第2部：後天異常用（SPP-2）
    第3部：検診用（SPP-3）
3) その他の色覚検査表：東京医大式色覚検査表（TMC表），大熊式色覚異常検査表など．

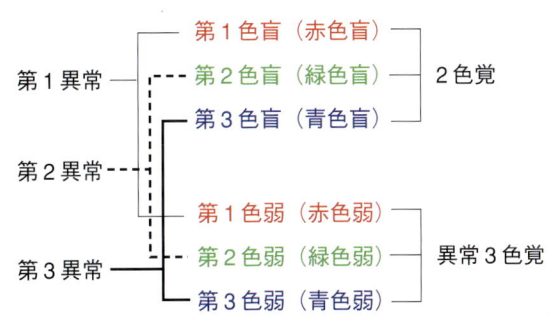

図4-11 先天色覚異常の分類

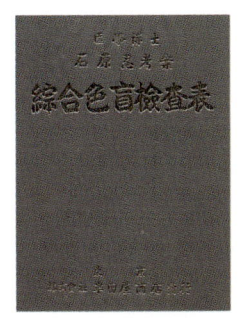

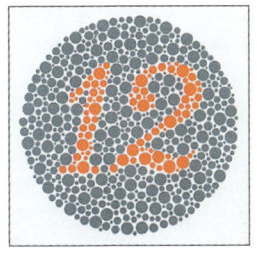

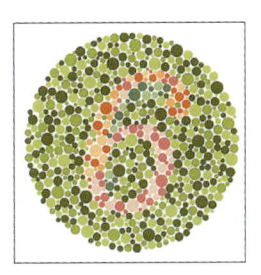

図4-12 石原式色盲表（国際版24表版）

● 色相配列検査

1）パネル D-15 検査
 ・検査器に固定されている基準色に，移動可能な 15 色のキャップを色の近い順に配列させる検査法．色覚異常の程度を強度と軽度（中等度以下）に分類する（**図 4 - 13**）．
2）ファーズワース・マンセル 100 ヒューテスト（Farnsworth-Munsell 100 hue test）（100 hue test）
 ・明度 5，彩度 5 の 100 色相から視感的にほぼ等色差となる 85 色を選んで色相順に配列させる検査器．4 つの箱からなり，それぞれを配列させる．

● アノマロスコープ anomaloscope

1）先天色覚異常の異常 3 色覚（色弱）と 2 色覚（色盲）を鑑別する．
2）先天色覚異常の確定診断に必須の検査器である．
3）黄の検査光と赤と緑の色合わせにより，レイリー均等（Rayleigh equation）を測定．
4）色合わせが成立する赤と緑の混色比を決める混色目盛りの範囲と，黄の明るさを変化させる単色目盛りによって判定する（**図 4 - 14**）．

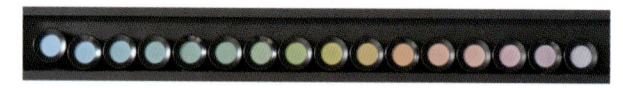

パネル D-15 の結果表示

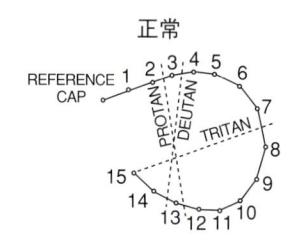

図 4 - 13　パネル D-15

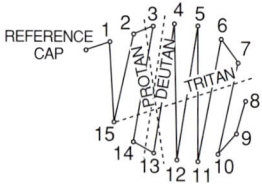

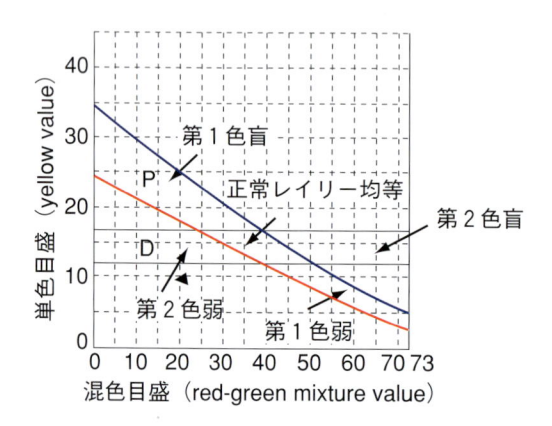

図 4 - 14　アノマロスコープの記録図

4-6. 暗順応検査

1. 暗順応検査とは明順応光を与えたあと，暗所において光覚（光刺激閾値）の変化を経時的に測定する方法．
2. 明所から暗所に移行した時の順応状態：暗順応．
3. 暗所から明所に移行した時の順応状態：明順応．
4. 暗順応測定機器：ゴールドマン・ウィーカース（Goldmann-Weekers）暗順応計（図4-15），ナーゲル（Nagel）暗順応計，日置式暗順応計など．

● 暗順応曲線

1）一定の明順応光を一定時間与えたあと，明順応光を消し，暗所において光覚閾値の時間的変化を測定すると，最終的に一定の閾値（最小光刺激閾値）に到達する．時間を関数として光覚閾値を示したものが暗順応曲線である．
2）暗順応曲線は2つの相から構成される．
・最初に出現する比較的急激な光覚の回復は錐体機能の暗順応を表し，それに続いて起こる比較的緩やかな光覚の回復は杆体機能の暗順応を表す．
・前者が錐体（第1次）暗順応，後者が杆体（第2次）暗順応．
・暗順応が錐体順応から杆体順応に移行する交点をコールラウシュ（Kohlrausch）屈曲点という（図4-16）．

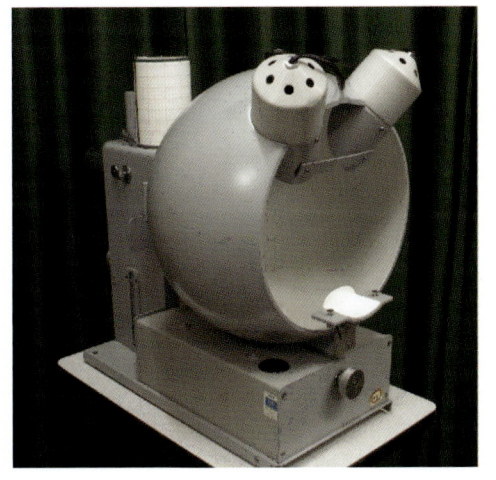

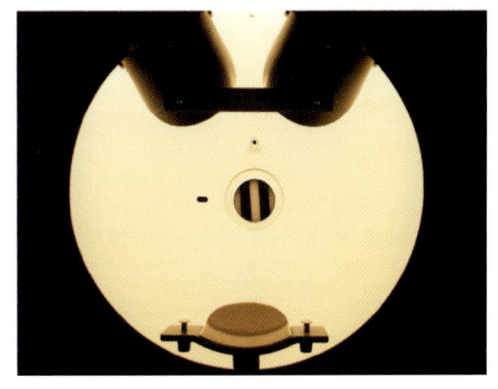

図4-15 ゴールドマン・ウィーカース暗順応計

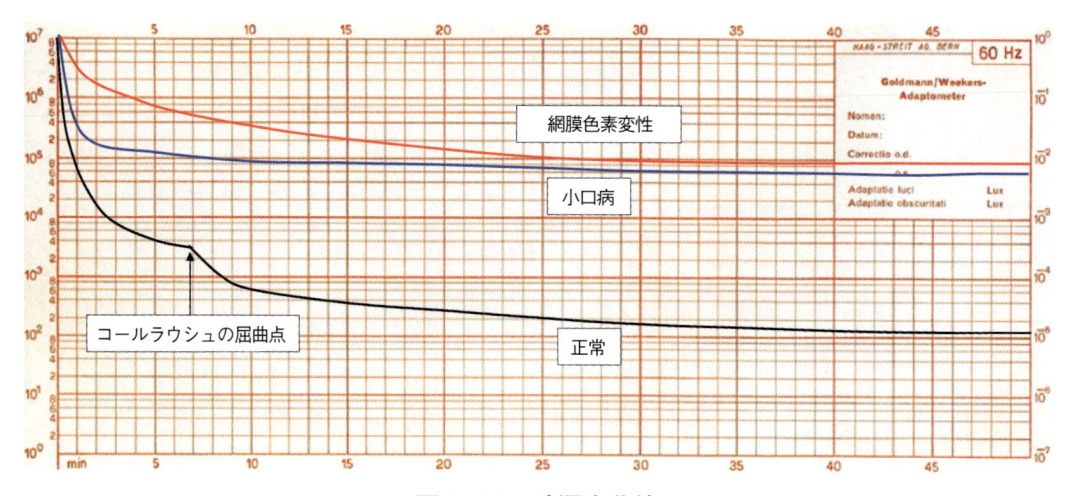

図 4 - 16　暗順応曲線

Side Memo

暗順応検査と眼疾患
1) 錐体（第1次）暗順応曲線の異常
　・消失：先天全色盲，錐体ジストロフィ（cone dystrophy）．
2) 杆体（第2次）暗順応曲線の異常
　・遅延：小口病，眼底白点症．
　・消失：狭義先天性停止性夜盲．
　・閾値上昇：ビタミンA欠乏症，白点状網膜症，ゴールドマン・ファーブル（Goldmann-Favre）症候群．
　・遅延および閾値上昇：網膜色素変性，眼球鉄症．

4-7. 両眼視検査

> 1．両眼視をしている時の視覚を評価するための検査．
> 2．抑制，融像，立体視，網膜対応を調べる．
> 3．種類：チトマスステレオテスト，バゴリーニ線条レンズテスト，ワース4灯試験．

● **チトマス（Titmus）ステレオテスト（図4-17）**
1）立体視の検査．
2）簡単な検査であり，臨床の場で最もよく用いられている．
3）偏光フィルターを利用して左右眼を分離している．
4）偏光眼鏡を装用させ，ハエ，動物，サークルが浮き出ているかを答えさせる．抑制の有無も調べることができる．
5）その他，TNOステレオテストやラング（Lang）ステレオテストがよく用いられる．

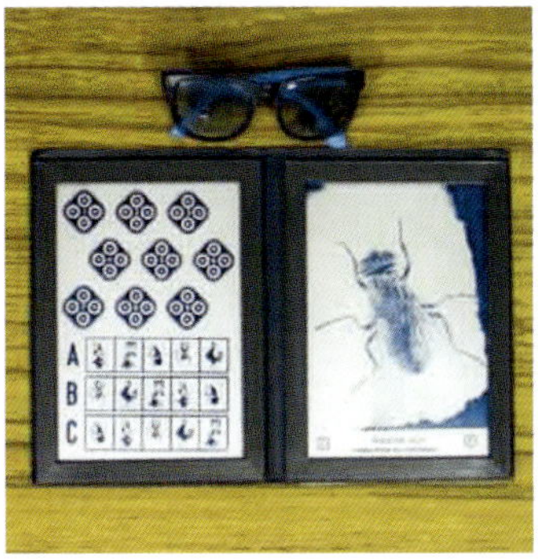

| チトマスステレオテスト | 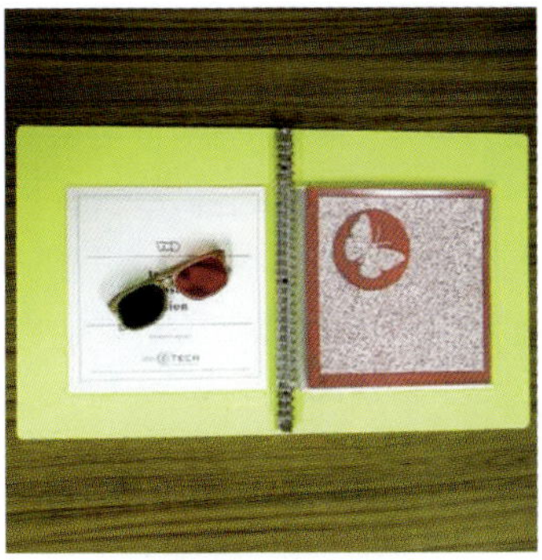 TNOステレオテスト | 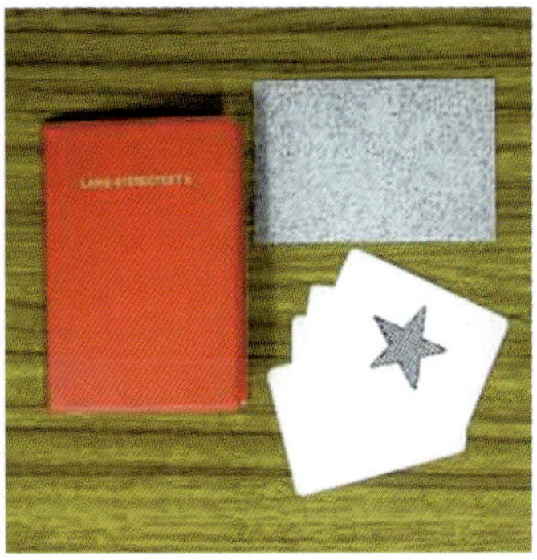 ラングステレオテスト |

図4-17

● **バゴリーニ（Bagolini）線条レンズテスト（図4-18）**
1）抑制の有無，融像，網膜対応を調べる検査．
2）両眼を分離していないため，日常視に近い状態で検査ができる．
3）ガラス一面に細かい平行の傷をつけたレンズを用いる．
・通常は45°と135°の斜め方向に傷が入っており，このレンズを通して点光源を見ると線に直行した細い光の線が見える．その光の線の見え方を答えさせ，両眼視の状態を判断する．

バゴリーニ線条レンズ

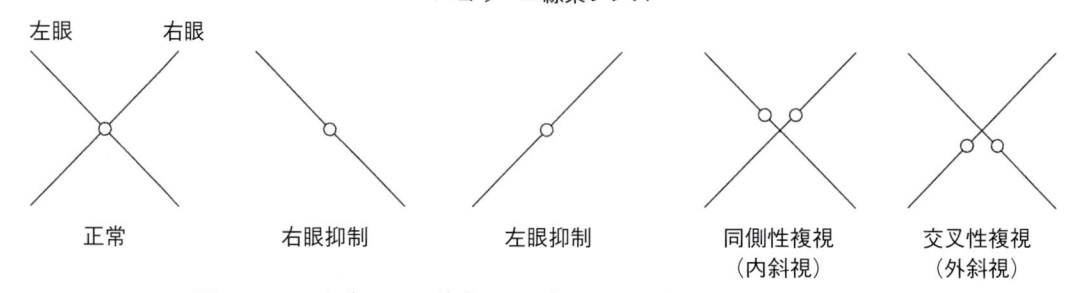

| 正常 | 右眼抑制 | 左眼抑制 | 同側性複視（内斜視） | 交叉性複視（外斜視） |

左眼　右眼

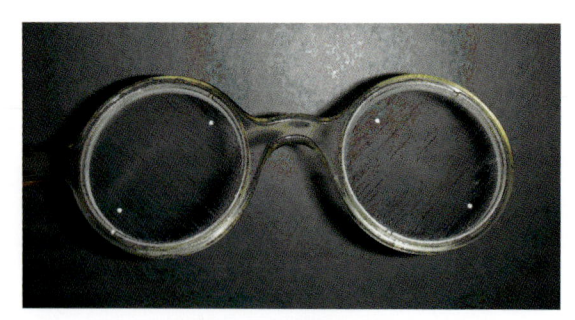

図4-18　バゴリーニ線条レンズテストの結果（正常対応の場合）

● ワース（Worth）4灯試験（図4-19）
 1）抑制の有無，融像，網膜対応を調べる検査．
 2）赤緑フィルターで両眼を分離し，観察される丸い灯の数と位置関係を答えさせる．
 3）結果の判定は**図4-19**に示す．

ワース4灯器

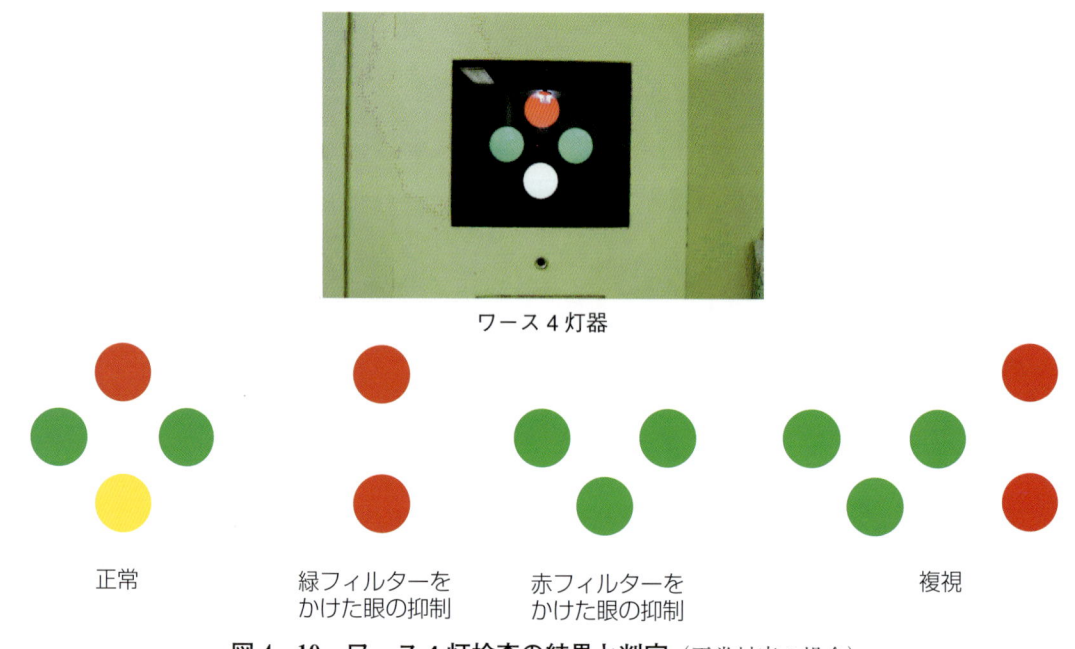

| 正常 | 緑フィルターをかけた眼の抑制 | 赤フィルターをかけた眼の抑制 | | 複視 |

図4-19　ワース4灯検査の結果と判定（正常対応の場合）

4-8. 眼位検査

1. 眼位ずれの有無を判定する検査．
2. 角膜反射法：最も簡便な眼位の検査法．
3. 遮閉試験：遮閉試験は眼位検査の基本．
4. パークス・ビールショウスキー（Parks-Bielschowski）3段階試験：Bielschowski頭部傾斜試験（Bielschowski head tilt test；BHTT）と組み合わせて行う．

● 角膜反射法（ヒルシュベルク Hirschberg 法）（図4-20）
1）被検者の眼前33 cmからペンライトの光を見せ，角膜の反射光を観察する．
2）利点：詳しい眼位検査ができない乳幼児などでもこの検査で眼位が推定できることが多い．
3）角膜中心から反射光までの距離で大まかな眼位ずれの角度が予測できる．

● 遮閉試験 cover test
1）片眼を遮閉したり，遮閉を除いたりした時の眼球の動きを観察し，眼位ずれの有無，眼位ずれの方向を調べる．
2）近見と遠見で施行する．
3）他の検査と組み合わせることにより眼位ずれの定量などを行うことができる．
　①遮閉－遮閉除去試験
　　・遮閉試験（cover test）（図4-21）：目標をしっかり注視させ，一眼を遮閉した時の他眼の動きを見る．遮閉した時に他眼が動けば斜視が存在する．
　　・遮閉－非遮閉試験（cover-uncover test）（図4-22）：遮閉を除去した時に遮閉されていた眼の動きを見る．動けば斜位または斜視が存在する．
　②交代遮閉試験（alternate cover test）（図4-23）
　　・遮閉試験で眼位ずれがない場合，連続的に各眼を交互に遮閉し，融像をさせないようにすると潜伏性の斜位または斜視が確認できることがある．
　　・遮閉眼を変えた時の眼球の動きにより，斜視または斜位の有無，眼位ずれの方向が確認できる．
　③プリズム交代遮閉試験（prism alternate cover test）（図4-24）
　　・斜視眼の前にプリズムを当てて交代遮閉試験を行い，眼位を定量的に検査する．この検査の結果により斜視手術の適応，手術量を判断することが多い．

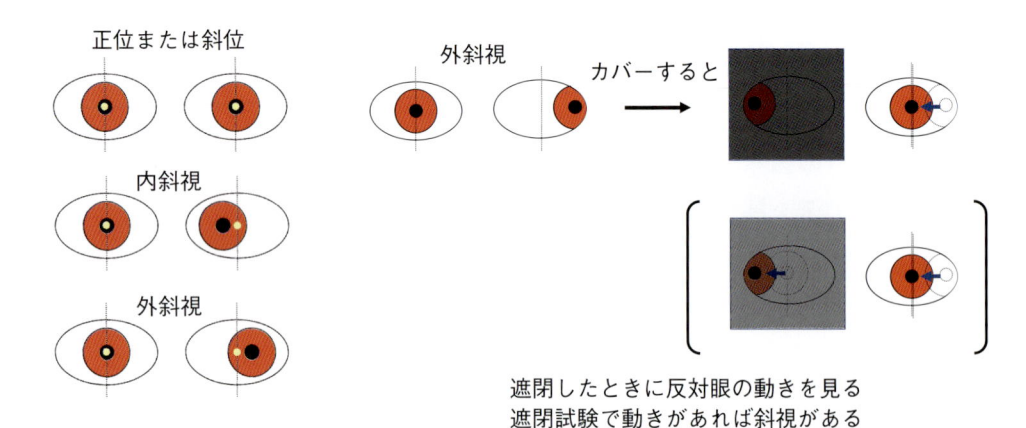

40　4章　診察と検査

正位または斜位

内斜視

外斜視

図 4-20　角膜反射法（ヒルシュベルク法）

外斜視　カバーすると

遮閉したときに反対眼の動きを見る
遮閉試験で動きがあれば斜視がある

図 4-21　遮閉試験（外斜視の場合）

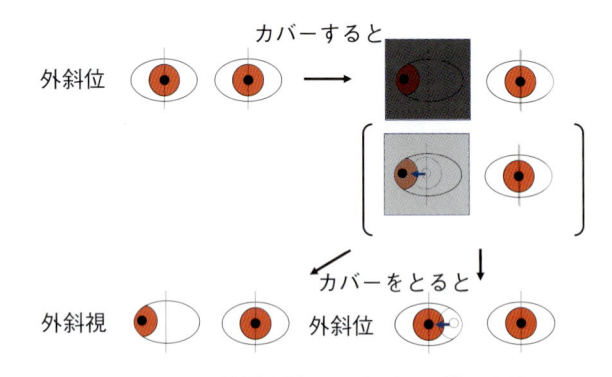

外斜位　カバーすると

カバーをとると

外斜視　　外斜位

遮閉を除いた時の眼の動きを見る
非遮閉試験で動きがあれば斜視または斜位がある

図 4-22　遮閉ー非遮閉試験（外斜位，外斜視の場合）

遮閉ー非遮閉試験で正位？　斜位？　斜視？

↓

交互に遮閉を繰り返す

↓

繰り返していると外斜位？　外斜視？

↓

カバーをとると

外斜視　　　　　　または　　　　　　外斜位

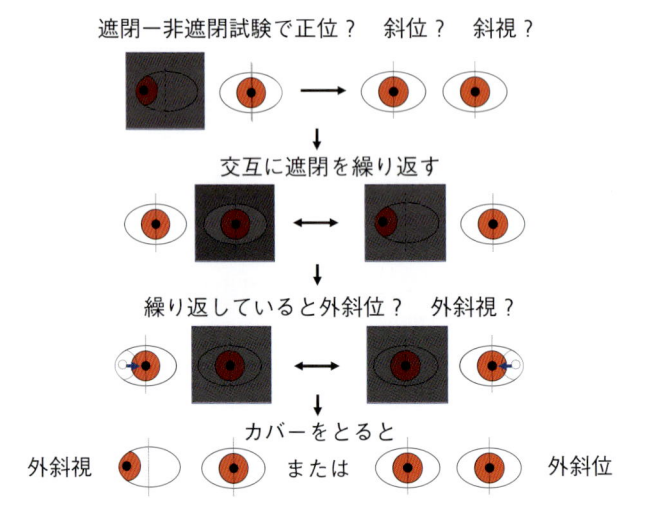

図 4-23　交代遮閉試験（外斜位，外斜視の場合）

● パークス・ビールショウスキー（Parks-Bielschowski）3段階試験（図4-25）

1）BHTTは上斜筋麻痺の診断に有用．患側に頭を傾けると患眼が上転する現象．姿勢変化に対する眼球の回旋運動を利用している．
2）パークス・ビールショウスキー3段階試験はBHTTを応用して垂直方向の眼位ずれがある場合に，3段階の検査を行い，原因筋の同定をする（図4-26）．
・第1段階は正面眼位，第2段階は水平眼位，第3段階でBHTTを行う．
・麻痺筋が単独である場合に成立する検査法．

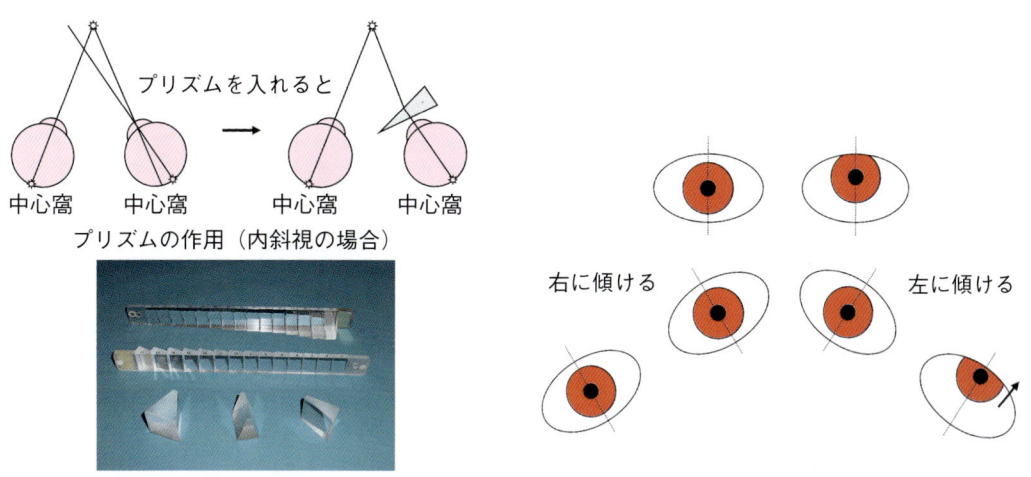

図4-24 眼位検査に使用するバープリズムとブロックプリズム

図4-25 ビールショウスキー頭部傾斜試験 左眼上斜筋麻痺（左上斜視）

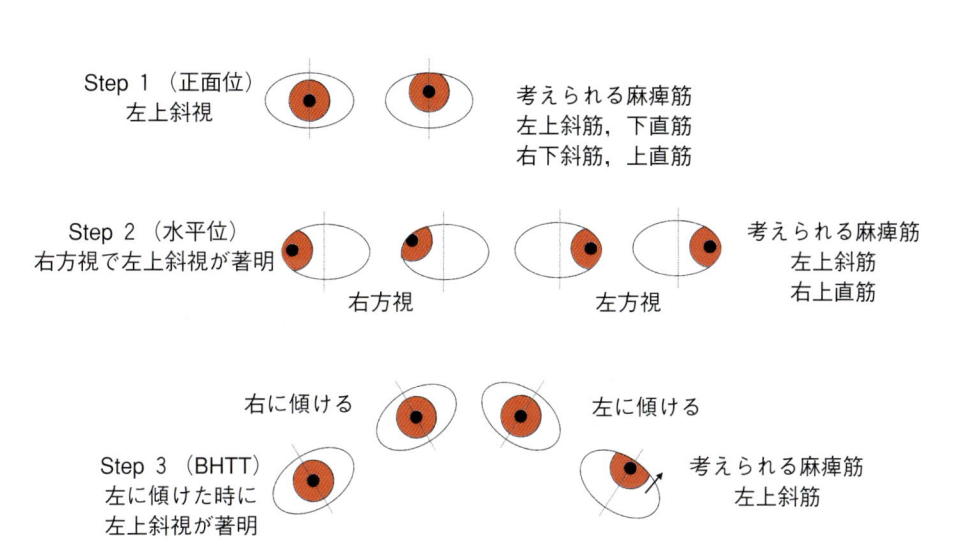

図4-26 パークス・ビールショウスキー3段階試験（左上斜視の場合）

4-9. 眼球運動検査

1. 斜視，眼筋麻痺などの眼球運動の異常が疑われる疾患が対象．
2. 目標を固視させて上下，水平，斜めへの眼球運動を視診する⇒異常があれば判断可能．
3. これらを定量的に評価するのがヘス赤緑試験や大型弱視鏡による検査．

● ヘス（Hess）赤緑試験（図4-27）

1) 赤緑フィルターで両眼を分離して9方向眼位を測定，各外眼筋の動きを評価する．
2) 固視眼に赤，他眼に緑の眼鏡を装用，固視眼でみた赤の視標に緑の視標を重ね合わせる．9方向で測定を行い，それぞれの点を結ぶ．これを片眼ずつ施行する．
3) 麻痺筋があれば，その筋の作用方向で眼位の図が狭くなる．

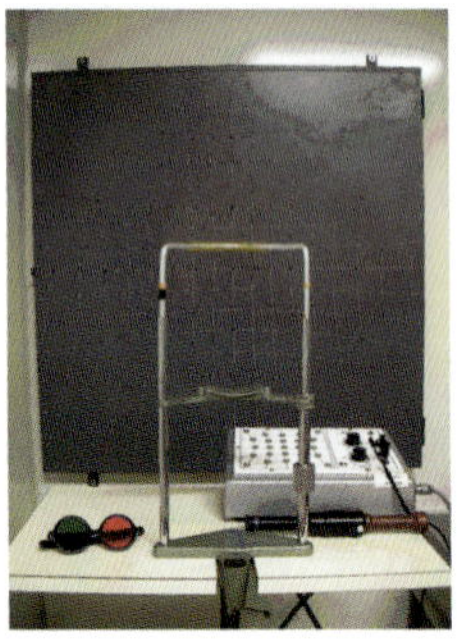

ヘス赤緑試験

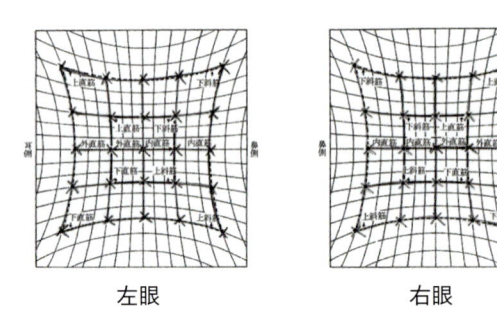

ヘス赤緑試験チャート（正常）

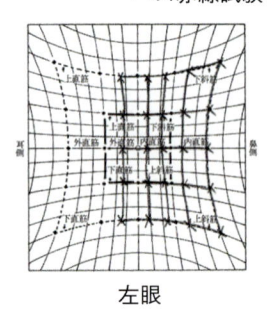

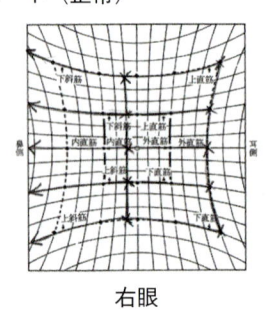

図4-27　ヘス赤緑試験チャート（左眼外転神経麻痺）

● 大型弱視鏡 major amblyoscope（シノプトフォア）（図4-28）

1) 眼位，眼球運動の異常が疑われる場合に，斜視角，眼球運動，両眼視機能を調べる．
2) 眼球運動検査は片眼で正面，水平，上下，斜め9方向を固視させた時の他眼の位置を測定する．これを両眼に行って，各外眼筋の動きを評価する．

・眼位は角度で表され，各方向でのずれを定量化できる．
　（－）は外斜，（＋）は内斜，L／Rは左上斜または右下斜，R／Lは右上斜または左下斜を表す．
・外方は外方回旋，内方は内方回旋のこと．

左眼固視

＋2° L/R 3° 外方6°	＋2° L/R 2° 外方6°	＋2° L/R 1° 外方4°
＋2° L/R 6° 外方8°	＋2° L/R 6° 外方7°	＋2° L/R 4° 外方8°
＋4° L/R10° 外方13°	＋5° L/R 7° 外方13°	＋4° L/R 5° 外方13°

右方視15°　←　0°　→　15°　左方視

右眼固視

＋1° L/R 4° 外方7°	＋2° L/R 2° 外方6°	＋2° L/R 1° 外方4°
＋2° L/R 7° 外方9°	＋1° L/R 6° 外方9°	＋2° L/R 4° 外方10°
＋4° L/R11° 外方13°	＋5° L/R 8° 外方14°	＋4° L/R 6° 外方13°

右方視15°　←　0°　→　15°　左方視

大型弱視鏡による9方向眼位の記載方法（左上斜筋麻痺）

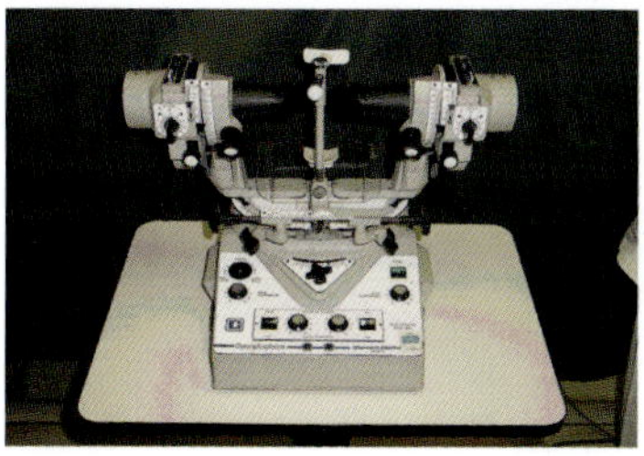

大型弱視鏡 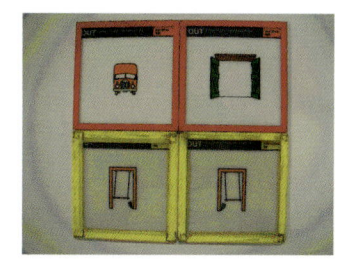　　　　　検査用スライド

図4-28　大型弱視鏡検査

● **牽引試験** forced duction test（FDT）（図4-29）
1）眼球運動障害が外眼筋の変化や機械的障害が原因と考えられる場合に行う．
2）仰臥位で眼表面の麻酔後に，角膜輪部付近の結膜を鑷子でつかみ，眼球を各方向へ引っ張る．その時の各筋の抵抗を把握する．
3）筋の拘縮がある場合，眼窩吹き抜け骨折などの機械的な障害がある場合に筋の抵抗を感じることがある．抵抗を感じればFDT（＋），なければFDT（－）と記載．

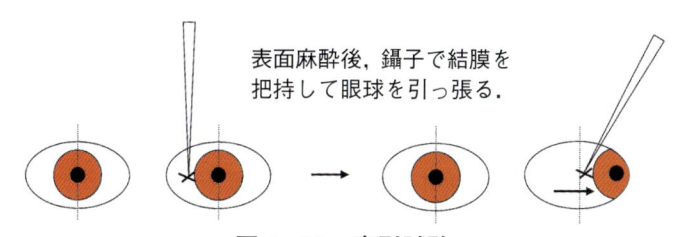

表面麻酔後，鑷子で結膜を把持して眼球を引っ張る．

図4-29　牽引試験

4-10. 瞳孔検査

1. 瞳孔径の測定：ハーブ（Haab）の瞳孔計を改良した三田式万能計測器で測定（図4-30）.
   - 被検者の顔面へもっていき，瞳孔と同大の円形を求めて測定する.
   - 計測中は輻湊反射が出ないよう被検者には遠方を見ておいてもらう.
2. 瞳孔反射 pupillary reflex.
   - 対光反射：瞳孔に光を入れた時に縮瞳する現象.
     a. 直接反射：光刺激を行った方の瞳孔が縮瞳する反射（図4-31）.
     b. 間接反射：光刺激を行った方と反対側の瞳孔が縮瞳する反射（図4-31）.
     c. 交互点滅対光反射試験 swinging flashlight test（図4-32, Side Memo）.
   - 輻湊反射：近くの物体を見ようとすると，眼球の内よせ（輻湊），調節が起こるのに伴い縮瞳が生じる.

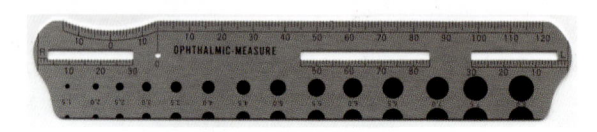

図4-30 瞳孔計（三田式万能計測器）

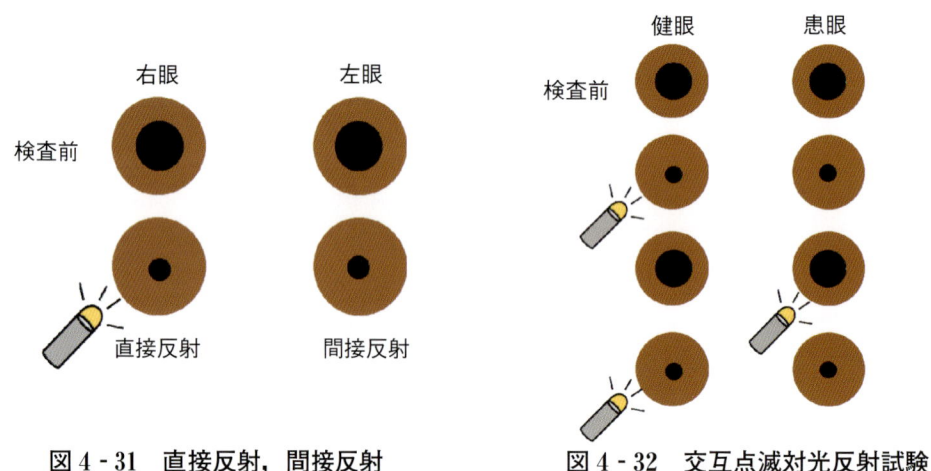

図4-31 直接反射，間接反射

図4-32 交互点滅対光反射試験

Side Memo
交互点滅対光反射試験 swinging flashlight test（図4-32）
　左右眼に交互に1～2秒ごとに光を照らす．対光反射求心路に障害がなければ瞳孔径は一定に保たれる．もし光を照らしている方の瞳孔が散瞳してきたら相対的求心性瞳孔異常，RAPD（+）（☞ p.177 Side Memo）と診断される.

4-11. 涙器検査

1. 涙液分泌量測定としてシルマー試験.
2. 涙液層の安定性を見る検査として涙液破壊時間.
3. 角膜上皮の性状検査としてフルオレセイン染色検査とローズベンガル染色検査.
4. 涙道通過試験：涙道通水試験.

● **シルマー試験** Schirmer test
目的：涙液分泌量の大要を知る方法，反射性分泌と基礎分泌の和を測定.
方法：長さ35 mm，幅5 mmのろ紙の一端から5 mmのところを折り曲げ，折ったところを下眼瞼耳側1/3の瞼結膜にかけて5分間に濡れた長さを測定（**図4-33**）.
正常値，異常値：10 mm以上を正常，5～10 mmがボーダーライン，5 mm以下を異常と判定.
再現性：さまざまな要因によって測定値にばらつきを生じ，再現性に乏しい.
注意点：通常は点眼麻酔なしで行い，これをⅠ法と呼ぶ．点眼麻酔後行う場合や綿棒で鼻粘膜を刺激して測定する方法もある.

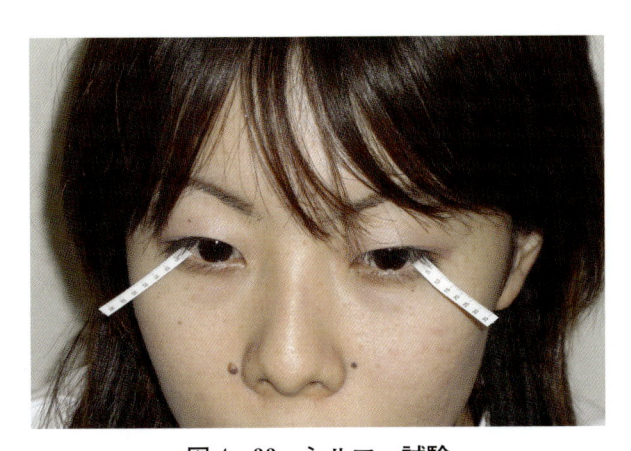

図4-33　シルマー試験

● **涙液層破壊時間** tear film breakup time（BUT）
目的：涙液層の安定性を判定する.
方法：フルオレセイン溶液を結膜嚢内に入れ，数回瞬目後に開瞼してもらい最初にドライスポットが出現するまでの時間を測定する．測定は数回行う.
正常値：10秒またはそれ以上，5秒以下は短縮していると考える.
注意点：ドライスポットの判定が主観的なものなので判定には熟練を要する.

● フルオレセイン（fluorescein）染色検査
　目的：角結膜上皮障害を判定．
　方法：フルオレセイン・ペーパーを生理食塩水や人工涙液点眼で濡らし，下眼瞼結膜に接触させて染色する．観察はコバルトブルーフィルターを通して行う．
　所見：角結膜上皮に障害があれば染色される（図4-34）．この検査はBUT，涙三角の判定にも使用可．
　注意点：ドライアイの診断には角膜だけでなく結膜の染色にも注意が必要．

● ローズベンガル（rose bengal）染色検査
　目的：角結膜上皮障害を判定．
　方法：1％ローズベンガル溶液を点眼し，角結膜上皮を観察．
　特徴：生体染色の一種でムチンを失った上皮細胞が染色されるといわれている．結膜上皮の障害の判定がしやすい（図4-35）．
　注意点：ローズベンガルは細胞毒性があり刺激性も強い．また眼周囲が赤く染色されることもあるため注意が必要．

● 涙道通水試験
　目的：涙道の通過障害を判定．
　方法：生理食塩水を入れた注射器に涙道洗浄針をつけ，針先を涙点から涙小管へ入れて液を注入する．
　判定：鼻腔へ液が通れば通過あり，通過障害があれば涙点から液が逆流する．

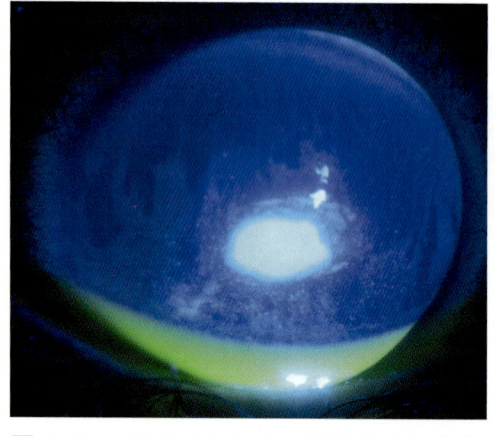

図4-34　フルオレセインで染色された角膜上皮欠損

図4-35　ローズベンガルで染色された結膜上皮障害

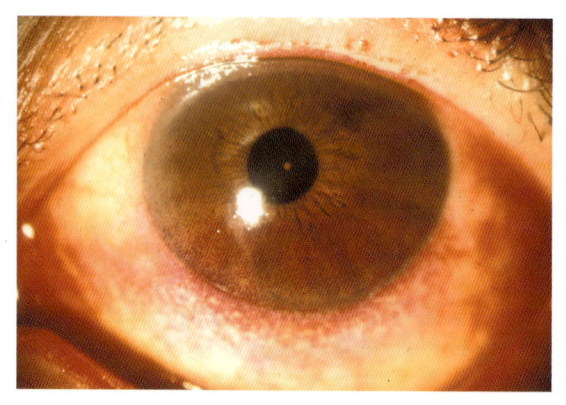

4-12. 眼球突出度測定

1. ヘルテル眼球突出計とディスタントメータ．
2. ヘルテル眼球突出計では両眼窩外側縁に正しく当ててその外縁間距離を記録する．
3. 正常値は個人間でばらつきがある．10〜15 mmの突出度が正常範囲．
4. 左右差は少ないため，片側の眼球突出の判定は比較的容易である．

● 測定方法

1）ヘルテル（Hertel）眼球突出計（図4-36）
- 突出計の左右のアームを，被検者の両眼窩外側縁に正しく当てて両眼窩外側縁を結ぶ基準線を設定する．
- 突出計に取り付けられたプリズムを介して角膜頂点と計測目盛を観察し，突出度（基準線から角膜頂点までの突出度）を読み取る（図4-36）．
- 検者の視線は両プリズム面にある赤い目盛が互いに重なるように正面視して計測を行う．
- 外縁間距離も必ず記録しておき再検査する時はその距離にて行う．

2）ディスタントメータ distant meter
- ディスタントメータの端（R，Lの別がある）を眼窩外側縁に前額面に対して垂直に軽く押し当てる（図4-37）．
- 被検者はディスタントメータに対して垂直の視線を保ちながら角膜頂点と計測目盛を観察し，突出度を読み取る．
- 固定の仕方で左右差が出る場合があるので注意が必要．

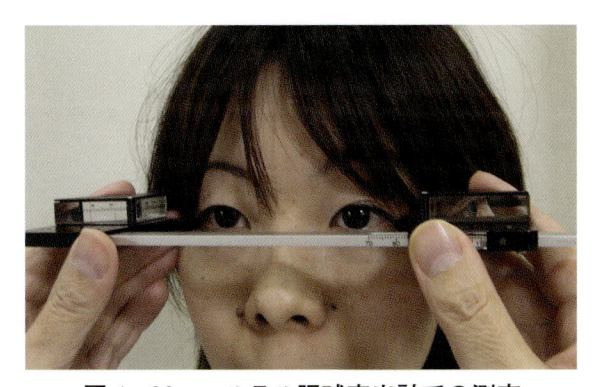

図4-36 ヘルテル眼球突出計での測定　　図4-37 ディスタントメータでの測定

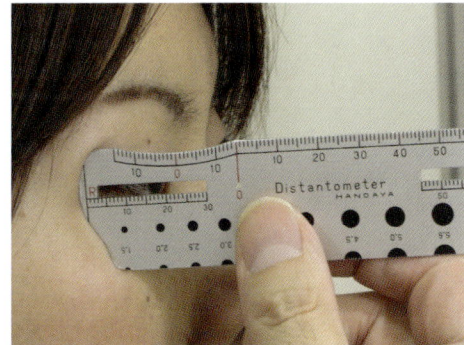

4-13. 徹照法・斜照法

1. 光源をかざして眼内を照らし，それにより，眼内組織の異常（混濁など）を観察する方法．
2. 最近は，斜照法，徹照法を行うことは少なくなり，通常，直ちに細隙灯顕微鏡検査が行われる．

● 徹照法
1) 正面から瞳孔に光を入れ，眼底から反射してくる橙黄色の光を観察．
2) 水晶体や硝子体など混濁が生じた場合には，眼底からの反射光が遮断されて黒い陰影として見える．
3) 黒い陰影が眼球運動の方向に移動すれば，角膜あるいは前房の混濁を示唆．
4) 眼球運動と反対方向への移動は水晶体あるいは硝子体混濁の存在を示唆．

● 斜照法
1) 斜め方向から眼部を照らし，前眼部，すなわち角膜，前房（前房深度），虹彩，瞳孔および水晶体を観察する方法（図4-38）．
2) 対光反射も観察可能．

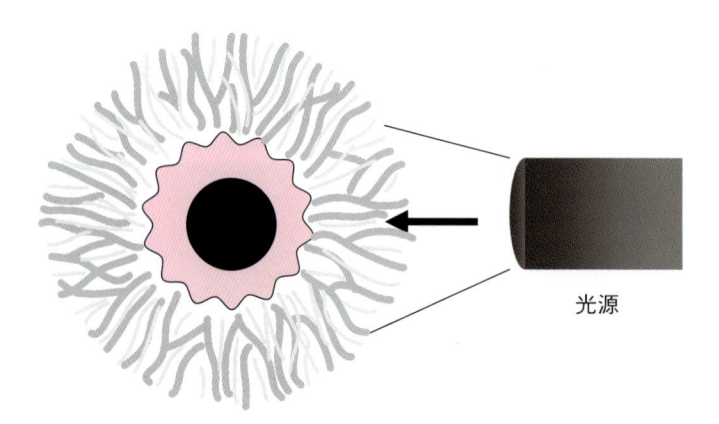

図4-38 斜照法

4-14. 細隙灯顕微鏡検査

1. 細隙灯顕微鏡による観察は，眼科検査の基本中の基本．
2. 眼瞼，瞼結膜，球結膜，角膜，前房，虹彩，水晶体，前部硝子体が観察可能．
3. 前置レンズを利用することにより，さらに隅角，後部硝子体，網膜が観察可能となる．

● 観察法
1）細隙灯顕微鏡は，基本的に光源と観察系から構成される（**図4-39**）．被検者は，顎を顎台にのせ，前頭部を額当てにつける．
2）最初に10倍以下の低倍率から全体像の観察をはじめ，徐々に高倍へと拡大し詳細な観察に移る．
3）眼瞼，結膜，角膜，水晶体，前部硝子体の順に少しずつピントを動かしながら観察（**図4-40**）．
・スリット法：通常用いる．光束を細くし，光学切片を観察する方法．この方法は病変の深さを判断するのに適している．
・ディフューザー法：低倍率で光源を幅広にして観察する方法．全体の病変を把握するのに適している．
・鏡面反射法：角膜内皮細胞を高倍率で観察することが可能．
・その他：細隙灯顕微鏡の観察軸から光源をずらして，光束を虹彩面や水晶体面に当て反射する光を観察する方法，スクレラルスキャター法，徹照法，など．
4）水晶体より後方の観察には，散瞳した方がより正確な情報が得られる．
5）後部硝子体以降の観察には，さらに90Dレンズなどの前置レンズやゴールドマン（Goldmann）三面鏡などを併用．

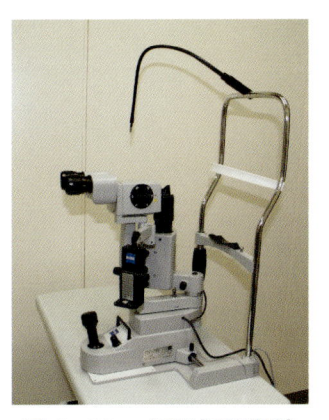

図4-39　細隙灯顕微鏡

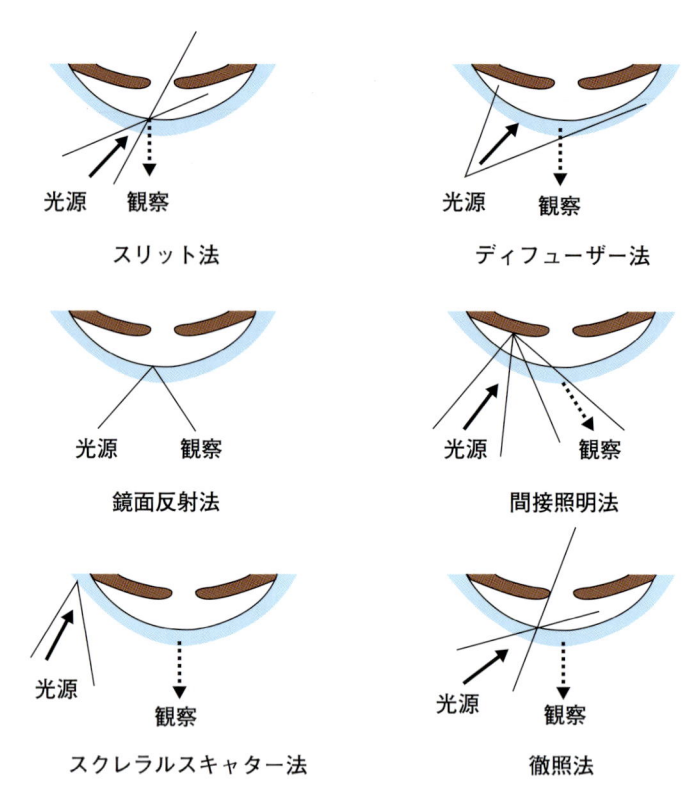

図 4-40　細隙灯顕微鏡による観察方法

スリット法
ディフューザー法
鏡面反射法
間接照明法
スクレラルスキャター法
徹照法

4-15. 前房隅角検査

1. 隅角および隅角周辺組織を観察するために行う検査．
2. 特に緑内障における病型分類ならびに病態の把握には必要不可欠．
3. 前房隅角検査では，隅角の形態的評価はできるが，機能的評価はできない．
4. 隅角鏡を用いた前房隅角検査のほかに，高周波数の超音波により前房隅角を観察する超音波生体顕微鏡（ultrasound biomicroscope；UBM）を用いる方法がある．

● **検査方法**
1）使用する隅角鏡により，直接型隅角検査法と間接型隅角検査法に大別される．
2）直接法では，ケッペ（Koeppe）レンズ（**図 4-41**）などを用い，仰臥位で直接的に観察．
3）間接法では，ゴールドマン（Goldmann）二面鏡（**図 4-42**）などを用い，座位で隅角鏡に反射した像を観察するため，鏡像となる．
4）被検者に点眼麻酔をした後，エチルセルロール液で満たした隅角鏡の角膜面を角膜に装着し，細隙灯顕微鏡などを用いて観察．

● **隅角開大度**
1）シェーファー（Shaffer）分類とシェイエ（Scheie）分類が一般的．
2）シェーファー分類では，隅角線維柱帯と周辺部虹彩のなす角度により，広隅角よりグレード 4 からグレード 0 に判定．
3）シェイエ分類では隅角構造の見える範囲により，広隅角側からグレード 0 よりグレード 4 と判定．

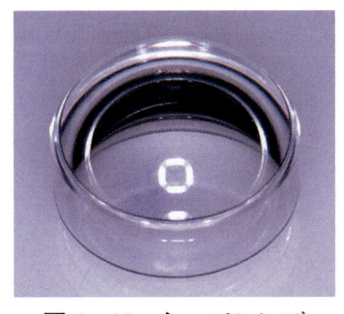

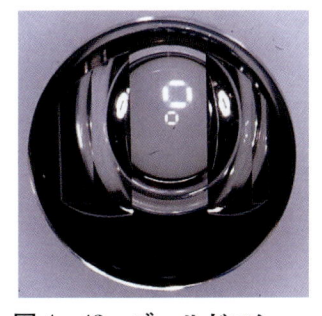

図 4-41　ケッペレンズ　　図 4-42　ゴールドマン二面鏡 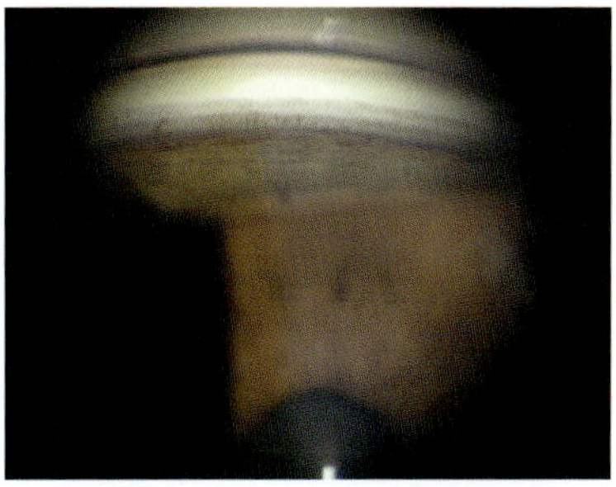　　図 4-43　正常開放隅角

4-16. 眼圧検査

1. 眼圧検査は緑内障における診断ならびに管理に必要不可欠な検査．
2. 触診による指圧法と，眼圧計を用いた方法がある．

● **指圧法**
1) 被検者の上眼瞼の上から，被検者が両手人差し指で眼球を軽く圧迫し，おおまかに眼球の硬さを把握．
2) 正常眼圧（T_N）を基準として，軟らかい（T_{-3}）および固い（T_{+3}）と段階的に評価．

● **眼圧計を用いた眼圧測定**：現在までにさまざまな眼圧計が考案，開発されている．測定原理により大きくゴールドマン眼圧計に代表される圧平眼圧計（**図 4 - 44**）と，シェッツ（Schiötz）眼圧計（**図4- 45**）に代表される圧入眼圧計に大別．いずれも眼圧計が角膜に接触するため，被検者にあらかじめ点眼麻酔が必要．
1) ゴールドマン眼圧計：湿らせたフルオレセイン紙にて下眼瞼に触れ，座位で細隙灯顕微鏡下に測定．圧平プリズムの先端を角膜中央部に接触させ，観察される緑色の半円の内縁が接するように測定ノブを調整．その時における測定ノブの値の10倍が眼圧値．
2) シェッツ眼圧計：被検者を仰臥位に保ち，眼圧計をまっすぐ被検者の角膜に載せる．針が振れるため，その示す値を記載．示した値を換算表からmmHgに換算する．5.5 g，7.5 g，10.0 gのおもりがある．

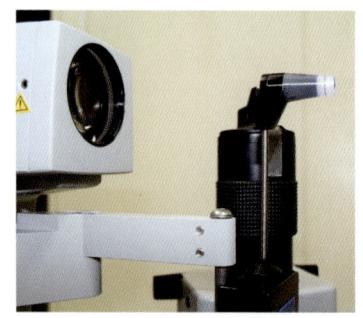

図 4 - 44　ゴールドマン圧平眼圧計

● **眼圧正常値**：正常眼圧は，1958年約2万人を対象とした検診結果を基に，上限を21 mmHgと定義．この検討では平均の眼圧は15.5 mmHg．2000年の日本人での検討では，平均の眼圧は14.5 mmHg程度．

● **眼圧の変動要因**：眼圧がさまざまな要因により変動．短期的に影響する因子として，体位や運動，あるいはホルモン分泌などが知られている．一方，長期的に影響する因子として，人種や遺伝，加齢，季節変動などがある．

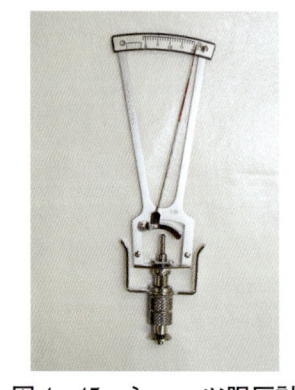

図 4 - 45　シェッツ眼圧計

4-17. 眼底検査

1. 眼底検査は，眼科日常診療において最も頻用される検査の一つ．
2. 網膜，硝子体，脈絡膜，視神経の病変を捉えることが可能．
3. 眼底検査法には，直像鏡あるいは倒像鏡を用いる方法がある．

● 直像鏡検査

1) 直像鏡（図4-46）は，光源，プリズムおよび補正レンズより構成．離れた位置より被検者の瞳孔内に光を入れると，瞳孔からの反射光（赤色反射）を観察することが可能．この反射光を確認しつつ被検者に近づいていくと，観察視野が広くなるので，そこで補助レンズを動かしてピント調節．
2) 被検者に内側約15度に視線を合わせるように指示すれば，視神経乳頭が観察可能．被検者に眼球を動かしてもらう，あるいは検者が観察する角度を変えることにより観察可能領域が広がる．
3) 直像鏡では，補助レンズを利用するため，網膜あるいは視神経乳頭の突出あるいは陥凹程度が推測可能．3ジオプトリー（D）の差が1 mmに相当．
4) 利点：拡大率が約15倍と詳細な眼底観察ができる，直立像であるため眼底のオリエンテーションが容易であること．
5) 欠点：把握できる範囲が倒像鏡と比して狭い．

● 倒像鏡検査（図4-47）

1) 検眼鏡からの照明光を瞳孔内に入れ，瞳孔からの反射光を＋20あるいは＋14Dなどの集光レンズを用いて，レンズの手前に結像する眼底の実像（倒像）を観察．
2) 片手に検眼鏡を保持し，検者の眼窩下縁部に固定．集光レンズをもう片方の手の親指と人差し指で持ち，薬指あるいは小指を被検者の眼窩上縁に固定．集光レンズを照明光と直角に持ち，瞳孔反射を見失わないように徐々に被検者から離していくと眼底を観察することができる．また，双眼倒像鏡を用いる方法もある．

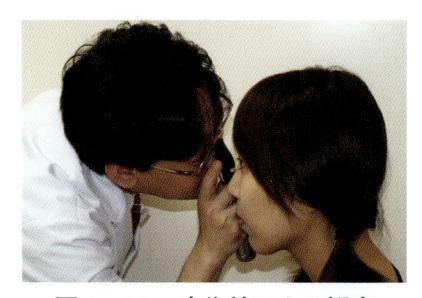

図4-46　直像鏡による観察

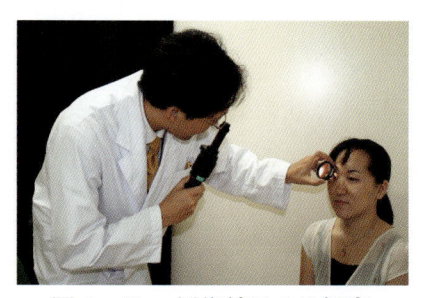

図4-47　倒像鏡による観察

4-18. 電気生理学的検査

> 1. 光刺激，眼球運動などで生じる組織電位の変化の検査を電気生理学的検査とよぶ．
> 2. 眼科で用いられる電気生理学的検査には，網膜電図，眼球電図，視覚誘発電位がある．

● **網膜電図** electroretinogram（ERG）
1) 光刺激を網膜に与えることにより，発生する電位を記録する検査法．
2) 網膜の全体的な機能障害を捉えることが可能．
3) 中間透光体に強い混濁が生じ眼底が透見できない症例や，夜盲性あるいは昼盲性疾患の鑑別，糖尿病網膜症や網膜中心動脈閉塞症などの網膜循環不全に起因する疾患などに用いられる．
4) 検査には，十分な散瞳および約 10 分間の暗順応が必要．その後，角膜上に関電極を装着し，不関電極を額に装着．関電極と不関電極の電位差が網膜電図として記録される．
5) 電位は微弱であるため，キセノンフラッシュなどの光源による光刺激により誘導された電位は増幅され記録される．
6) 正常 ERG 波形：はじめにみられる陰性波 a 波（視細胞由来）とそれに続いて陽性波 b 波（双極細胞由来とされている）が重要．
7) b 波上行脚に律動様小波（アマクリン細胞を含む網膜内層に由来）が 4 つ認められる（図 4-48）．

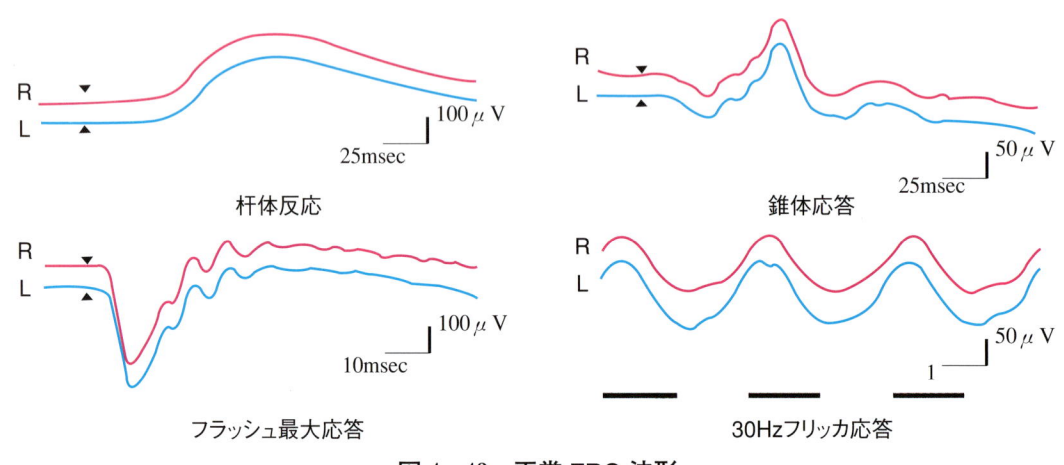

図 4-48 正常 ERG 波形

● 眼球電図 electro-oculogram（EOG）

1) 眼球は元来角膜側を（＋），後極部を（－）とする静止電位を有する．この電位を常存電位と呼び，その大部分は網膜色素上皮細胞に由来．
2) 常存電位は，明暗刺激やマンニトールなどの薬物投与などにより変化するが，この電位変化を誘導し記録したものが EOG．
3) 内眼角と外眼角の皮膚上に電極を装着．眼球の外転により外眼角の電極に角膜側が近づくため外眼角の電極が陽性となり，逆に内転では遠ざかるため外眼角の電極は陰性となる．こうした眼球運動の補助により，間接的に電位変化を記録．
4) 暗順応で 15 分，明順応で 15 分 EOG の振幅を記録．
   ・暗順応：11～12 分で最小値（暗順応最小電圧：D trough）となる．
   ・明順応：7～10 分で最大値（明順応最大電圧：L peak）を認める．
   この比である L／D 比の算出により，卵黄状黄斑ジストロフィ（Best 病）の診断などに利用される．
5) 眼球運動の検査（眼振など）にも利用可能．

● 視覚誘発電位 visual evoked potential（VEP）

1) 視覚刺激により，大脳後頭葉の視中枢付近が刺激され脳波の変動が生じる．これを電位変動として捉えたものが視覚誘発電位．通常脳波の反応は非常に小さいものであるため，加算される．
2) 関電極を後頭部皮膚に，不関電極を耳朶などに装着し，フラッシュ刺激あるいはパターン刺激などを与えて電位を記録．
3) 視神経疾患や，心因性視力障害や詐病などの症例に利用される．

Side Memo

最近では，通常の ERG では網膜の局所的異常を検出できないため，網膜局所の電位を記録する多局所網膜電図も各疾患の鑑別などに利用されている．

4-19. 蛍光眼底造影検査

1. 特殊な色素を注入しながら眼底写真を撮る検査を蛍光眼底造影検査とよぶ．
2. 血管，網膜，脈絡膜の機能的異常を診断することが可能．

● **フルオレセイン蛍光眼底造影**　fluorescein fundus angiography（FA）
1）蛍光色素であるフルオレセイン・ナトリウム（分子量 376）を静注し，眼底への色素流入を観察するとともに，写真撮影する方法（**図 4 - 49** および **図 4 - 50**）．
2）励起光として青色光（主透過波長 480 nm）を照射すると，フルオレセイン蛍光色素は波長ピーク 520 nm（495 〜 600 nm）の蛍光を発するため，濾過フィルタ（主透過波長 520 nm）を通して撮影．
3）網膜や脈絡膜の循環動態や，網膜血管あるいは血液網膜柵の状態を把握することが可能．
4）被検者には十分な散瞳をしておいた上で，10 % フルオレセインナトリウム液を静注．約 8 秒後蛍光色素は脈絡膜動脈に到達し（脈絡膜蛍光），その 1 〜 2 秒遅れて網膜中心動脈（網膜動脈相）に達する．その後，蛍光色素は網膜毛細血管（網膜毛細血管相）から網膜静脈（網膜静脈相）へと環流．
5）蛍光色素注入より網膜動脈相の開始までの時間を，腕－網膜時間といい，正常者では 7 〜 14 秒であるが，網膜中心動脈閉塞症や内頸動脈閉塞症などの症例では遅延．

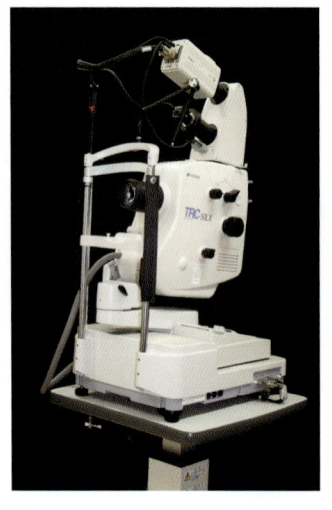

図 4 - 49　蛍光眼底造影撮影用カメラ

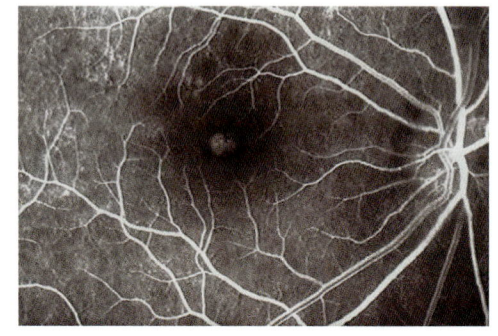

図 4 - 50　蛍光眼底造影写真
黄斑円孔の例．

● **インドシアニングリーン蛍光眼底造影** indocyanine green fundus angiography（IA）

1）インドシアニングリーン（indocyanine green；ICG）蛍光色素（分子量775）を静注し，フルオレセイン蛍光眼底造影と同様に写真撮影する方法．
2）インドシアニングリーン蛍光色素の最大吸収および蛍光波長は，近赤外線領域に存在．このため，眼底カメラに赤外線ビデオカメラなどを装着した機器または走査型レーザー検眼鏡（scanning laser ophthalmoscope；SLO）が必要．
3）フルオレセイン蛍光眼底造影では検出が難しい脈絡膜血管系の異常を捉えることが可能．
4）蛍光眼底造影剤ICG（オフサグリーン®）を，添付の蒸留水に溶解したのち静注．静注後8〜10秒より連続して撮影を始める（早期）．脈絡膜血管に造影剤が急速に充満し，それに伴い蛍光輝度は増大．
5）後期には造影剤が脈絡膜循環より消失していき，蛍光も減弱．
6）脈絡膜蛍光漏出の検出には，後期の撮影が重要．全体の撮影時間としては，25〜40分を要する．

次頁の図

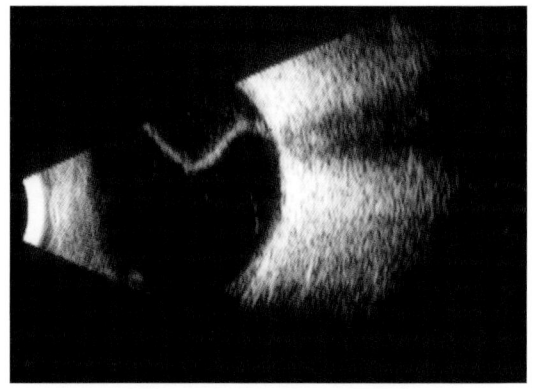

図 4-51　**Bモード撮影**
網膜剥離を認める．

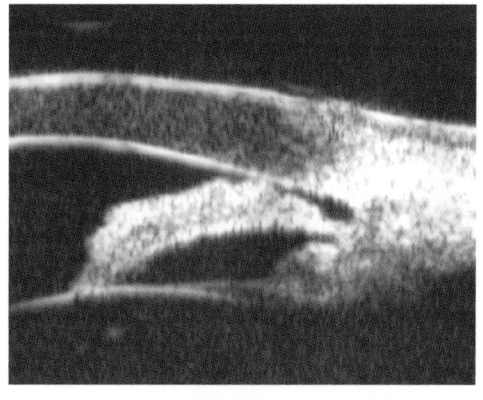

図 4-52　**超音波生体顕微鏡検査**
狭隅角眼の例．

4-20. 超音波検査

> 超音波を用いた眼科検査：A モード撮影．
> B モード撮影．
> 超音波生体顕微鏡検査．

● **A モード撮影**
1) 超音波を用いて眼内組織の長さを測定する．
2) 白内障手術時に挿入する眼内レンズの屈折度数決定目的での眼軸長測定に頻用される．
3) プローブより発振された超音波パルスは，眼球内で角膜前後面，水晶体前後面，網膜，強膜で反射し，同方向に戻ってきた音波はプローブに受信される．発振時間より，伝播された時間だけ遅れて戻るため，各組織までの距離がモニター上に記録される．
4) 反射波の強度は振幅として記録．
5) 被検者に点眼麻酔薬を点眼したのち固視灯を見るよう指示し，プローブを角膜中央部に接触させて測定．
6) 眼軸長の正常値は 22.0 〜 24.5 mm 程度．

● **B モード撮影**
1) 角膜混濁や中間透光体混濁などのため眼底検査が困難な症例において，眼内腫瘍，網膜剥離や眼内異物などの診断に有用．
2) 超音波による反射波の強弱が，明度の変化としてモニターに表示される．
3) プローブの先端に検査用ゼリーを付け，眼瞼上から眼球にプローブを当てる．プローブの移動，あるいは眼球運動により眼内組織の二次元的な形態的情報を得ることが可能（図 4 - 51）．
4) 多くの超音波装置には 5 〜 20 Hz の振動子が使用されている．

● **超音波生体顕微鏡検査** ultrasound biomicroscopy（UBM）
1) 超音波生体顕微鏡は，高周波数の超音波の使用により解像力を高めた B モード検査機器．
2) 角膜，隅角，水晶体，毛様体および網膜周辺部の病変を詳細に観察することが可能（図 4 - 52）．
3) モニターとスキャニングヘッド，アームから構成される．スキャニングヘッドにはトランスデューサーが内蔵されている．
4) 検査時には，被検者を仰臥位にし，点眼麻酔後，アイカップを装着し，トランスデューサーを振動させながら水浸法にて検査を開始．モニターで画像を確認しながらトランスデューサーを走査し，病変が描出された所でフリーズさせると静止画像を得ることができる．

4-21. 光干渉断層法

> 1. 光干渉断層計（optical coherence tomograph；OCT）は，眼底の断層像を非接触，非侵襲的に画像化する装置（図4-53）．
> 2. 黄斑疾患，緑内障（網膜神経線維厚測定）などに応用．

● 検査法
1）OCTでは，800 nmを超える近赤外線低干渉ビームが測定光．
2）測定光は眼内組織に当たるとさまざまな方向に散乱．測定光と同軸方向に戻ってきた反射光を基準光と干渉させることにより，反射光の強度と時間的ずれを測定．
3）反射波が強いところは暖色系から白に，逆に弱いところは寒色系から黒に表現される（**図4-54**）．
4）3世代のOCT（OCT 3）は無散瞳でも検査可能であるが，通常は散瞳下にて検査施行．
5）被検者に固視灯を注視させ，走査線上をスキャン．

● 検査対象疾患
1）黄斑円孔や黄斑前膜などの黄斑疾患，緑内障における網膜神経線維厚測定などに応用．
2）欠点
・白内障などの中間透光体混濁が存在する，あるいは固視不良な場合，明瞭な画像が得られないこと．
・脈絡膜病変の情報が得られにくいこと．
・眼底周辺部異常については応用不可なこと．

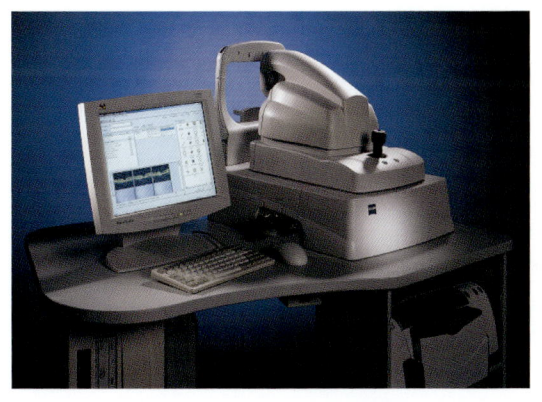

図4-53　OCT全体像　　　　図4-54　OCT画像

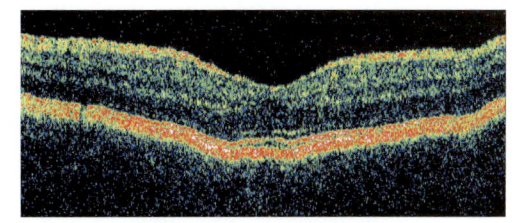

4-22. CT, MRI 検査

> 1. 眼科における CT (computed tomography), MRI (magnetic resonance imaging) は，主として眼内，眼窩内および頭蓋内疾患が疑われる場合に施行．
> 2. 通常は，撮像方法についての要望を記載して，放射線科に撮影を依頼．

● CT
1) 最初に，眼窩下縁と外耳孔上縁を結ぶ人類学的基準線に平行な水平断 (axial section) を撮影．
2) 水平断で十分な病変の情報が得られない場合には，冠状断 (coronal section) あるいは矢状断 (sagittal section) が用いられる．
3) 石灰化を伴う病変の描出や，骨折あるいは骨破壊像，眼球内異物などの観察に優れる．

● MRI
1) CTより優れている点
   - 軟部組織のコントラスト分解能が良い，骨付近の画像劣化がない，放射線被曝がないこと，など．
2) T1強調画像とT2強調画像がある（図4-55）．
   - T1強調画像：形態学的位置関係を詳細に観察したい場合に適する．
   - T2強調画像：組織浮腫などを観察したい場合に適する．
   - T1強調画像において，水分含量の多い硝子体，前房は低信号（黒い）となり，T2強調画像ではその現象がほぼ逆転．
3) 眼窩内視神経の観察（視神経炎や浮腫など）には，脂肪抑制画像が利用される．
4) 髄膜腫や下垂体腺腫などの観察には，ガドリニウム造影を用いて増強効果を得ることが可能．

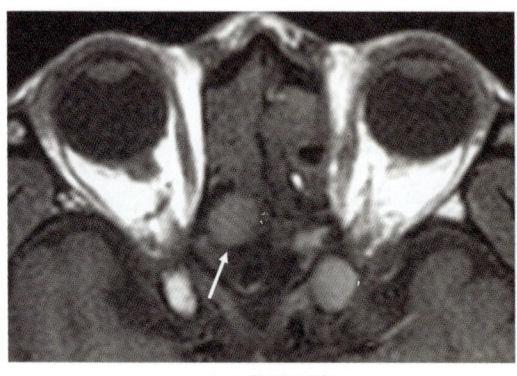

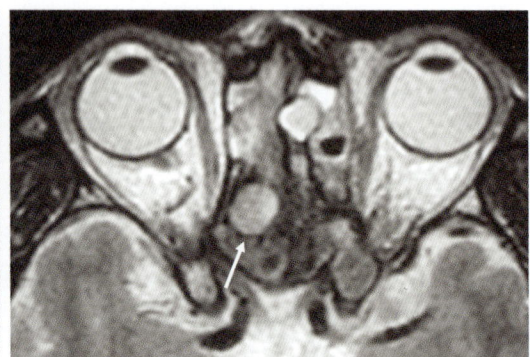

a. T1強調画像　　　　　b. T2強調画像

図4-55　MRI
前床突起部膿瘍（矢印）の症例．

5章　主要症候

5-1. 視力障害 visual impairment

定義：
1）物が見えにくい状態．
2）一般に遠方のみが見えにくい場合は近視，近方のみが見えにくい場合は老視が原因．
3）眼鏡レンズで矯正しても遠方，近方のいずれも見えにくい場合が真の視力障害．
4）眼科で最も頻度の高い訴えである．

原因：
1）屈折・調節の異常．
2）透光体（角膜，前房，水晶体，硝子体）の混濁．
3）眼底（網膜，脈絡膜）の病変．
4）視路（視神経，視交叉，視索，視放線，視中枢）の障害．
5）非器質的異常（弱視，心因性，ヒステリー）．

5-2. 視野異常 visual field defect

定義：
1）視線を動かさないで見える範囲の異常．

種類：
1）暗点（視野の中に孤立して見えない部分があるもの）．
2）狭窄（視野の広さが狭くなるもの）．
3）半盲（注視点を通る垂直線を境に視野の半分が見えないもの）．

原因：
1）中心暗点　　：視神経炎，黄斑部疾患．
2）輪状暗点　　：網膜色素変性．
3）求心性狭窄　：網膜色素変性，緑内障末期．
4）不規則狭窄　：網膜剥離，網膜動静脈閉塞症，緑内障．
5）半盲　　　　：視交叉およびそれより視中枢側の視路障害（☞ p. 172）．

5-3. 色覚異常 color deficiency, dyschromatopsia

定義：
1) 視皮質，視神経，網膜の障害による色を識別する機能の異常．

原因：
1) 先天色覚異常：わが国での頻度は，男性5％，女性0.2％．
 ・異常3色覚：錐体の赤，緑，青の要素のうち，いずれか1つの感覚が鈍いもの．
 ・2色覚：錐体の赤，緑，青の要素のうち，いずれか1つが欠損しているもの．
 ・1色覚：錐体の機能をまったく欠くもの．
2) 後天色覚異常．
 ・網膜・脈絡膜疾患：青・黄の色覚異常．
 ・視神経疾患：赤・緑の色覚異常．
 ・大脳性色覚異常：色覚中枢（V4野）の障害により生じる．

5-4. 夜盲・昼盲 night blindness・day blindness

● 夜 盲

定義：
1) 暗順応の障害で，暗い所で物がよく見えない状態．いわゆる「鳥目」のこと．

原因：
1) 網膜の杆体の機能障害．
2) 原因疾患として，網膜色素変性，小口病，眼底白点症，ビタミンA欠乏症，癌関連網膜症など．

● 昼 盲

定義：
1) 明るい所で物がよく見えない状態．明順応の障害ではない．

原因：
1) 網膜の錐体の機能障害：1色覚，錐体ジストロフィ．
2) 瞳孔中央の混濁：角膜混濁，白内障（明所では縮瞳するためよく見えない）．

5-5. 眼精疲労 eye fatigue, asthenopia

定義：
1) 視作業により生じる病的な眼の疲れのこと．
2) 局所的に眼痛，かすみ目，羞明，流涙など，全身的に頭痛，肩凝り，吐き気などを生じる状態．
3) VDT（visual display terminal）症候群の主症状である．

原因：
1) 屈折異常：遠視，乱視，不適切な眼鏡．
2) 調節異常：老視，調節衰弱，調節麻痺，調節痙攣．
3) 眼位異常：斜視，斜位，眼筋麻痺，輻湊障害．
4) 眼疾患　：眼乾燥症（ドライアイ），結膜炎，緑内障初期．
5) 全身疾患：疲労，ストレス，自律神経失調，更年期障害．

5-6. 眼痛 eye pain

定義：
1) 眼球および眼球周囲に生じる痛みの総称．

原因：
1) 眼瞼の痛み：麦粒腫，帯状ヘルペス，涙嚢炎，眼窩蜂巣炎．
2) 眼表面の痛み：結膜・角膜異物，角膜びらん，角膜潰瘍，結膜炎．
3) 眼深部の痛み：急性閉塞隅角緑内障，強膜炎，ぶどう膜炎．
4) 眼球後方の痛み：視神経炎，眼窩筋炎，眼窩炎症症候群（眼窩偽腫瘍），トロサ・ハント（Tolosa-Hunt）症候群，三叉神経痛．

Side Memo

急性閉塞隅角緑内障は，眼痛のみならず頭痛も激しく，悪心や嘔吐を伴うため，頭蓋内病変と間違えられることがある．毛様充血，角膜混濁，散瞳などの眼所見を確認することが大切である．

5-7. 複　視 double vision, diplopia

定義：
1）見ようとしている単一の物が，2つに見える状態．
2）片眼で見て生じる複視：単眼性複視．
3）両眼で見て生じる複視：両眼性複視．

原因：
1）単眼性複視：屈折および透光体の異常．
　　　　　・原因疾患として，水晶体脱臼，眼内レンズの偏位，白内障など．
　　　　　・乱視などの屈折異常による像のぼけを患者がこのように表現することがある．
2）両眼性複視：眼位異常，眼球運動障害．
　　　　　・原因疾患として，斜視，斜位，眼筋麻痺，甲状腺眼症，眼窩炎症症候群（眼窩偽腫瘍），眼窩吹き抜け骨折，重症筋無力症など．

5-8. 羞　明 photophobia

定義：
1）光を異常にまぶしく感じて，光刺激により眼痛などの不快感を生じる状態．

原因：
1）眼内入射光の異常．
　・入射光の増大：動眼神経麻痺，瞳孔緊張症，無虹彩，白子．
　・入射光の散乱：角膜混濁，白内障．
2）光に対する過敏性の亢進：虹彩毛様体炎（ぶどう膜炎）．
3）網膜錐体機能障害：1色覚，錐体ジストロフィ．

5-9. 飛蚊症 floater, myodesopsia

定義：
1）視野の中に浮遊物が見えるが，眼の前にその浮遊物に相当するものが存在しない状態（蚊のような小さいものが飛んでいるように見えることからこの名がある）．

原因：
1）硝子体腔内の混濁：混濁が網膜に近いほど，訴えが強い．
2）原因疾患として，硝子体の生理的混濁（生理的飛蚊症），後部硝子体剥離，硝子体出血，網膜裂孔（後部硝子体剥離に伴う裂孔形成や裂孔形成により網膜血管が破綻して生じる硝子体出血などが飛蚊症の原因となる），炎症による硝子体混濁など．

5-10. 光視症 photopsia

定義：
1) 光刺激がないのに視野の中に光を自覚する症状．

種類：
1) 末梢性（通常片眼性）．
2) 中枢性（通常両眼性）．

原因：
1) 末梢性光視症：網膜外層の刺激症状．網膜に癒着している硝子体が後部硝子体剥離などで網膜を牽引することや AZOOR など．
2) 中枢性光視症：脳梗塞，脳腫瘍，動静脈奇形などの頭蓋内病変．
   ・閃輝暗点：片頭痛の前兆．波状の光が視野中心付近からしだいに左右どちらかの方向に拡大し，その後限局性の視野欠損が生じるもの．

5-11. 変視症 metamorphopsia

定義：
1) 物が歪んだり，曲がったりして見える症状．真っ直ぐな線や格子状のものが波打って見えると訴える．

種類：
1) 末梢性（通常片眼性）
2) 中枢性（通常両眼性）

原因：
1) 末梢性変視症：黄斑部に浮腫や網膜剥離などで歪みを生じる疾患．
   ・中心性漿液性脈絡網膜症，加齢黄斑変性，網膜静脈閉塞症，糖尿病網膜症，網膜剥離，黄斑上膜，黄斑円孔など．
2) 中枢性変視症：急性の後頭葉障害．
   ・脳梗塞，動静脈奇形からの出血，脳腫瘍，てんかんの焦点など．

5-12. 流　涙 lacrimation, epiphora

定義：
1) 涙液が結膜嚢内からあふれて外に流れ出る状態．

原因：
1) 涙液分泌過剰：角膜・結膜の異物や炎症，眼乾燥症（ドライアイ）など．
2) 涙道通過障害：涙道の閉塞または狭窄，涙嚢炎など．

5-13. 充　血 injection, hyperemia

定義：
　1）球結膜の血管拡張により血液量が増加し，球結膜が赤く見える現象．
原因：
　1）結膜充血：後結膜血管系の充血で，角膜から離れるほど強くなり，表在性で鮮紅色を呈する．
　　　・血管収縮剤の点眼で容易に消退する．
　　　・原因疾患として，結膜の炎症，頸動脈海綿静脈洞瘻など．
　2）毛様充血：角膜周擁充血ともいう．前結膜血管系の充血で，角膜に近くなるほど強く，深在性で紫紅色を呈する．血管収縮剤の点眼で消退しにくい．
　　　・原因疾患として，角膜・強膜・ぶどう膜の炎症，急性閉塞隅角緑内障など．

5-14. 眼　脂 discharge

定義：
　1）眼表面上の分泌物の総称．
原因：
　1）眼表面の疾患：角膜・結膜の感染症（膿性眼脂），アレルギー性結膜炎，異物や睫毛乱生などによる物理的刺激．
　2）涙道の疾患：涙道の閉塞または狭窄，涙嚢炎など．

5-15. 眼球突出・眼球陥凹 exophthalmos, proptosis・enophthalmos

● 眼球突出
　定義：
　　1）眼球が正常範囲を越えて前方に突出している状態．
　　2）一般に，片眼性は眼窩内病変，両眼性は全身疾患が原因のことが多い．
　原因：
　　1）眼窩内容の増大：眼窩腫瘍，眼窩蜂巣炎，眼窩炎症症候群（眼窩偽腫瘍），甲状腺眼症，血液腫瘍性疾患（白血病，悪性リンパ腫）の眼窩浸潤．
　　2）眼窩血管の異常：頸動脈海綿静脈洞瘻，眼窩静脈瘤．
　　3）副鼻腔病変：副鼻腔腫瘍（粘液嚢腫，悪性リンパ腫など）．
　　4）眼窩容積の減少：狭頭症（クルーゾン Crouzon 病など）．

● 眼球陥凹

定義：
1）眼球が正常より後方に位置している状態．

原因：
1）眼窩吹き抜け骨折，眼球癆，小眼球．

> **Side Memo**
>
> ホルネル症候群に眼球陥凹がみられるとの記載を時々見かけるが，眼瞼下垂と下眼瞼挙上が原因の瞼裂狭小による見かけ上の眼球陥凹で，実際に眼球陥凹が生じているわけではない．

5-16. 眼瞼下垂 blepharoptosis, ptosis

定義：
1）上眼瞼の挙上不全があり，開瞼できないかまたは不十分な状態．

原因：
1）動眼神経麻痺．
2）ホルネル症候群．
3）重症筋無力症．
4）先天眼瞼下垂．
5）加齢眼瞼下垂．
6）外傷性眼瞼下垂．
7）コンタクトレンズ性眼瞼下垂．
8）眼筋ミオパチー．

5-17. 瞳孔異常 abnormalities of the pupil

定義：
1）瞳孔の形態学的または機能的異常．
2）機能的異常は，大きさの異常と瞳孔反応の異常に大別される．

原因：
1）形態学的異常．
2）機能的異常．

● **形態学的異常**
1）先天異常：無虹彩，虹彩欠損，瞳孔膜遺残，瞳孔偏位など．
2）後天異常：虹彩角膜内皮症候群［iridocorneal endothelial（ICE）syndrome］，落屑症候群，虹彩腫瘍，内眼手術に伴う瞳孔の変形など．

● **機能的異常**
1）大きさの異常
・瞳孔不同を呈するもの：生理的瞳孔不同，動眼神経麻痺，ホルネル症候群，瞳孔緊張症．
・両眼縮瞳を呈するもの：アーガイルロバートソン瞳孔（Argyll Robertson pupil），橋性縮瞳，中毒による縮瞳［有機リン系毒物（農薬，サリン，ブタン），アヘンアルカロイド（塩酸モルヒネ，ヘロイン）］．
・両眼散瞳を呈するもの：視蓋瞳孔，中毒による散瞳［ボツリヌス毒素，ベラドンナアルカロイド（アトロピン）］．

2）瞳孔反応の異常
・相対的求心性瞳孔異常（relative afferent pupillary defect；RAPD）（☞ p. 177 Side Memo）
・対光－近見反応解離（light-near dissociation）：対光反射が消失または減弱しているのに対し，近方視に伴う輻湊反射が保たれている状態．視神経疾患または広範な網膜障害，瞳孔緊張症，アーガイルロバートソン瞳孔，中脳背側症候群（糖尿病，サルコイドーシス，アミロイドーシスなど）でみられる．

II部　主要眼科疾患

6. 屈折・調節異常　70
7. 結膜疾患　74
8. 角膜疾患　81
9. 強膜疾患　90
10. 水晶体疾患　92
11. 緑内障　96
12. ぶどう膜疾患　104
13. 網膜疾患　118
14. 硝子体疾患　136
15. 涙器疾患　139
16. 眼瞼疾患　141
17. 斜視　147
18. 眼球運動障害　151
19. 弱視　157
20. 眼振　159
21. 視神経・視路疾患　160
22. 瞳孔異常　175
23. 眼窩疾患　178
24. 外傷　183
25. ロービジョン　193
26. 眼症状を伴う全身疾患　195

6章　屈折・調節異常

6-1. 近視・遠視・乱視　myopia・hyperopia・astigmatism

1. 近視・遠視・乱視は屈折異常，老視は調節の加齢変化．
2. 近視：無調節状態では平行光線が網膜の前方で結像する．
3. 遠視：無調節状態では平行光線が網膜の後方で結像する．
4. 乱視：平行光線が眼内，眼外の1点では結像しない状態．
5. 焦線で結像する正乱視と，まったく結像しない不正乱視がある．

● 近視（myopia）の種類
　1）**軸性近視**　axial myopia.
　　・大部分が眼軸長の延長による軸性近視で，豹紋状眼底，近視性コーヌス，網脈絡膜萎縮（**図6-1**）などを伴うことがある．
　2）**屈折性近視**　refractive myopia.
　　・角膜の曲率半径が小さいものや円錐角膜による屈折性近視は比較的少ない．

● 遠視（hyperopia）の種類
　1）**軸性遠視**　axial hypermetropia.
　　・大部分が眼軸長が短いことによる軸性遠視．
　2）**屈折性遠視**　refractive hypermetropia.
　　・扁平角膜や無水晶体眼，水晶体脱臼による屈折性遠視は少ない．

● 乱視（astigmatism）の種類
　1）**正乱視**　regular astigmatism：直乱視，倒乱視，斜乱視．
　2）**不正乱視**　irregular astigmatism.

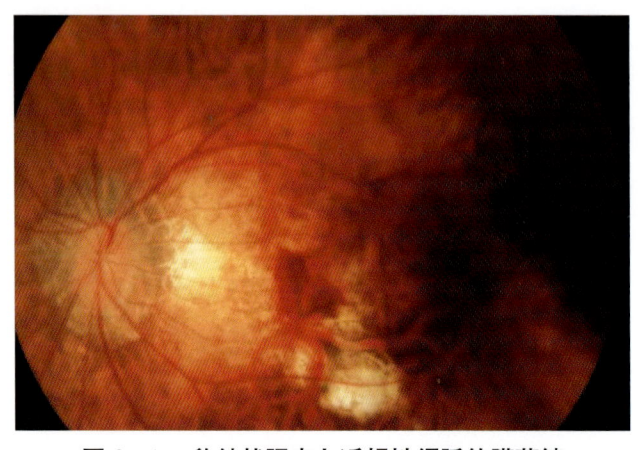

図6-1　豹紋状眼底と近視性網脈絡膜萎縮

6-2. 調節異常 accommodation abnormalities

1. 老視 presbyopia：加齢による主として水晶体の弾性低下のため近方視でも屈折力の増加（調節作用）が起こりにくくなる状態．
2. 調節麻痺 accommodative paralysis：動眼神経や毛様体筋の麻痺により調節機能が麻痺して，近方視が困難となる状態．
3. 調節不全 accommodative insufficiency：調節機能そのものはあるが，調節力が年齢の割に弱く，近方視が困難となるもの．
4. 調節痙攣 accommodative spasm：毛様体筋の不随意かつ持続的な収縮．眼軸長の延長がなくとも近視の状態（屈折性近視）を呈するもの．

● 老視，調節麻痺の症状
1）近くのものが明視できなくなる（近点の延長）．
2）遠視があるものでは，遠見視力も低下する．

表 6-1　年齢と調節力の関係

年齢	調節力（D）	正視の際の近点（cm）
10	14.0	7.1
15	12.0	8.3
20	10.0	10.0
25	8.0	12.5
30	7.0	14.3
35	6.0	16.7
40	5.0	20.0
45	3.5	28.6
50	2.5	40.0
55	1.5	66.7
60	1.0	100
65	0.5	200
70	0.25	400

6-3. 眼鏡・コンタクトレンズ spectacles, eyeglasses・contact lens（CL）

1. 眼鏡レンズの種類と適応．
   - 凹球面レンズ：近視．
   - 凸球面レンズ：遠視．
   - 円柱レンズ：乱視．
   - 二重焦点レンズ，累進多焦点レンズ：老視．
2. コンタクトレンズ（contact lens；CL）の種類と適応．
   - ハードコンタクトレンズ：乱視，円錐角膜などの不正乱視．
   - ソフトコンタクトレンズ：長期連続装用，被覆治療．
   - トーリックコンタクトレンズ：乱視．

● 眼鏡処方

1）近視では調節要素が入らないようにして最良視力が得られる最弱の凹レンズで処方．
2）遠視では最良視力が得られた最強の凸レンズで処方．
3）小児では調節麻痺剤の1％シクロペントレートまたは硫酸アトロピン点眼（特に内斜視や弱視の場合）の上で検査を行う．

表6-2　各種屈折矯正法の比較

	眼鏡	ハードコンタクトレンズ	ソフトコンタクトレンズ	LASIK
装用の煩わしさ	有り	軽度異物感	脱着時のみ	無し
可逆性	有り	有り	有り	無し
不同視の矯正	2D以上不可	可能	可能	可能
合併症	無し	軽症（角膜びらん）	軽症～重症（アカントアメーバ角膜炎など）	軽症～重症（角膜混濁など）

6-4. 屈折矯正手術 refractive surgery

1. レーザー屈折矯正角膜切除術 photorefractive keratectomy（PRK）．
   ・フッ化アルゴン（ArF）による短波長のエキシマレーザーで角膜の分子間結合を切断して組織を蒸散させ，角膜形状を変化させて屈折度を変える．
2. レーザー角膜内切削形成術 laser in situ keratomileusis（LASIK）（図6-2）．
   ・マイクロケラトームで角膜フラップを作成し（図6-2 a），その底の角膜実質に PRK を行い（図6-2 b），最後に角膜フラップを戻す．
3. 有水晶体眼内レンズ（図6-3）．
   ・－10D 以上の強度近視に対して，水晶体を摘出せずに眼内レンズを挿入．

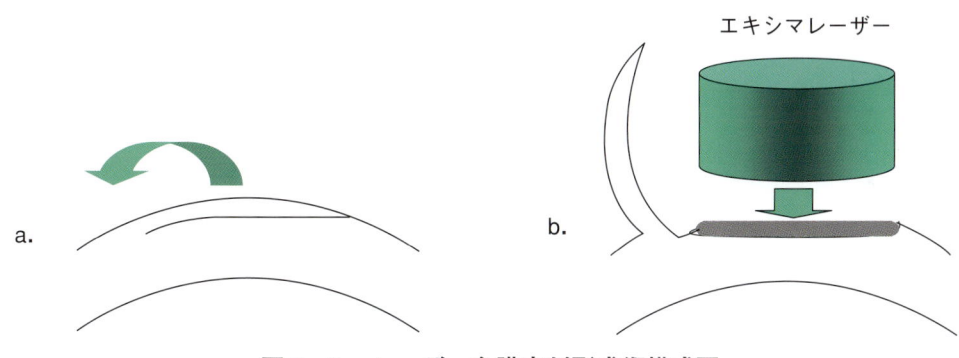

図6-2　レーザー角膜内削形成術模式図

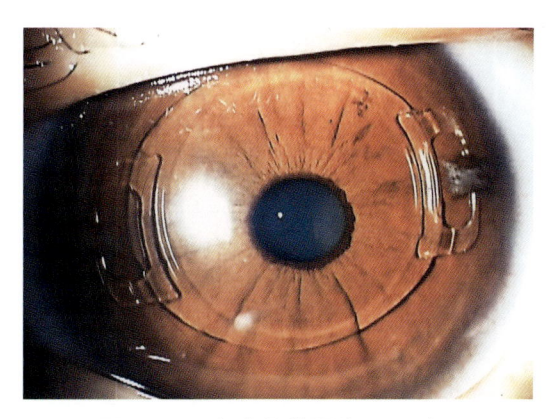

図6-3　有水晶体眼内レンズ

7章 結膜疾患

7-1. 感染性結膜炎 infectious conjunctivitis

1. 細菌性，ウイルス性，クラミジア性がある．
2. 細菌性結膜炎は小児と高齢者に多く，肺炎球菌，黄色ブドウ球菌，ヘモフィリス属が多い．
3. STDとしての淋菌性結膜炎が増加している．淋菌の耐性化が問題となっている．
4. ウイルス性結膜炎はアデノウイルスによる流行性角結膜炎（epidemic keratoconjunctivitis；EKC）が多い．
5. EKCの特徴は1週間の潜伏期，急性の強い濾胞性結膜炎，耳前リンパ節腫脹，点状表層角膜炎である．
6. アデノウイルスは伝染力が強く，家族内感染，院内感染を起こしやすい．
7. クラミジア結膜炎はSTDの場合と産道感染による新生児封入体結膜炎がある．

● **細菌性結膜炎** bacterial conjunctivitis
病原体：肺炎球菌，黄色ブドウ球菌，ヘモフィリス属，淋菌．
症状：急性ないし亜急性の結膜充血の強いカタル性結膜炎を起こす．
・粘液または粘液膿性の眼脂を認める．
特徴：淋菌性の場合は黄色クリーム状で多量の眼脂（膿漏眼）がある．
・濾胞，乳頭は形成せず瘢痕も形成しない．
・淋菌性の場合は角膜潰瘍から穿孔することもある．
診断：臨床所見から診断する．重症の場合，細菌検査（塗抹，培養，感受性）が必要．
治療：抗生物質，合成抗菌薬点眼を行う．
・近年，MRSAなどの多剤耐性菌が問題になっており，感受性に注意が必要．

● **ウイルス性結膜炎** viral conjunctivitis
病原体：アデノウイルスによるものが多い．血清型としては8, 19, 37型が代表的．
症状：アデノウイルスによるEKCでは急性濾胞性結膜炎となり強い結膜充血と著明な濾胞形成を認める（図7-1）．潜伏期は約1週間．
・粘張で半透明な眼脂，流涙，羞明，異物感を訴える．
・耳前リンパ節腫脹と圧痛があり，両眼性が多い．
・自然治癒傾向があり結膜炎は2～3週で消退するが，多くの例で発症約1週間頃に点状表層角膜炎（superficial punctate keratitis；SPK）を併発．これは数ヵ月から数年にわたり持続することがある．

・咽頭結膜熱はアデノウイルス3型による小児に多い病態である．これは結膜炎とともに咽頭炎，発熱を認める．
診断：急性濾胞性結膜炎，耳前リンパ節腫脹，点状表層角膜炎，家族内発症などを参考に診断する．
・近年は，角膜擦過物から10分程度で判定できる簡便なウイルス検出キットが利用可．
治療：EKCには有効な特効薬はない．抗生物質点眼により細菌の混合感染を予防する．
・SPKにはステロイド薬の点眼が有効．
予防：EKCは伝染力が強く，患者の手指，タオルなどから家庭内での感染や医療従事者の手指や診療機器などを介して院内感染を起こしやすい．
・消毒は煮沸，煮沸ができないものには60℃10分間の加熱，75％アルコールで行う．
・手指は手洗いを励行．

● **クラミジア結膜炎** chlamydial conjunctivitis（**トラコーマ** trachoma,
　封入体結膜炎 inclusion conjunctivitis）
病原体：クラミジアに属する *Chlamydia trachomatis* により発症．
　　・トラコーマ，封入体結膜炎ともよばれる．
症状：この病原体は結膜だけでなく子宮頸，尿道などにも感染を起こす性行為感染症（sexually transmitted disease；STD）でもある．
・新生児では産道感染により新生児封入体結膜炎と成人で性病を伴うような成人型封入体結膜炎がある．
・結膜炎は急性あるいは亜急性の濾胞性結膜炎として始まり徐々に濾胞は癒合して大きくなる．
診断：成人では混濁癒合傾向をもつ濾胞をみたらクラミジアを疑う．
・結膜擦過物では好中球が主体で上皮細胞内に原形質内封入体（プロワツェク小体 Prowazek body）を認めれば診断できる．
・他の診断法：蛍光抗体法，酵素抗体法，PCR（polymerase chain reaction）法．
治療：マクロライド系，テトラサイクリン系，ニューキノロン系の点眼あるいは眼軟膏を1日5回6～8週間点眼．成人ではテトラサイクリンの内服を併用．

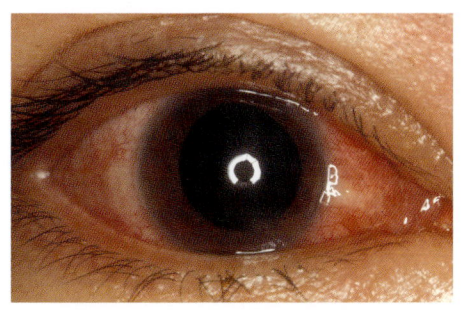

図7-1　流行性角結膜炎

7-2. 非感染性結膜炎 non-infectious conjunctivitis

1. アレルギー性結膜炎とフリクテン結膜炎がある.
2. アレルギー性結膜炎：季節性，通年性，春季カタル，巨大乳頭結膜炎など.
3. 春季カタルでは上眼瞼の石垣状乳頭増殖が特徴的で角膜潰瘍，角膜プラークを形成し視力低下を起こすことがある.
4. 春季カタルに対してはステロイド点眼，シクロスポリン点眼．重症例に対しては上方の円蓋部へのステロイドの結膜下注射や，乳頭切除.

● **フリクテン結膜炎** phlyctenular conjunctivitis
　病態：乳児および青年期に多い．遅延型の微生物アレルギーと考えられ，ブドウ球菌，結核菌，ヘモフィルス属の菌が関与するといわれている.
　症状：異物感，羞明，流涙．病変は単発性で球結膜上に生じる.
　　　・粟粒大の小隆起で回りに限局した充血．輪部に好発.
　治療：ステロイド点眼が有効．角膜フリクテンは角膜混濁を残し視力が低下することがある.

● **アレルギー性結膜炎** allergic conjunctivitis
　病態：花粉，カビ，ダニ，ハウスダスト，動物の毛などを抗原とする即時型（Ⅰ型）アレルギー，スギ花粉に代表される花粉によるアレルギーは季節性．カビ，ダニなどは通年性．通年性の方が症状，所見が強いことが多い.
　　　・アトロピンや抗生物質点眼などが原因の遅延型（Ⅳ型）アレルギーによる結膜炎もある.
　症状：急性の眼瞼腫脹，結膜浮腫・充血.
　　　・慢性の場合は濾胞を形成.
　　　・自覚症状は掻痒感と流涙.
　診断：結膜擦過物中の好酸球の証明.
　　　・抗原の検索は皮膚のスクラッチテスト，Cap-RAST.
　治療：抗アレルギー薬点眼．重症の場合はステロイド点眼を併用.

● **巨大乳頭結膜炎** giant papillary conjunctivitis（GPC）
　病態：コンタクトレンズ，特にソフトコンタクトレンズ装用者にみられる.
　　　・レンズ自体あるいはレンズに付着した汚れに対するアレルギー反応.
　症状：上眼瞼に春季カタルのような乳頭の増殖．掻痒感，眼脂を認める.
　治療：コンタクトレンズの装用中止が原則．装用継続を希望の場合はワンデータイプあるいはハードコンタクトレンズに変更.

・レンズの洗浄，蛋白除去が悪い場合があるので指導．

● 春季カタル vernal catarrh
病態：アレルギー性結膜炎の一種．春から夏にかけて増悪し，冬には寛解．通年性のものもある．
・原因はダニ，花粉，ハウスダスト．アトピー素因のあることが多い．
・学童期から思春期，その後は自然に寛解．男子に多い．
・瞼結膜（特に上眼瞼結膜）：眼瞼型．
・輪部結膜を侵すもの：眼球型．
・両方を侵すもの：混合型．

症状：強い掻痒感と，粘稠な眼脂．
・角膜病変を合併すると異物感と流涙．
・春季カタルのほとんどは眼瞼型，上眼瞼の石垣状の乳頭増殖が特徴（**図7-2**）．
・眼球型は輪部結膜に膠様の隆起を作る．およそ半数に角膜合併症．
・角膜病変が強いと混濁を残して視力低下．
・重症のアトピー性皮膚炎を伴う場合は遷延化．

診断：臨床所見に加えて，結膜擦過標本の鏡検で多数の好酸球をみる．

治療：抗アレルギー薬の点眼，ステロイド点眼，シクロスポリン点眼を使用．
・重症例に対しては上方の円蓋部へのステロイドの結膜下注射や，乳頭切除．

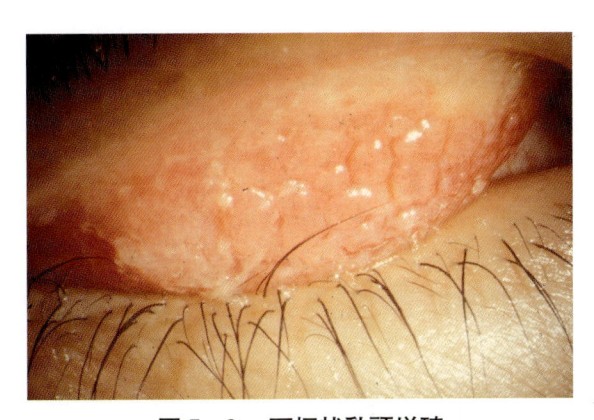

図7-2 石垣状乳頭増殖

7-3. 眼乾燥症候群（ドライアイ）dry eye syndrome

1. 涙液分泌不全（シルマー試験Ⅰ法5mm以下あるいはBUT 5秒以下），角結膜上皮障害，自覚症状のあるものをドライアイと診断．
2. ドライアイ，口内乾燥，多発性関節炎が揃うとシェーグレン症候群とよばれる．
3. オフィスワーカー，特に若い女性にBUT短縮型ドライアイが多い．
4. 治療は対症療法のみ．
    - 防腐剤を含まない人工涙液の頻回点眼，ヒアルロン酸の点眼など．
    - 涙点プラグで涙点を塞ぐ方法が有効．
    - 重症例で涙点プラグが入らない時は涙点縫合をすることもある．

病態：涙液の量的あるいは質的異常に伴い，角結膜上皮障害が起こり，自覚症状を伴う．
症状：自覚症状としては目の乾燥感だけでなく，疲れやすい，目が痛い，目やにが出る，ゴロゴロする，涙が出る，かすんで見える，かゆい，など．
- 結膜は充血し粘稠な眼脂がある．フルオレセイン，ローズベンガルで染色すると瞼裂部に一致した点状で多発性の角結膜上皮の障害が観察される（**図7-3**）．
- 結膜擦過物を鏡検すると角化した結膜上皮と杯細胞の減少を認める．

検査：涙液の量的な異常はシルマー試験Ⅰ法を行う（5mm以下を異常とする）．
- 質的な異常はBUT（☞ p.45）で判定する（5秒以下を異常とする）．
- 角結膜上皮障害はフルオレセイン，ローズベンガル，リサミングリーンのいずれかの色素を用いて行う．

治療：防腐剤を含まない人工涙液を頻回点眼，ヒアルロン酸点眼をまず行う．
- 症状が改善しない場合は涙点プラグ（**図7-4**）や涙点縫合を行う．

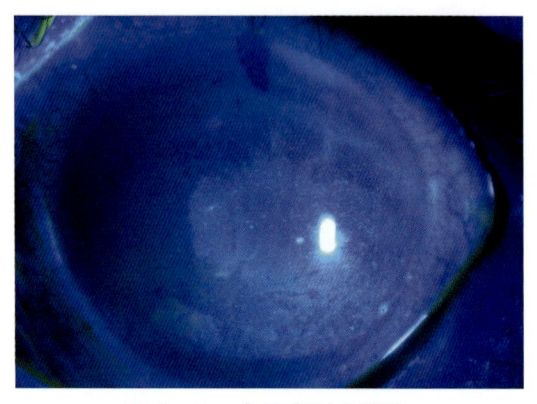

図7-3　点状表層角膜炎

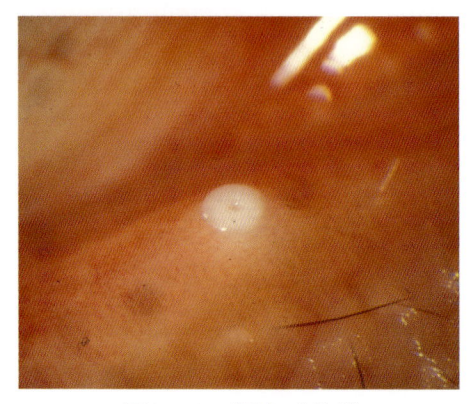

図7-4　涙点プラグ

7-4．その他の結膜疾患 other disorders of conjunctiva

1．結膜下出血は視力には影響しない．
2．結膜結石，瞼裂斑は通常，治療の必要はない．
3．翼状片は再発しやすい．
4．スチーブンス・ジョンソン症候群は視力低下を起こすことが多い．
5．結膜腫瘍は悪性のものに注意が必要．

● **結膜下出血** subconjunctival hemorrhage
1）外傷，結膜炎などで起こることもあるが突発性のものが多い．
2）加齢に伴い結膜が弛緩して結膜下の血管が切れて発症すると考えられている．
3）出血する時に痛みを伴うこともある．
4）1〜2週間で自然に吸収し，視機能には影響がないが繰り返し起こす場合がある．

● **結膜結石** conjunctival concretion
1）眼瞼結膜下の白色小点状の小結節である．
2）本態は結膜下の粟粒嚢胞内に脱落上皮細胞が集積してDNAを混じたヒアリン物質が蓄積するもの．
3）通常無症状だが，時に異物感の原因となる．このような場合は異物針やディスポーザブル注射針を用いて除去する．

● **瞼裂斑** pinguecula
1）瞼裂に相当する眼球結膜の鼻側および耳側の角膜縁に接して，二等辺三角形の軽度に盛り上がった黄色の部分をいう．小児では認めず，加齢とともに観察される．
2）組織学的には弾性線維様物質が出現し，硝子様変化をきたして結合組織に置き換わる．通常無症状だが美容的に問題となることがある．
3）大きい場合は角膜側の涙液の安定性が損なわれ角膜が乾燥して凹む dellen を起こすことがある．また，炎症を起こす（瞼裂斑炎）こともある．このような場合は切除することもある．

● **翼状片** pterygium
1）成人の瞼裂に一致する球結膜の先端を角膜に向けた三角形の結膜侵入である（図7-5）．
2）鼻側が多いが，時として耳側や両側に生じることがある．
3）赤道部に近いほど発症率が高く紫外線の曝露と関係していると考えられている．
4）進行して瞳孔領にかかったり，乱視が強くなると視力が低下するので手術を行うが再発

が多い．特に 30 〜 40 歳台で小さい翼状片は再発傾向が強い．
 5）再発防止のために結膜移植やマイトマイシンを併用する．

● **スチーブンス・ジョンソン（Stevens-Johnson）症候群**：粘膜皮膚症候群の一つに分類され，皮膚の多型滲出性紅斑に加え全身の粘膜が侵される疾患．高熱を伴い死亡率も高い．
　原因：ウイルス感染，細菌に対する感染アレルギー，抗菌薬，消炎鎮痛薬などに対する薬剤アレルギーなどが考えられているが不明な点が多い．
　症状：初期像は急性の皮膚粘膜炎で，眼瞼の発赤腫脹，結膜充血，多量の粘性眼脂，偽膜形成を認める．広範囲の遷延性角膜上皮欠損を伴うことも多い．
　　・慢性期では結膜瘢痕による眼瞼内反，睫毛乱生や眼球癒着，ドライアイを生じる．角膜上は炎症を起こし混濁した結膜上皮で覆われ血管侵入を伴う（図 7 - 6）．
　治療：急性期には抗菌薬，ステロイド点眼，慢性期には人工涙液点眼，ヒアレイン点眼，涙点プラグ，涙点閉鎖など．
　　・手術治療は表層角膜移植，輪部移植，培養上皮移植，歯根部利用人工角膜手術など．

● **結膜腫瘍**
 1）一般には良性腫瘍が多いが，悪性腫瘍も 10% 程度に認められる．頻度は少ないが扁平上皮癌，悪性黒色腫（図 7 - 7）は予後不良のものが多い．
 2）良性：pyogenic granuloma，結膜囊腫，結膜母斑，結膜乳頭腫が多い．
 3）悪性：悪性リンパ腫が多い．

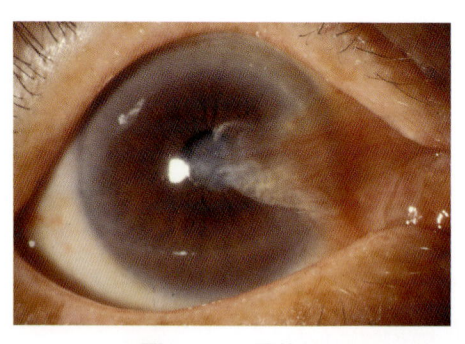

図 7 - 5　翼状片

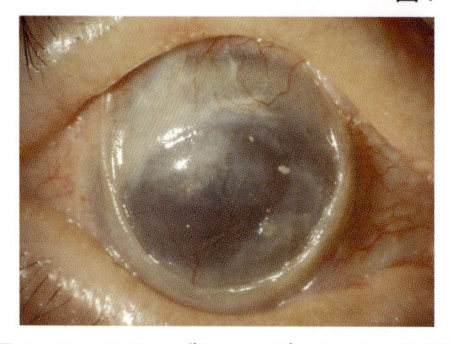

図 7 - 6　スチーブンス・ジョンソン症候群

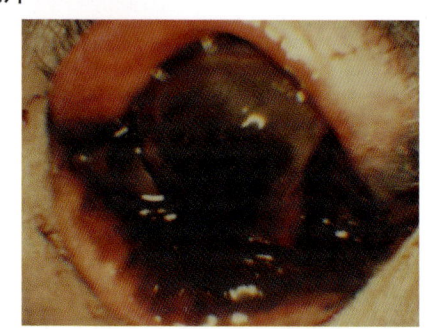

図 7 - 7　悪性黒色腫

8章 角膜疾患

8-1. 角膜感染症 corneal infectious diseases

1. 細菌性角膜炎，ウイルス性角膜炎，真菌性角膜炎，アカントアメーバ角膜炎が主なもの．
2. 細隙灯顕微鏡検査所見により起炎菌を想定し，培養検査，鏡検結果により同定する．
3. 樹枝状角膜炎は角膜ヘルペスに特徴的所見である．
4. 細菌性角膜炎は抗菌薬，角膜ヘルペスはアシクロビル，角膜真菌症およびアカントアメーバ角膜炎は抗真菌薬で治療．

● **細菌性角膜炎** bacterial keratitis（図8-1）
病態：細菌による角膜感染症．起炎菌としては黄色ブドウ球菌，表皮ブドウ球菌，肺炎球菌（以上はグラム陽性球菌），緑膿菌（グラム陰性桿菌）などの頻度が高い．また，MRSA（メチシリン耐性黄色ぶどう球菌）によるものが増えている．
症状：視力障害，霧視，眼痛，充血．
所見：角膜浸潤，灰白色膿瘍，角膜浮腫，毛様充血，結膜充血．
検査：培養検査，鏡検により起炎菌を同定する．
治療：抗菌薬の頻回点眼，全身投与．グラム陽性球菌に対しては，ペニシリン系，セフェム系第1または第2世代，グラム陰性桿菌に対しては，アミノ配糖体を用いる．
予後：治療開始時期，抗菌剤への反応性，角膜の損傷の程度により視力予後はさまざま．

● **ウイルス性角膜炎** viral keratitis
病態：角膜感染症の原因となるウイルスには，単純ヘルペスウイルス1型（herpes simplex virus type 1；HSV-1），水痘帯状疱疹ウイルス（varicella-zoster virus；VZV）によるものがあげられる．
・HSV-1は角結膜に初感染後，三叉神経節に潜伏感染し，ストレスなどが誘因となって再活性化され，角膜ヘルペスとなる．
・VZVは初感染では水痘の原因となり，神経節に潜伏して，後に帯状疱疹を引き起こす．
症状：充血，視力低下．
所見：HSV-1による上皮型病変として樹枝状角膜炎（図8-2），地図状角膜炎，実質型病変として円板状角膜炎（図8-3）．
・HSV-1による病変としては，他に角膜内皮炎，壊死性角膜炎がある．
・VZVによる偽樹枝状角膜炎（図8-4）は眼部帯状疱疹の合併症として認められる場

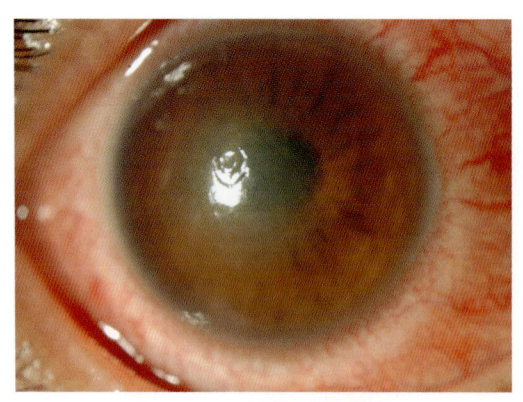

図8-1　細菌性角膜炎

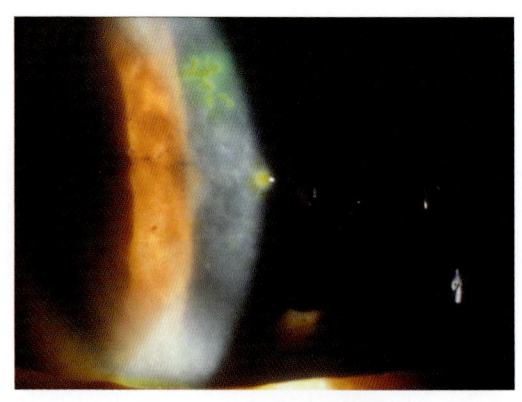

図8-2　樹枝状角膜炎
樹枝状にフルオレセインによる染色が認められる．

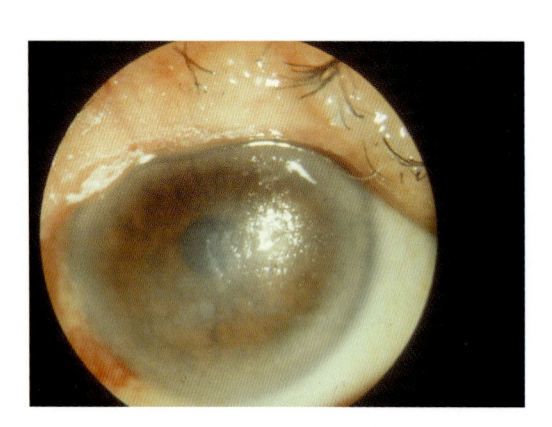

図8-3　円板状角膜炎

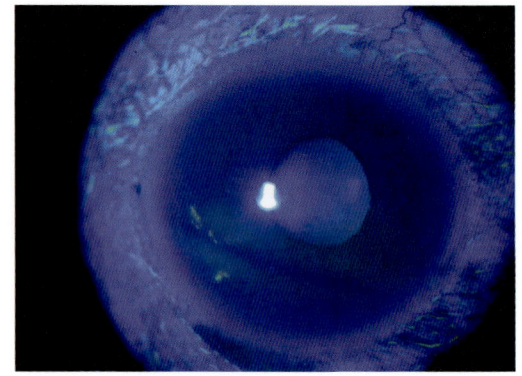

図8-4　水痘−帯状疱疹ウイルスによる偽樹枝状角膜炎
フルオレセインによる染色が軽度認められる．

合が多い．
- **検査**：ウイルス分離によるウイルスの証明，PCR法によるウイルスDNAの証明．角膜知覚低下．
- **治療**：アシクロビル眼軟膏点入，抗菌薬点眼．円板状角膜炎に対しては，ステロイド点眼を併用．
- **予後**：樹枝状角膜炎は2〜3週間で治癒することが多い．
  ・再発を繰り返すと炎症が消退後も角膜瘢痕となり，視力障害の原因となる．

● **真菌性角膜炎** fungal keratitis（図8-5）
- **病態**：真菌による角膜感染症．外傷，免疫抑制などが契機となる．
  ・カンジダ（酵母菌），フサリウムやアスペルギルス（糸状菌）によるものが代表的．
- **症状**：視力障害，霧視，眼痛，充血．
- **所見**：角膜浸潤，灰白色膿瘍，角膜浮腫，毛様充血，結膜充血．

検査：培養検査，鏡検により起炎菌を同定する．
治療：抗真菌薬の点眼（ピマリシン点眼液），点滴加療（フルコナゾール，ミコナゾール，ボリコナゾール）．
予後：酵母菌によるものは軽症から重症までさまざま．
・糸状菌によるものは重篤化しやすい．

● **アカントアメーバ角膜炎** acanthamoeba keratitis （図 8-6）
病態：アカントアメーバによる角膜炎で，コンタクトレンズ装用歴，激しい眼痛を認める場合が多い．
症状：眼痛，視力障害，霧視，充血．病変の程度に比べ眼痛が激しい．
所見：上皮下浸潤，偽樹枝状角膜炎，放射状角膜神経炎，輪状浸潤．
検査：培養検査，鏡検によりアメーバの嚢子（シスト）を同定する．
治療：特効薬がないため，抗真菌薬のフルコナゾール，ミコナゾール，消毒薬のクロルヘキシジンを自家調整して点眼薬として使用．
・また抗真菌薬の内服，点滴加療を行う．
予後：症例数が少なく，また初期病変は角膜ヘルペスに類似するため診断が困難．
・特効薬もないため重篤化，長期化しやすい．

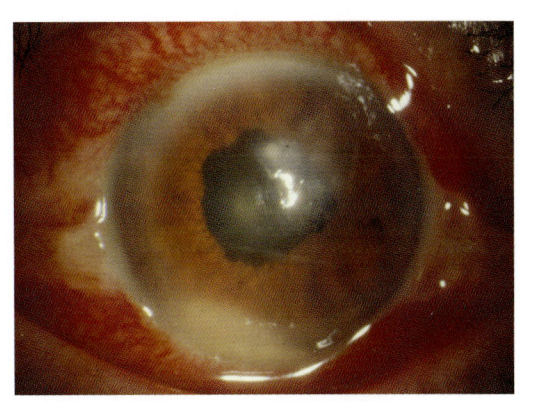

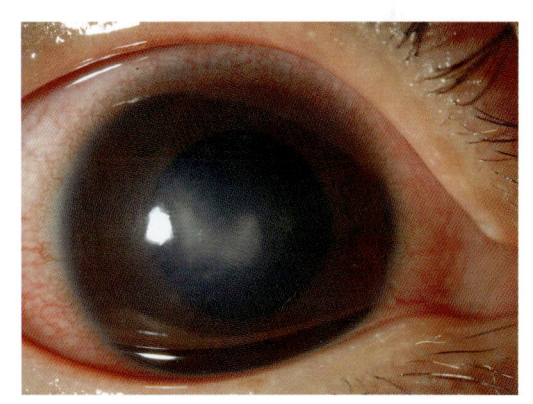

図 8-5　真菌性角膜炎　　　　図 8-6　アカントアメーバ角膜炎

8-2. 角膜ジストロフィ，角膜変性症 corneal dystrophies, corneal degenerations

> 1. 角膜ジストロフィは，顆粒状角膜変性，アベリノ角膜変性，格子状角膜変性，斑状角膜変性，膠様滴状角膜変性があげられる．
> 2. 病変の深さ，程度により，エキシマレーザーによる治療的表層角膜切除術，表層角膜移植術，深層角膜移植術，全層角膜移植術を行う．

● **顆粒状角膜変性** granular corneal dystrophy（図8-7）
　病態：常染色体優性遺伝（BIG-H3遺伝子変異）による，10〜20歳台に両眼に角膜混濁を示す疾患．組織学的にはヒアリンの沈着．
　症状：視力低下．頻度は少ないが角膜びらんによる眼痛を訴える場合がある．
　所見：両眼瞳孔領付近を中心に，瞳孔角膜上皮下から実質浅層の顆粒状，小円形の混濁．
　治療：エキシマレーザーによる治療的表層角膜切除術が第一選択．
　　・混濁が深層に及ぶ症例，再発例では表層角膜移植術，深層角膜移植術，全層角膜移植術の適応となる．

● **アベリノ（Avellino）角膜変性**（図8-8）
　病態：常染色体優性遺伝（BIG-H3遺伝子変異）によるもので，組織学的に顆粒状角膜変性で認められるヒアリンの沈着と，格子状角膜変性で認められるアミロイドの沈着の両者を兼ね備える．
　症状：視力低下．角膜びらんによる眼痛．
　所見：実質表層の顆粒状角膜変性様のパン屑型混濁と，より深い層での格子状角膜変性の混濁．

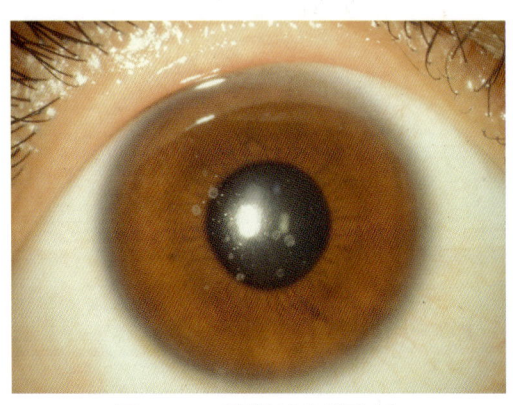

図8-7　顆粒状角膜変性

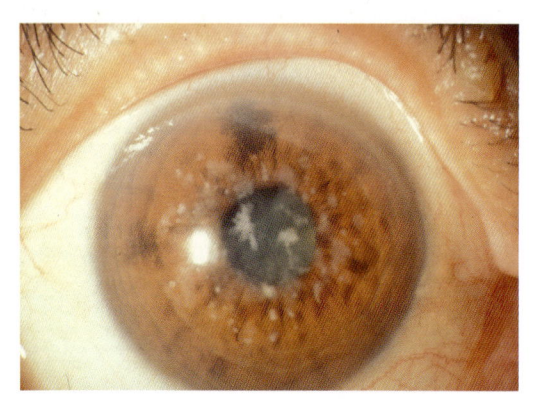

図8-8　アベリノ角膜変性

治療：顆粒状角膜変性同様に治療する．

● **格子状角膜変性** lattice corneal dystrophy（図 8 - 9）
　病態：アミロイドの角膜沈着により，格子状混濁をきたした疾患．3型に分類され，若年者再発性角膜びらんの原因となりうる．
　症状：視力低下．再発性角膜びらんによる眼痛．
　所見：角膜中央部の上皮下の格子状混濁．びまん性の実質浅層の淡い混濁．
　治療：ソフトコンタクトレンズ装用．エキシマレーザーによる治療的表層角膜切除術が有効であるが，混濁が深層に及ぶ症例では表層角膜移植術，深層角膜移植術，全層角膜移植術を行う．

● **斑状角膜変性** macular corneal dystrophy
　病態：両眼性の角膜実質混濁．びまん性，すりガラス状混濁から始まり，その後，斑状の混濁が実質浅層に広がる．
　症状：視力低下．
　所見：混濁は後期には角膜全域に及ぶ．
　治療：通常は全層角膜移植術を選択する．エキシマレーザーによる治療的表層角膜切除術は有効性が低い場合が多い．

● **膠様滴状角膜変性** gelatinous drop-like corneal dystrophy（図 8 - 10）
　病態：常染色体優性遺伝による両眼性の角膜実質混濁．
　症状：幼少時からの両眼性の異物感，羞明感．
　所見：角膜に血管侵入を伴う乳白色，膠様の隆起物．
　治療：表層角膜移植術．

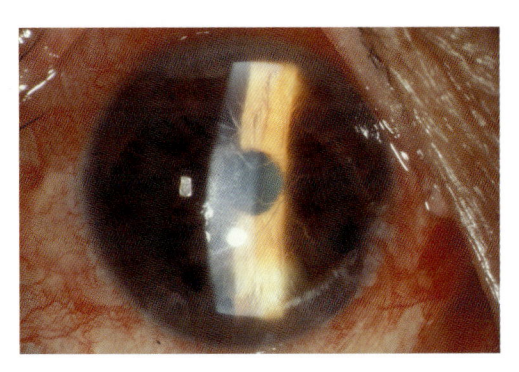

図 8 - 9　格子状角膜変性

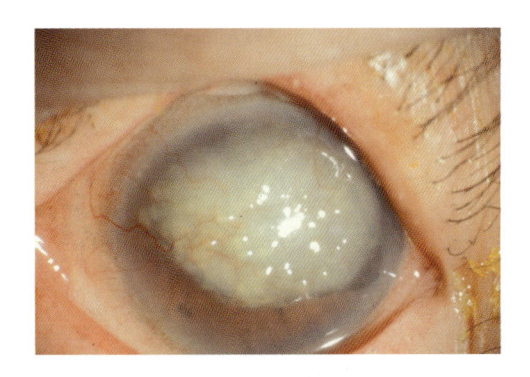

図 8 - 10　膠様滴状角膜変性

8-3. 角膜の先天異常 congenital corneal anomalies

1. 角膜の先天異常として，ペータース奇形，アクセンフェルト奇形，リーガー奇形，虹彩角膜内皮症候群が代表的なもの．
2. 緑内障を合併しやすく，そのフォローが重要．
3. アクセンフェルト奇形，リーガー奇形は両眼性，虹彩角膜内皮症候群は片眼性の疾患である．

● ペータース奇形 Peters anomaly（図 8-11）
　病態：角膜中央部の混濁，角膜後面の欠損を生下時より認め，虹彩角膜癒着，白内障，緑内障を合併する場合もある．両眼性が多い．特発性がほとんどで，常染色体優性または劣性遺伝によるものもある．
　症状：生下時よりの視力低下．
　治療：緑内障合併例では，その治療．
　　　・乳幼児期の角膜移植術の成績は悪く，一般的には乳幼児期には施行しない．

● アクセンフェルト奇形 Axenfeld anomaly
　病態：常染色体優性遺伝または特発性の稀な両眼性疾患で，虹彩索状物が後部胎生環（シュワルベ Schwalbe 線が前方に偏位し白色線として角膜周辺に認められたもの）に癒着したもの．
　症状・所見：視力低下．緑内障を約半数で合併し，アクセンフェルト症候群という．
　治療：緑内障治療．

● リーガー奇形 Rieger anomaly（図 8-12）
　病態：常染色体優性遺伝または特発性の稀な両眼性疾患で，アクセンフェルト奇形（虹彩索状物が後部胎生環に癒着）に，虹彩の低形成を伴ったもの．
　　　偽多瞳孔，ぶどう膜外反，瞳孔変異などを合併することがある．
　　　歯または顔面の奇形を伴った場合，リーガー症候群という．
　症状・所見：視力低下．緑内障を約半数で合併．
　治療：緑内障治療．

● 虹彩角膜内皮症候群 iridocorneal endothelial dystrophy（図 8-13）
　病態：片眼性，非遺伝性の疾患で虹彩，角膜内皮，前房隅角に異常を認める．進行性先天性虹彩萎縮，チャンドラー（Chandler）症候群，コーガン・リース（Cogan-Reese）症候群

の3型に分けられ，若年から中年女性に多い．
症状：初期には無症状であるが，角膜浮腫，進行した緑内障により視力低下を認める．
所見：角膜浮腫，瞳孔偏位，広範囲の虹彩前癒着．
治療：緑内障治療，角膜移植術．
予後：緑内障がコントロールされれば予後は良い．
・緑内障コントロール不良の場合には移植角膜が移植片不全に陥りやすく予後が悪い．

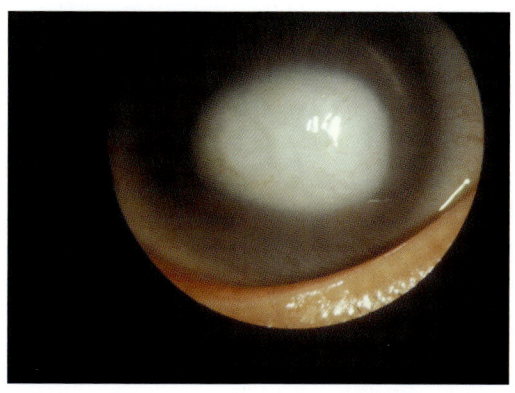

図 8-11　ペータース奇形

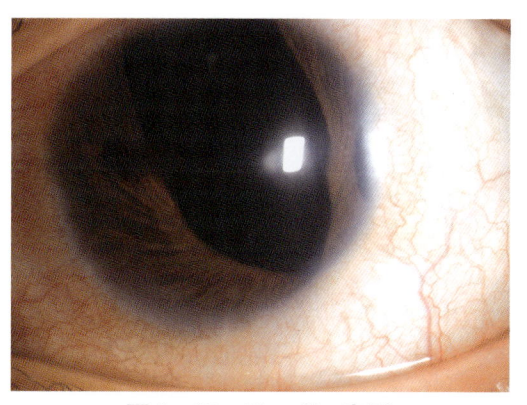

図 8-12　リーガー奇形

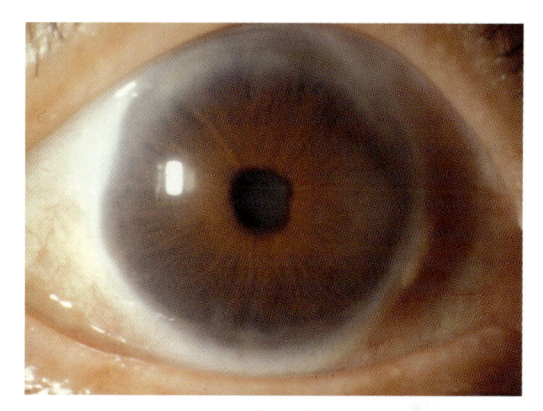

図 8-13　虹彩角膜内皮症候群

Side Memo

角膜腫瘍

角膜腫瘍としては，輪部デルモイド，乳頭腫，扁平上皮癌，上皮内癌，悪性黒色腫があげられる．
・輪部デルモイドは，小学校入学前頃，切除術＋表層角膜移植を行う．
・乳頭腫は，ヒトパピローマウイルス感染によるものと，非感染性のものに分けられる．
・扁平上皮癌，悪性黒色腫など悪性のものに対しては，切除術が必要．

8-4. その他の角膜疾患 other disorders of cornea

1. 円錐角膜の治療の主体はハードコンタクトレンズ装用である．
2. 周辺部角膜潰瘍は膠原病に合併する場合と，膠原病を認められない場合に分けられ，後者を蚕食性角膜潰瘍（モーレン角膜潰瘍）という．
3. 角膜フリクテンはブドウ球菌に対するアレルギー反応による角結膜の結節性病変．

● 円錐角膜 keratoconus（図8-14）
　病態：角膜が思春期頃以降に円錐状に突出し，不正乱視により視力が低下する．通常両眼性であるが病変の程度は非対称性が多い．
　症状：若年であるにもかかわらず眼鏡では矯正不能な視力低下．
　所見：角膜の円錐状の突出．若年者で斜乱視，倒乱視の場合には，この疾患を疑う．円錐部の底辺にフライシャー輪（Fleischer ring）という色素輪を認める．ビデオケラトスコープにて角膜急峻化が確認できる．
　治療：ほとんどの症例で，通常よりも大きく扁平なハードコンタクトレンズ装用にて，矯正視力向上，進行予防が期待される．
　　・ハードコンタクトレンズ装用不能の症例には全層角膜移植術．
　予後：30歳位になると自然に進行が止まることが多い．全層角膜移植術が必要になった症例も予後良好．

● 再発性角膜びらん recurrent corneal erosion（図8-15）
　病態：角膜びらんを再発する疾患．表層角膜を爪，紙，枝などで受傷した既往歴がある場合

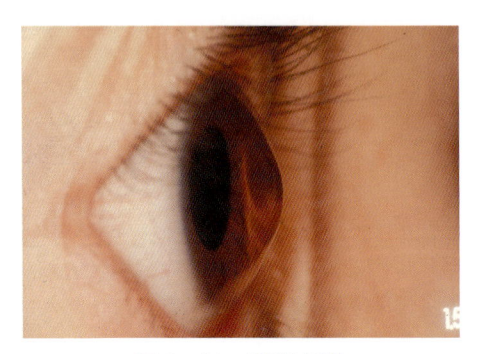

図8-14　円錐角膜
角膜を耳側から撮影．

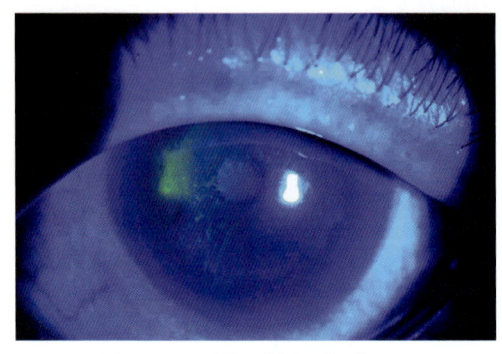

図8-15　再発性角膜びらん
フルオレセイン染色される上皮欠損部と，その周囲に接着が悪いため上皮が浮き上がった所見が観察される．

が多い．他に角膜変性に合併するもの．
症状：眼痛，視力低下．
所見：フルオレセインで染まる角膜びらん．
治療：抗菌薬の眼軟膏，圧迫眼帯．

● 兎眼角膜症 exposure keratopathy（図8-16）
病態：顔面神経麻痺などのため閉瞼できない状態を兎眼といい，ドライアイ，角膜潰瘍，重症例では穿孔を生じた状態．
症状：乾燥感，異物感，眼痛．
所見：点状表層角膜炎，角膜潰瘍．
治療：眼軟膏．重症例では瞼板縫合．

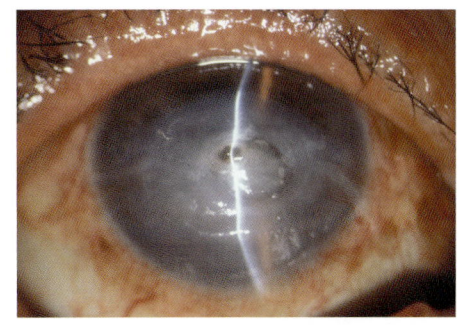

図8-16　兎眼角膜症
上皮欠損が長引き，角膜穿孔している．

● 周辺部角膜潰瘍 peripheral corneal ulcer（図8-17）
病態：周辺部角膜潰瘍は，関節リウマチ，ウェゲナー（Wegener）肉腫症，結節性動脈炎，全身性エリテマトーデスなどの自己免疫疾患に合併することがある．全身的にこれらの疾患を認めない場合，蚕食性角膜潰瘍（モーレン角膜潰瘍 Mooren ulcer）と診断．
症状：眼痛，視力低下．
所見：角膜周辺部に弧状の潰瘍を形成．
治療：原疾患の治療．ステロイド，免疫抑制薬の点眼，全身投与．
予後：すべての治療に抵抗し穿孔することがある．特に両眼性の症例は予後が悪い．

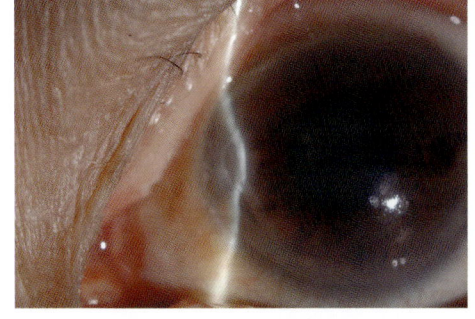

図8-17　周辺部角膜潰瘍

● 角膜フリクテン corneal phlyctenule（図8-18）
病態：若年者に再発性に認められ，主にブドウ球菌に対するアレルギー反応による角結膜の結節性病変．以前は結核が原因として多かった．
症状：充血，異物感，眼痛，羞明感．
所見：類円形，盛り上がった白赤色病変を角膜輪部付近に認める．眼瞼縁炎に伴う場合が多い．
治療：眼瞼縁炎の抗菌薬による治療．抗菌薬眼軟膏，ステロイド点眼．
予後：再発性であるが，予後は良好．

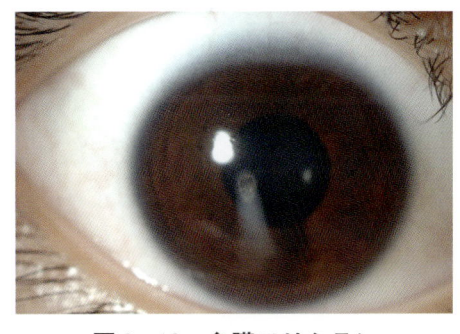

図8-18　角膜フリクテン

9章　強膜疾患

9-1. 強膜の炎症 inflammation of the sclera

1. 上強膜炎，強膜炎の原因として，膠原病などがあげられ全身疾患の検索が重要．
2. 壊死性強膜炎は重篤である．
3. 上強膜炎，強膜炎で，全身疾患がある場合，その治療が重要．

● **上強膜炎 episcleritis（図9-1）**
　病態：上強膜の炎症で，強膜炎には滅多に移行しない．
　原因：特発性，膠原病，ヘルペスなど．
　症状：充血，流涙，異物感．
　所見：上強膜の血管は綿棒にて触ると可動性を示す．
　治療：非ステロイド性抗炎症薬の点眼，全身投与．ステロイドの点眼，全身投与．
　予後：しばしば再発するが予後は良好．

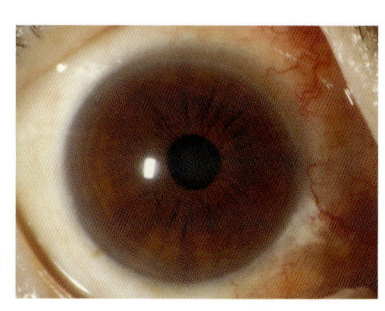

図9-1　上強膜炎

● **強膜炎 scleritis（図9-2）**
　病態：強膜炎は上強膜炎よりも炎症が激しく，予後が悪い症例もある．びまん性強膜炎および結節性強膜炎がある．
　原因：特発性，医原性，膠原病，肉芽腫性病変，ヘルペスなど．
　症状：眼痛，視力低下．
　所見：結膜，上強膜，強膜の炎症．結節性の強膜炎では，可動性を示さない．
　治療：ステロイド点眼，全身投与．
　予後：予後良好なものから視力不良となるものまでさまざま．びまん性の強膜炎の方が，結節性の強膜炎より一般に予後が良い．

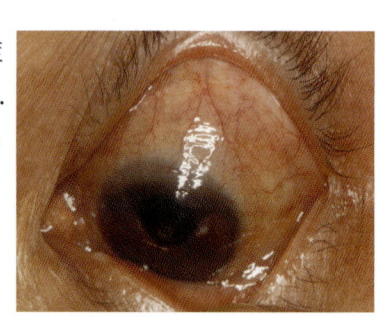

図9-2　強膜炎

● **壊死性強膜炎 necrotizing scleritis（図9-3）**
　病態：強膜の壊死を伴い，強膜炎の中で最も重篤なタイプ．強膜の壊死進行により下層のぶどう膜が透けて見えるようになり，やがて失明に至る場合もある．
　症状：眼痛．
　所見：結膜，上強膜，強膜の炎症．
　治療：ステロイド点眼，全身投与．全身疾患の治療．
　予後：眼球内容除去術が必要になったり，また全身的な疾患のため死亡に至る場合がある．

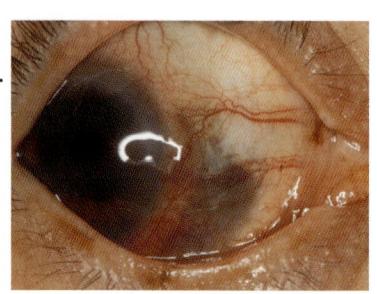

図9-3　壊死性強膜炎

9-2. 強膜の先天異常 congenital scleral anomalies

1. 強膜ぶどう腫，青色強膜は，ぶどう膜組織が透けて見えるようになった状態．
2. 青色強膜はファン・デル・ヘーベ症候群で合併しやすい．
3. 強膜メラノーシスは太田母斑に伴うもの．

● **強膜ぶどう腫** scleral staphyloma（図9-4）
 病態・所見：強膜が伸展，拡張し，ぶどう膜組織が透けて見えるようになった状態．
 原因：先天緑内障，強度近視．先天異常以外にぶどう膜炎，強膜炎など．
 治療：原疾患の治療．

● **青色強膜** blue sclera（図9-5）
 病態・所見：先天的に強膜が薄いため，ぶどう膜組織が透けて見え，強膜が青色調を帯びたもの．
　　　　　・骨脆弱症，難聴，球状角膜などを合併するファン・デル・ヘーベ（van der Hoeve）症候群では合併しやすい．

● **強膜メラノーシス** scleral melanosis
 病態・所見：太田母斑（片側三叉神経第1枝，2枝支配領域の色素性母斑）に伴う強膜の青色調の色素斑．しばしば同側眼瞼皮膚，ぶどう膜にも色素沈着を合併する．

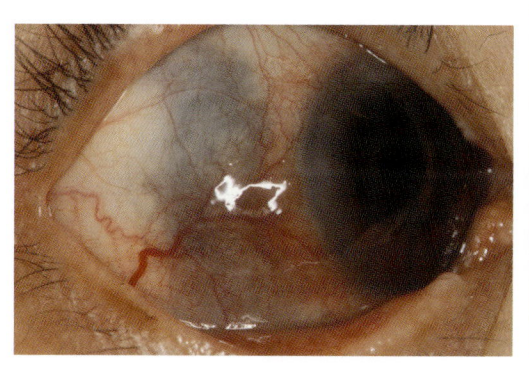

図9-4 強膜ぶどう腫
強膜炎に伴う強膜ぶどう腫である．

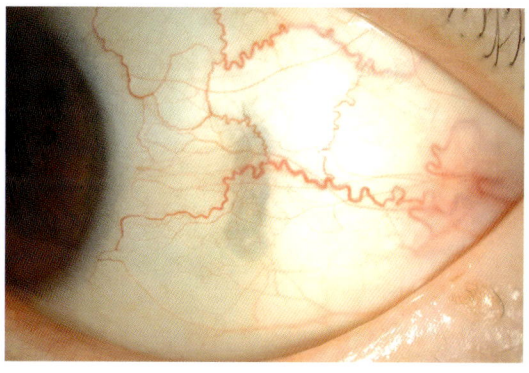

図9-5 青色強膜

10章　水晶体疾患

10-1．白内障 cataract

1．水晶体の透明性が障害され混濁した状態．
2．人口の高齢化に伴って白内障の手術件数は年間90万件を超える規模にまでなっている．
3．混濁が軽度の場合には無症状．
4．混濁が進行すると，羞明（まぶしさ），霧視（霧がかかったように白濁して見える状態），昼盲（明るい場所で視力が低下する状態），屈折変化（近視化，乱視など），単眼性複視（単眼でものが複数にダブって見える状態）を訴える．

● 分　類

1. 混濁部位による分類
   1）核白内障 nuclear cataract（図10-1）．
   2）皮質白内障 cortical cataract（図10-2）．
   3）前嚢下白内障 anterior subcapsular cataract（図10-3）．
   4）後嚢下白内障 posterior subcapsular cataract（図10-4）．
2. 病期による分類
   1）初発白内障 incipient cataract．
   2）未熟白内障 immature cataract．
   3）成熟白内障 mature cataract．
   4）過熟白内障 hypermature cataract．
3. 原因による分類
   1）先天白内障 congenital cataract（図10-5）．
   ・病態：生直後，または幼少期より発症した白内障．遺伝，代謝異常，胎生期の母体感染（風疹など），全身疾患に伴うもの（ダウン Down 症候群，アルポート Alport 症候群など）など．
   2）加齢白内障 age-related cataract．
   ・病態：水晶体の透明性に影響を与えるような明らかな要因がなく，加齢に伴って出現してくる白内障．最も多い．
   3）外傷性白内障 traumatic cataract（図10-6）．
   ・病態：穿孔性眼外傷や鈍的眼外傷に伴って生じる．
   4）併発白内障 complicated cataract．
   ・病態：重篤な眼疾患（ぶどう膜炎，緑内障，網膜色素変性などの網膜疾患，眼内腫瘍な

ど）に伴って生じる白内障．
5）全身疾患に伴う白内障．
　・病態：代謝障害（metabolic cataract，糖尿病，ガラクトース血症，低カルシウム血症，甲状腺機能低下症など），皮膚病（皮膚原性白内障 dermatogenic cataract，アトピー性皮膚炎など），ウェルナー（Werner）症候群，ダウン（Down）症候群，筋緊張性ジストロフィなど全身疾患に伴う白内障．
6）薬剤・毒物による白内障 toxic cataract．
　・ステロイド薬（ステロイド白内障 steroid cataract），向精神病薬など．
7）放射線白内障 radiation cataract．
　・病態：放射線障害によるもの．X線（X-ray cataract），紫外線，電撃（lightning cataract）などでも白内障を生じる．
8）後発白内障 aftercataract（図10-7）．
　・病態：術後に残存した水晶体上皮細胞が水晶体嚢を足場として再増殖・分化し水晶体嚢周囲が混濁するもの．白内障と同様に視力が低下する．YAGレーザーによる後嚢切開術が行われる．
● **治　療**：水晶体乳化吸引術と眼内レンズ挿入術を行う（図10-8）．

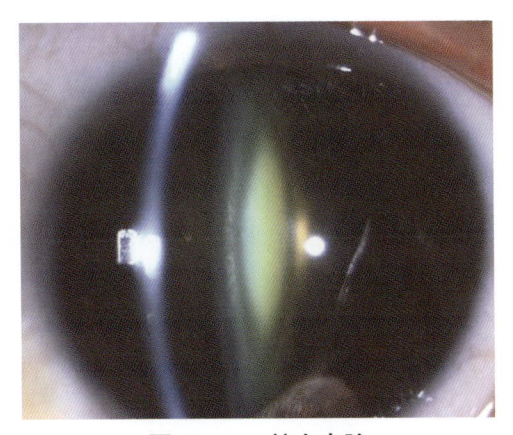

図10-1　核白内障

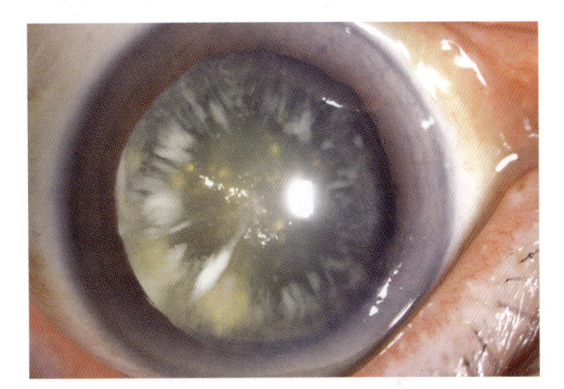

図10-2　皮質白内障

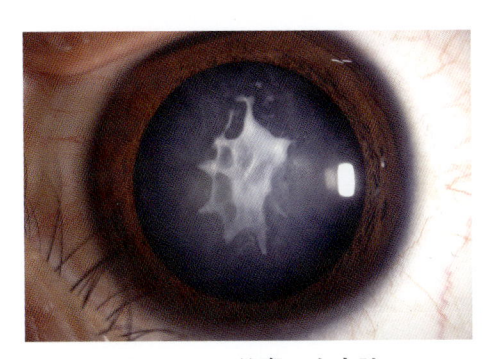

図10-3　前嚢下白内障

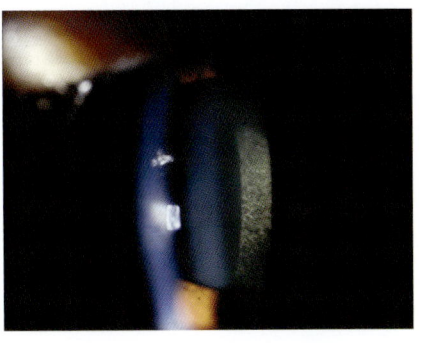

図10-4　後嚢下白内障

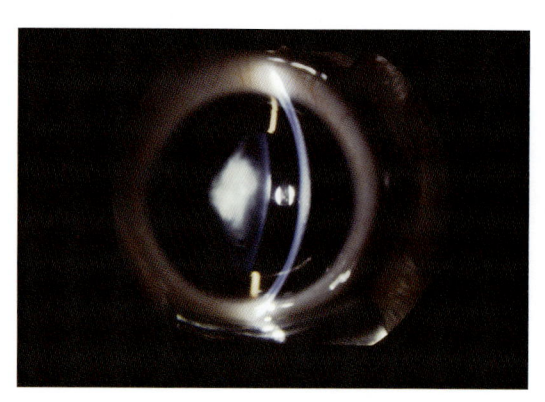

図 10 - 5　先天白内障

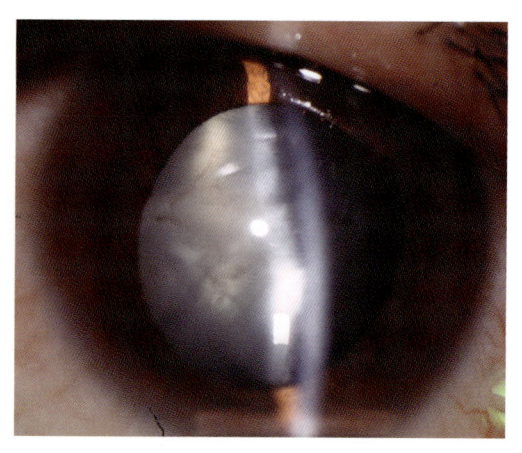

図 10 - 6　外傷白内障

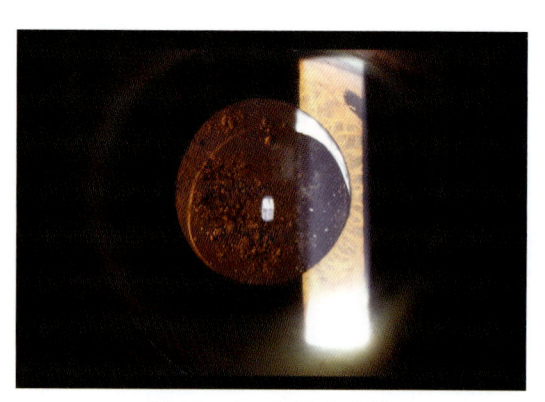

図 10 - 7　後発白内障

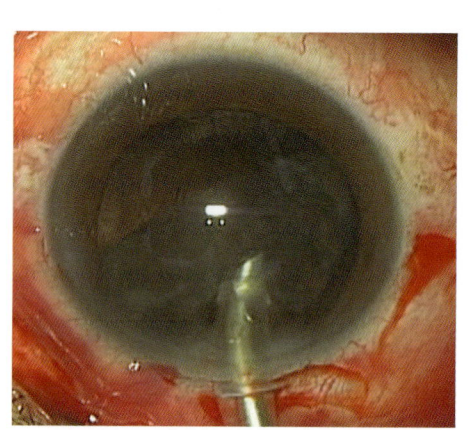

図 10 - 8　水晶体乳化吸引術

Side Memo

白内障

　白内障手術は，日本で年間 90 万件程度行われている．代表的な手術法は，超音波乳化吸引術と眼内レンズ挿入術である．超音波乳化吸引術の開発者は，米国のケルマン博士であるが，それとほぼ平行して日本でも超音波乳化吸引術が開発施行された歴史がある．超音波の発振方法には，チップの動かし方により数種類あるのだが，米国では，前後にチップを動かす方法が採用され，日本では左右に首を振る方法が採用された．日本での開発は，その後中止され，ケルマン方式が世界基準となった．しかしながら，数年前，新たな画期的な発振方法として米国で開発された機器には，左右に首を振る方法が採用されている．

10-2. 水晶体の位置異常 ectopia lentis

● **水晶体偏位**（亜脱臼・脱臼）ectopic lens（(sub)luxated lens）（図10-9）

病態：水晶体が本来の位置になく偏位したもの．マルファン（Marfan）症候群，ホモシスチン尿症，マルケサニ（Marchesani）症候群などの先天異常（水晶体偏位）に伴うもの，外力により毛様小帯が断裂した外傷性のもの，落屑（exfoliation）症候群に伴うものがある．

症状：偏位が軽度の場合には無症状のことが多い．進行すると体位により変動する視力障害や複視（亜脱臼），急激な視力低下（脱臼）を訴える．

所見：散瞳し瞳孔領に水晶体の赤道部が見えたり，座位，仰臥位で水晶体の位置が変化する．時に浅前房をきたし緑内障発作を生じる．

治療：視力障害や緑内障発作を生じた場合には，観血的に水晶体を除去しその後眼内レンズを縫着する．

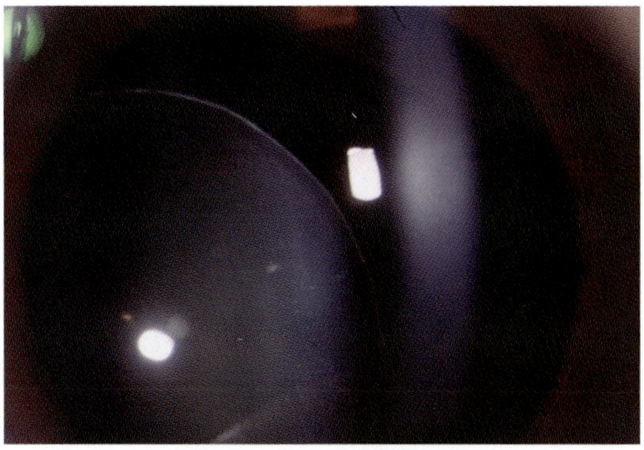

図10-9 水晶体偏位

Side Memo

水晶体

　水晶体の役目には，屈折・調節・有害光の除去・前後の隔壁（硝子体と前後房間の物質の移動を抑制する）がある．白内障手術を行って水晶体を除去した後，眼内レンズを挿入する．このレンズには，網膜への光障害を予防する目的で，15年以上前に紫外線吸収剤が添加された．ただ，本来の人の水晶体は，青色光も一部吸収している．このため，青色光が，透過しすぎて術後にものが青っぽく見える青視症が一部の患者に出現する．多くは，その後気にならなくなってしまうのだが，これを解決しようと日本では，青色光を一部吸収するイエローレンズが開発された．色の問題は慣れてしまう人も多いのであまり使われなかったが，最近，加齢黄斑変性の予防につながる可能性が欧米で注目されリバイバルとなり標準化されそうな勢いである．

11章 緑内障

11-1. 緑内障総論 glaucoma

> 1. 緑内障とは，"緑内障性視神経症"とよばれる視神経の病変をきたす疾患（図11-1，2）．
> 2. 緑内障性視神経症では視神経を構成する組織が消失．
> 3. 視神経乳頭の陥凹拡大などの形態的異常と，対応する視野の異常．
> 4. 眼圧（正常値は10～20 mmHg）の高いことは緑内障の危険因子．正常眼圧でも緑内障になりうる．
> 5. 検査として，眼圧検査と房水流出に関係する隅角検査が，緑内障の判定に必要な視神経乳頭検査（眼底検査）と視野検査と並んで大切．

● 分 類

1. 原発緑内障
   1）原発開放隅角緑内障：正常隅角，視神経乳頭の緑内障性変化，視野変化を特徴とする疾患．眼圧の高いタイプが狭義の原発開放隅角緑内障，眼圧が常に正常のタイプが正常眼圧緑内障．
   2）原発閉塞隅角緑内障：相対的瞳孔ブロックとよばれる機序で，虹彩が隅角を閉塞することで眼圧が上昇して起こる緑内障．急激に眼圧が上昇すると急性緑内障発作を起こす．
2. 続発緑内障：眼圧が上昇する原因があり，そのために眼圧上昇を経て，視神経の異常をきたす緑内障．
3. 発達緑内障（先天緑内障）：隅角の先天異常により，眼圧が上昇して発症する緑内障．

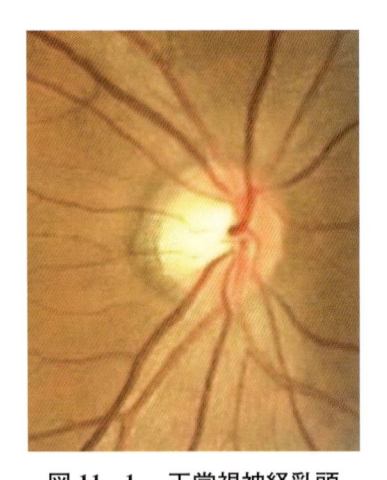

図11-1　正常視神経乳頭
視神経乳頭の辺縁部は整い，色も良い．乳頭周囲の網膜の表面のきめも細かい．

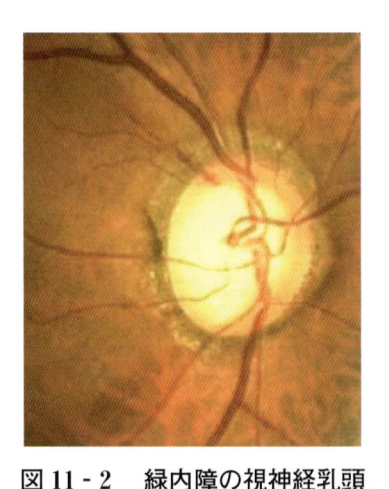

図11-2　緑内障の視神経乳頭
乳頭辺縁部の幅が狭い（＝陥凹拡大）．網膜表面の色は暗く，正常に比して全体に滑らか．

11-2. 原発開放隅角緑内障 primary open-angle glaucoma（POAG）

● **病　態**
1）緑内障の基本型．両眼性．眼圧上昇をきたす他の疾患（状況）なし．
2）正常隅角と緑内障性視神経症（視神経の変化と視野変化）が特徴．
　原発開放隅角緑内障は狭義には眼圧が高い（一般に 21 mmHg 以上）症例のみを指す．
3）時に，眼圧が常に正常範囲にある正常眼圧緑内障を合わせた疾患概念として用いることもあり．

● **症　状**：進行例で認められる視野異常（視力障害）以外に自覚症状に乏しいことが特徴．

● **所　見**
1）正常隅角（図 11-3）．高眼圧（正常眼圧緑内障では正常眼圧）．
2）視神経乳頭の陥凹拡大（＝辺縁部狭細化）と網膜神経線維層欠損．視野異常（図 11-4）．

● **治　療**
1）眼圧の下降により視神経の病変進行を防止すること．
2）眼圧下降手段には薬物治療，レーザー治療，手術療法．

● **予　後**：慢性に経過し，徐々に視野異常は進行．眼圧下降で停止することあり．

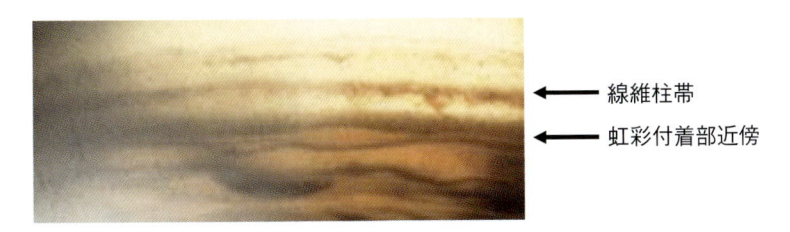

図 11-3　隅角
線維柱帯の位置がわかりやすいという理由で落屑緑内障の隅角を示す．

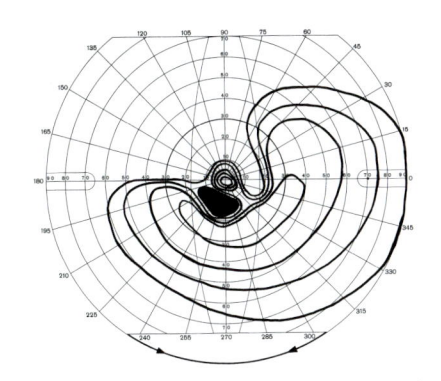

←線維柱帯
←虹彩付着部近傍

図 11-4　緑内障の視野（動的測定）

Side Memo
高眼圧と正常隅角でありながら，緑内障性視神経症を欠く病型を高眼圧症とよぶ．

11-3. 原発閉塞隅角緑内障 primary angle-closure glaucoma（PACG）

1. 相対的瞳孔ブロックとよばれる機序で，虹彩が隅角を閉塞することで眼圧が上昇して起こる緑内障．
2. 両眼性．
3. 相対的瞳孔ブロックは前房の浅い眼で房水が瞳孔を通過して後房から前房に移動する際に余分な力が加わり，虹彩周辺部が前方（隅角に向かって）に凸になること．
4. 眼圧上昇が緩やかな慢性型と急激な眼圧上昇が起こる急性型．

● 慢性原発閉塞隅角緑内障
症状：原発開放隅角緑内障に似た無症状，あるいは軽度の眼痛，光の周囲に虹が見える（虹輪視）など．
所見：浅前房（図11-5）．狭隅角．高眼圧．緑内障性視神経乳頭異常．視野異常．
治療：レーザー虹彩切開術，周辺虹彩切除術，水晶体手術などで相対的瞳孔ブロックを解消するのが先決．その後必要に応じて，眼圧下降手段（薬物治療，レーザー治療，手術療法）．
予後：慢性に経過するが，しだいに進行速度が増大．急性型に移行することあり．

● 急性原発閉塞隅角緑内障
症状：緑内障発作（図11-6）ともよばれ，慢性型とはまったく異なる症状と所見．視力低下，眼痛，結膜充血，頭痛，悪心，嘔吐などの訴えはいずれも高度．頭痛，悪心，嘔吐などのため，脳神経外科や内科の救急疾患と間違われることあり．
所見：浅前房．高度の眼圧上昇（40〜80 mmHg）．結膜充血，角膜混濁，散瞳，対光反射欠如，閉塞隅角．
治療：高浸透圧薬の投与（点滴），ピロカルピン点眼で急性期を脱する．その後，レーザー虹彩切開術，周辺虹彩切除術，水晶体手術などで相対的瞳孔ブロックを解消．他眼については予防的に相対的瞳孔ブロックを解消．
予後：治療が奏効すると悪くないが，奏効しないときわめて予後不良．数日で失明することあり．

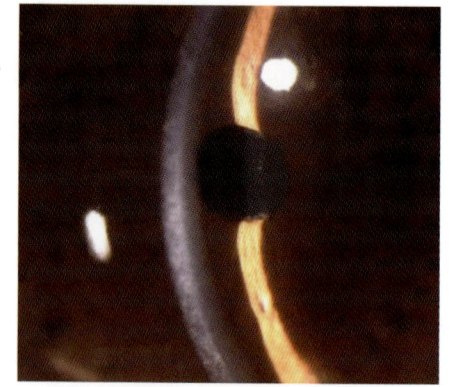

図11-5 浅前房
白い光の線が角膜，茶色は虹彩．白と茶色の光の間隔が正常に比べて短い．また，茶色の光の線が左側に凸となっているのも特徴．

11-4. 発達緑内障 developmental glaucoma

● 病　態
1）隅角の先天的な形成異常により，眼圧上昇をきたす緑内障．
2）出生直後に角膜混濁などで発見される症例から，思春期になって発症する症例まで多彩．早期から発症するものは先天緑内障ともよばれる．
3）両眼性が多い．

● 症　状
1）乳児期に発症する症例では，角膜混濁，流涙，羞明，など．
2）10代以降に発症する症例では自覚症状に乏しく，発見が遅れることが多い．

● 所　見
1）牛眼（buphthalmos）（図 11-7），角膜混濁．高眼圧．視神経乳頭の変化．
2）視野は幼年のため検査不能．

● 治　療
1）隅角の発育不全に対して手術療法（隅角切開術，線維柱帯切開術）．加えて，薬物治療．

● 予　後
1）緑内障の中では不良．
2）また，緑内障がコントロール可能であっても，弱視の発生が多い．

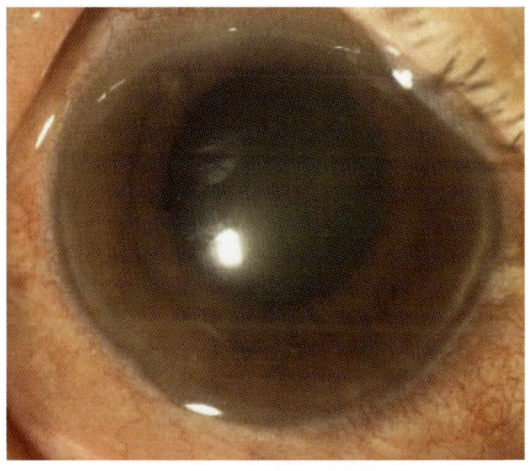

図 11-6　急性発作の図
散瞳，結膜充血，角膜の浮腫がわかる．

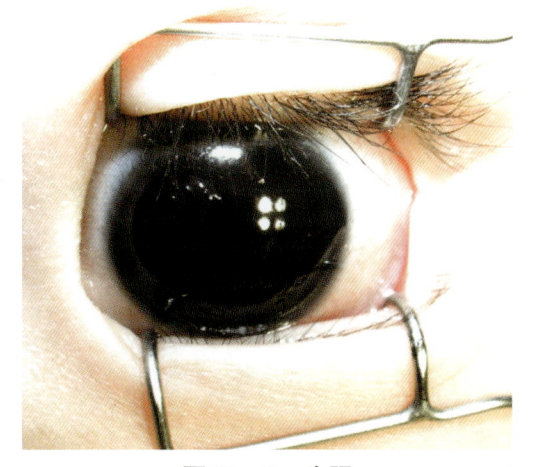

図 11-7　牛眼
角膜径の大きなことが本症の大きな特徴（開瞼器装着）．

11-5. 続発緑内障 secondary glaucoma

1. 眼圧の上昇をきたす原疾患あるいは状況があり，発症する緑内障．
2. 開放隅角性と閉塞隅角性に分けられるが，原発緑内障と異なり，両者のメカニズムがともに関与することもありうる．
3. 片眼/両眼性は病型による．

● 開放隅角性

1）ポスナー・シュロスマン（Posner-Schlossman）症候群．
 ・片眼性．軽微な炎症と眼圧上昇が発作的に起こり，再発が多い．
2）ステロイド緑内障．
 ・ステロイド使用者に認められる眼圧上昇．
 ・点眼などの局所投与で生じやすく，内服では稀．
3）落屑緑内障（図11-8）．
 ・特殊な物質（落屑物質）が隅角に沈着して眼圧上昇．
4）外傷性緑内障．
 ・鈍的外傷（眼球が破裂しない外傷）で隅角が損傷を受け発症する緑内障．
5）水晶体融解緑内障（図11-9）．
 ・白内障が進行した場合に認められる特殊な緑内障．水晶体成分が前房内に流れ，それに対する細胞反応が生じて隅角機能が低下．緑内障発作に似た急性症状．
6）シュワルツ（Schwartz）症候群．
 ・網膜剥離眼に認める特殊な緑内障．視細胞の一部が隅角に詰まる．

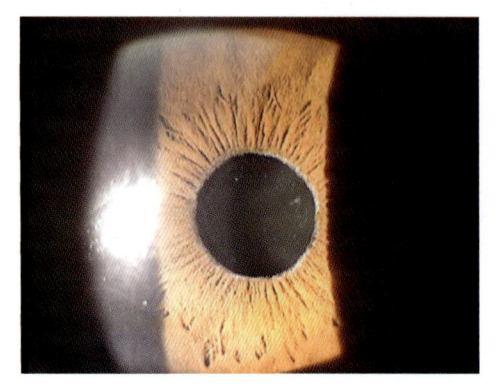

図11-8　落屑緑内障
瞳孔と水晶体表面に白い落屑物質の沈着が認められる．

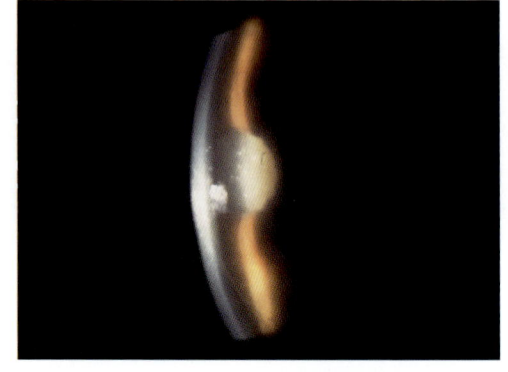

図11-9　水晶体融解緑内障
白内障を放置した症例のため，過熟白内障を認める．

● **閉塞隅角性**

1）ぶどう膜炎による続発緑内障．
・ぶどう膜炎では隅角に炎症を生じ開放隅角性の緑内障を生じるとともに，炎症が長引くと隅角と虹彩の癒着（周辺虹彩前癒着 peripheral anterior synechia；PAS）が生じて閉塞隅角性の緑内障を生じる．
・水晶体と虹彩の癒着が生じて瞳孔ブロックによる閉塞隅角性の緑内障を生じることもある．

2）血管新生緑内障．
・糖尿病網膜症，網膜中心静脈閉塞症など網膜の虚血をきたす疾患に続発する予後不良な緑内障．虹彩，隅角の新生血管が特徴．

3）虹彩角膜内皮症候群（**図 11 - 10**）（☞ p. 86, 87）．
・片眼性．角膜内皮障害，虹彩変形，隅角癒着を特徴とする緑内障．

4）悪性緑内障．
・水晶体の後方に房水が貯留して生じる特殊な緑内障．昔は治療不能であったためこの名がある．

Side Memo
・続発緑内障で眼圧上昇の原因治療ができるものは，眼圧下降とともにその治療を行う．
・続発緑内障の視機能変化は緑内障によるものと原疾患によるものの和．

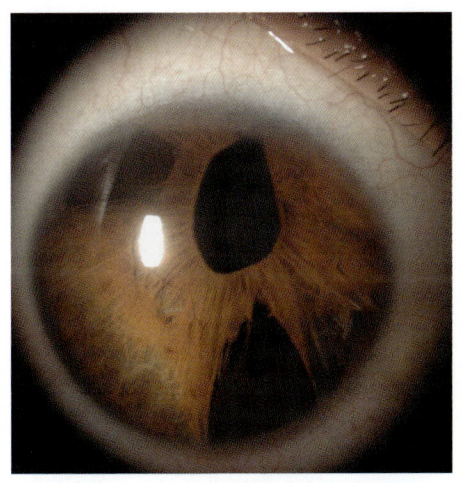

図 11 - 10 虹彩角膜内皮症候群
本来の瞳孔以外に虹彩の萎縮に伴う虹彩孔を生じ，偽多瞳孔となっている．

11-6. 緑内障の治療 treatment of glaucoma

1. 緑内障治療の原則は眼圧の下降により視神経の病変進行を防止すること．
2. 眼圧下降手段：薬物治療，レーザー治療，手術療法．
3. 薬物治療で開始するのが原則．
4. 原発閉塞隅角緑内障と発達緑内障は，手術的な治療を優先．
5. 続発緑内障で原疾患の治療のできるものは眼圧下降治療と並行して施行．
6. 眼圧下降を介さない治療法の効果は限定的で，眼圧下降治療との併用が原則．

● 眼圧下降用薬物（☞ p.7，図1-8）
＊薬物カテゴリー別に記載．特に注記のないものは，点眼薬で，かつ長期使用可能．
1) プロスタグランジン関連薬：房水流出の促進により眼圧下降．
  ・ラタノプロスト，トラボプロスト，ウノプロストン．
2) 交感神経β遮断薬：房水産生の抑制．
  ・チモロール，カルテオロール，レボブノロール，ベタキソロール，ニプラジロール．
3) 交感神経α_1遮断薬：房水流出の促進により眼圧下降．
  ・ブナゾシン．
4) 炭酸脱水酵素阻害薬：房水産生の抑制．アセタゾラミドは内服薬．
  ・ドルゾラミド，ブリンゾラミド，アセタゾラミド．
5) 交感神経刺激薬：房水産生の抑制，房水流出の促進．
  ・ジピベフリン，エピネフリン．
6) 副交感神経作動薬：房水流出の促進．
  ・ピロカルピン．
7) 高浸透圧薬：浸透圧の差を利用した強制的な眼圧下降．点滴あるいは内服．短期間使用．
  ・マニトール，など．

● レーザー治療
1) レーザーを用いた緑内障治療として，閉塞隅角緑内障に行われるレーザー虹彩切開術（図11-11），開放隅角緑内障の隅角に照射して眼圧下降を図るレーザートラベクロプラスティ，毛様体破壊による眼圧下降を図るレーザー毛様体凝固術，などあり．

● 手術療法
1) 緑内障手術療法の代表は線維柱帯切除術（トラベクレクトミー trabeculectomy）と線維柱帯切開術（トラベクロトミー trabeculotomy）．

2）線維柱帯切除術：房水を前房から結膜の下に導くことで新たな房水流出路を形成し眼圧を下げる手術．
3）結膜には濾過胞（**図 11-12**）とよばれるふくらみができる．
4）線維柱帯切除術は眼圧下降効果が大きいが，合併症の多さが問題．
5）線維柱帯切開術：前房とシュレム管（Schlemm canal）の間を切開することで房水流出の抵抗を除き眼圧を下げる手術（**図 11-13**）．
6）線維柱帯切開術は生理的に存在する房水流出路を生かす手法という意味で理論的に優れるが，眼圧下降効果がやや弱い．

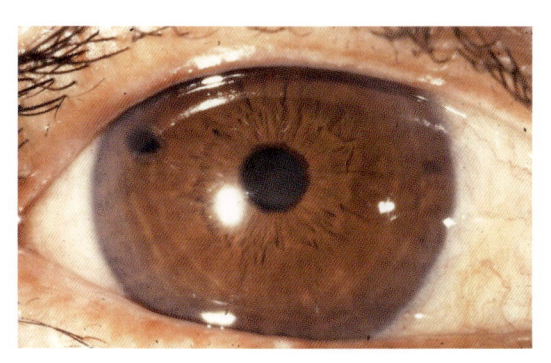

図 11-11　レーザー虹彩切開術
10 時方向に丸い虹彩切開部位を認める．

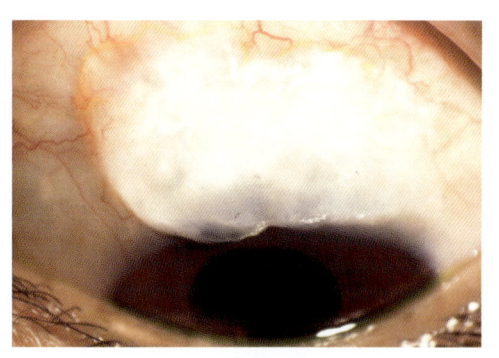

図 11-12　線維柱帯切除術
結膜に盛り上がり（濾過胞）を認める．

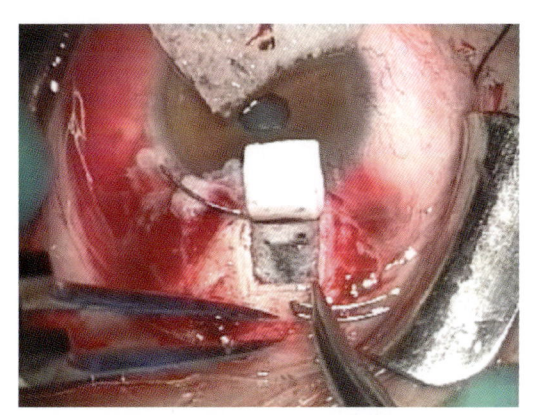

図 11-13　線維柱帯切開術
術中，シュレム管に手術器具を挿入しているところ．
（青山裕美子氏提供）

12章　ぶどう膜疾患

12-1．ぶどう膜炎 uveitis

1．ぶどう膜は虹彩，毛様体，脈絡膜からなり，強角膜と網膜の間に位置する．
2．細かい血管に富み炎症を起こしやすい組織である．
3．全身疾患に伴って，あるいは単独で，さまざまな疾患により炎症を起こし，総称して「ぶどう膜炎」とよぶ．
4．わが国における原因疾患の頻度は，地域や年代によって若干の相違はあるが，三大ぶどう膜炎（サルコイドーシス，ベーチェット病，原田病）が全体の1/3，それ以外の疾患が1/3，原因不明が1/3を占める．

● **治　療**：大きく3つに分けることができる．

1）局所療法：
・前眼部の炎症に対しては，ステロイド薬の点眼が中心．
・中程度以上の炎症の場合は，瞳孔の癒着（虹彩後癒着）を予防するために，散瞳薬を追加．
・高度な時は，ステロイド薬の結膜下注射を行うこともある．
・後眼部の炎症（血管炎や黄斑浮腫）には，ステロイド薬のテノン嚢下注射．

2）全身療法：
・感染性ぶどう膜炎でない場合は，内服や点滴によるステロイド薬が中心．
・炎症の程度，あるいは原因疾患によって，投与量は異なる．
・ステロイド薬以外．
　　ベーチェット病：コルヒチンやシクロスポリンなど，原因疾患に対応した薬剤投与．
　　感染性ぶどう膜炎：それぞれ原因となる微生物に対する薬剤投与．

3）手術療法：
・ぶどう膜炎によって生じた併発白内障に対しては手術適応がある．
・続発緑内障では，薬物療法による眼圧のコントロールが不良の場合は手術適応．
・薬物療法による反応の乏しい硝子体混濁や硝子体出血，炎症によって二次的に生じた網膜剥離に対しては硝子体手術が適応．

表 12-1 ぶどう膜炎の分類

解剖学的分類	前部ぶどう膜炎 （虹彩毛様体炎）	虹彩や毛様体に限局した炎症.
	中間部ぶどう膜炎	硝子体や周辺部の脈絡膜のみの炎症，日本人には少ない.
	後部ぶどう膜炎	脈絡膜にのみに限局した炎症.
	汎ぶどう膜炎	眼球内全体に及ぶ炎症.
臨床病理的分類	肉芽腫性 (glanulomatous)	リンパ球や類上皮細胞が集まって肉芽腫を形成するもの．サルコイドーシスに代表されるようなベタベタとした結節を形成するような炎症.
	非肉芽腫性 (non-glanulomatous)	形質細胞やリンパ球の浸潤は見られるが，肉芽腫は形成しないもの．ベーチェット病に代表されるようなサラサラとしたニボーを形成するような炎症.
原因的分類	外因性	穿孔性眼外傷，手術により惹起されたもの.
	内因性	外因性のもの以外すべて．原因不明も含まれる.

● ベーチェット病 Behçet disease

病態：口腔内アフタ性潰瘍，外陰部潰瘍，皮膚症状（結節性紅斑，皮下の血栓性静脈炎，毛囊炎様皮疹），および眼炎症（ぶどう膜炎）の四主症状をきたす全身性皮膚粘膜症候群．眼炎症は急性非肉芽腫性炎症を呈する.
・また関節症状，副睾丸炎，消化器症状（回盲部潰瘍），血管症状，中枢神経症状などの副症状を示すこともある.

所見：眼炎症の発作時には，好中球が前房内に蓄積する前房蓄膿がみられ（**図 12-1**），眼底には，血管炎，滲出斑，出血，黄斑浮腫をきたす.
・蛍光眼底造影では，シダ状・ほうき状の過蛍光を呈する.
・炎症発作を繰り返すことにより，虹彩後癒着，続発緑内障，併発白内障をきたす.

検査：血液検査：白血球増加，CRP 上昇，血清補体活性の増加，血清免疫グロブリンの上昇.
・HLA 検索：B 51 との相関.
・皮膚針反応：陽性（注射針で皮膚を突くと，膿疱や小紅斑が出現）.

治療：眼炎症には，ステロイド薬の局所投与，散瞳薬の点眼．ステロイド薬の全身投与はかつて禁忌とされていたが，最近では炎症発作時に短期的に使用することもある.
・炎症発作抑制の目的で，コルヒチンや免疫抑制剤の投与を行う．最近では，抗 TNFα 抗体治療が注目されている.

発症と予後：20〜40 代に発症することが多い.
・若い男性では重症例が多い傾向があり，失明に至ることもある.

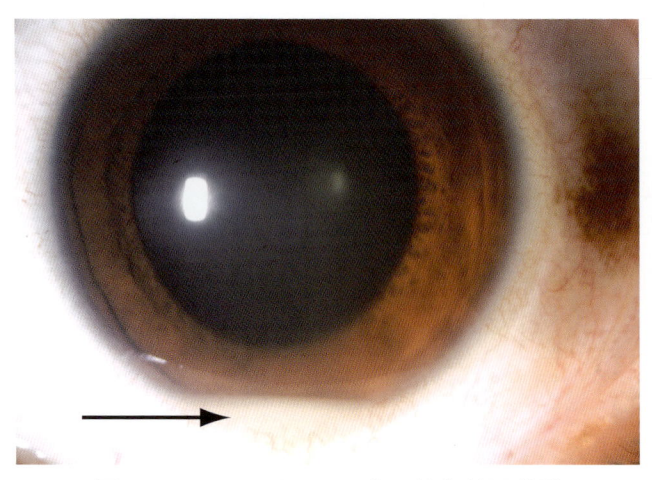

図12-1　ベーチェット病に伴う前房蓄膿

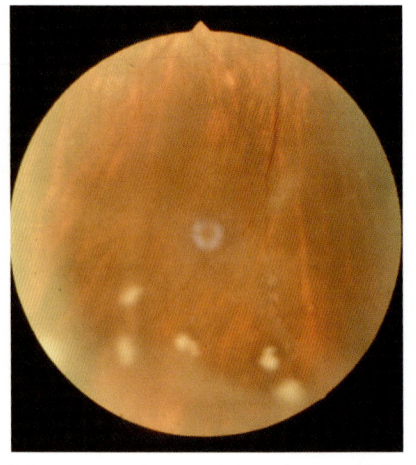

図12-2　サルコイドーシスに伴う硝子体の雪玉状混濁

● **サルコイドーシス** sarcoidosis

病態：全身に非乾酪性類上皮肉芽腫を形成する炎症疾患．肺，皮膚，心臓をはじめ，全身の諸臓器のいずれにも病変が出現．眼炎症は両眼性の慢性肉芽腫性炎症を呈する．

所見：豚脂様角膜後面沈着物を伴う炎症がみられ，周辺虹彩前癒着（テント状）や虹彩・隅角の結節と伴うことがある．眼底は雪玉状硝子体混濁（snowball opacity）（**図12-2**），限局性網脈絡膜萎縮巣，静脈周囲炎，黄斑浮腫をきたす．

検査：胸部X線，胸部CT：両側肺門部リンパ節腫脹（bilateral hilar lymphadenopathy；BHL）がみられる（**図12-3**）．

・血清ACE：上昇．
・ツベルクリン反応：陰性（陰転化）．
・血清・尿中カルシウム：上昇．
・気管支肺胞洗浄検査：リンパ球増加あるいはCD4／CD8比高値．
・ガリウムシンチ：肺やリンパ節への集積．
・組織診：非乾酪性類上皮肉芽腫．

治療：ステロイド薬の局所投与，散瞳薬の点眼にて治療．強い静脈炎には，ステロイド薬の内服投与，黄斑浮腫にはテノン囊下注射．

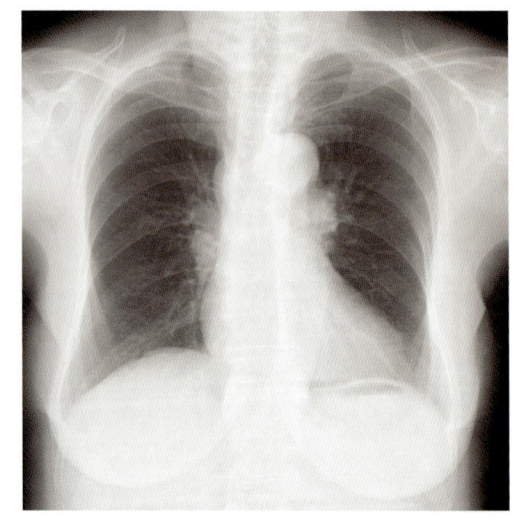

図12-3　サルコイドーシスの両側肺門部リンパ節腫脹（胸部X線写真）

● **原田病** Harada disease（フォークト・小柳・原田病 Vogt-Koyanagi-Harada（VKH）disease）
　病態：全身のメラノサイトに対する自己免疫疾患．前駆症状として感冒様症状を，急性期に無菌性髄膜炎，内耳障害（めまい，耳鳴り，難聴）をきたし，炎症が遷延した場合は皮膚白斑，白髪をきたす．
　・眼炎症は網膜色素上皮細胞の障害による漿液性網膜剥離を伴う，急性または慢性の肉芽腫性炎症を呈する．
　所見：急性期には，両眼性の肉芽腫の前眼部炎症をきたし，眼底は視神経乳頭の発赤・腫脹と後極部を中心とした漿液性網膜剥離を呈する（図12-4）．
　・蛍光眼底造影では，初期に点状の過蛍光，後期に漿液性網膜剥離に一致した造影色素

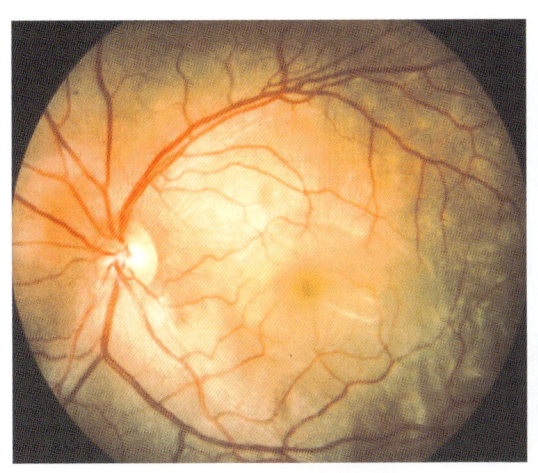

図12-4　原田病の眼底
後極部を中心に多数の漿液性網膜剥離を認める．

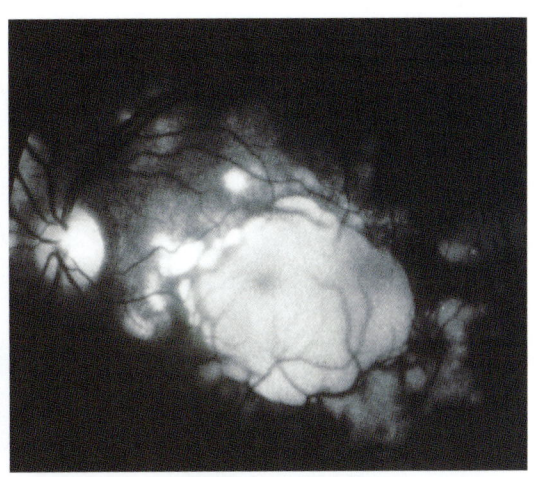

図12-5　原田病の蛍光眼底造影（後期）
漿液性網膜剥離に一致して造影色素の貯留を認める．

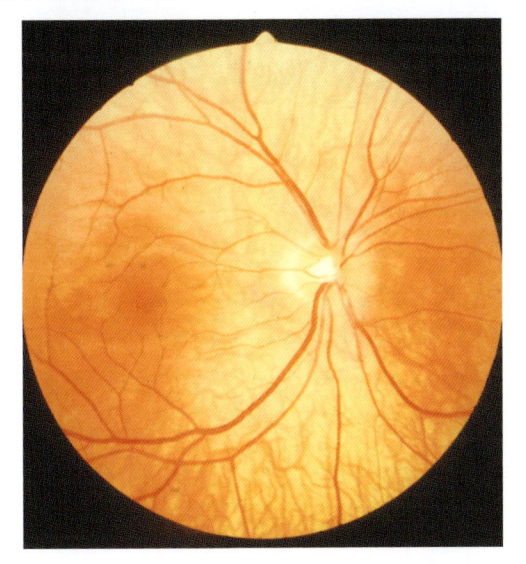

図12-6　原田病（寛解期）の眼底
いわゆる夕焼け状眼底を呈する．

貯留を認める（**図12-5**）．
- 発症より約2ヵ月後以降の寛快期にはいわゆる夕焼け状眼底を呈する（**図12-6**）．
- 炎症が遷延した例では，併発白内障や続発緑内障が発症しやすい．

検査：髄液：単核球優位の細胞増多．
- 聴力：感音性難聴．
- HLA検索：DR4，DR53との相関．

治療：ステロイドパルス療法またはステロイド大量漸減療法．前眼部炎症にはステロイド薬と散瞳薬の点眼．

予後：早期に治療を開始し消炎を得ることができれば，視力予後は良好．

● **交感性眼炎** sympathetic ophthalmia

病態：原田病と同じく，メラノサイトに対する自己免疫疾患．外傷・内眼手術後（2ヵ月以内に発症することが多い）に発症．

所見：両眼の肉芽腫性炎症で漿液性網膜剥離をきたす（**図12-7**）．

治療：原田病と同じく，ステロイドパルス療法またはステロイド大量漸減療法を行う．
- 前眼部炎症に対してはステロイド薬と散瞳薬の点眼を行う．

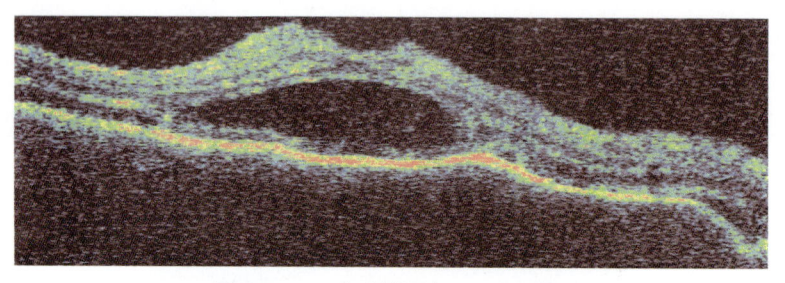

図12-7　交感性眼炎のOCT像

● **感染性ぶどう膜炎** infectious uveitis

1. **急性網膜壊死** acute retinal necrosis（ARN）

    病態：水痘帯状疱疹ウイルスや単純ヘルペスウイルスによって起こる劇症型網脈絡膜炎．

    所見：片眼の豚脂様角膜後面沈着物を伴う急性肉芽腫性炎症をきたし，眼底は強い硝子体混濁，網膜動脈周囲炎，網膜滲出斑（網膜壊死巣）がみられる（**図12-8**）．
    - 網膜壊死巣は周辺網膜から生じ，後極部に向かって進展する．

    検査：PCR法による眼内液（前房水，硝子体）のウイルスDNA検索によって確定する．

    治療：アシクロビル（抗ウイルス薬）の点滴投与を行い，また消炎のためにステロイド薬の全身投与を行う．
    - 網膜壊死巣が限局的で軽症な症例では薬物療法のみで治療可能であるが，壊死巣に網膜裂孔を生じ網膜剥離が発症すると，硝子体手術が必要．

2. サイトメガロウイルス網膜炎　cytomegalovirus retinitis（CMV retinitis）

病態：免疫不全患者における日和見感染症．AIDS 患者や，骨髄移植後，腎移植後，膠原病などにおける免疫抑制薬・ステロイド薬使用時において発症．

所見：眼底の後極部に発症する劇症型と周辺部に発症する顆粒型に分けられる．
- 黄白色の活動性病変は血管炎や網膜出血を伴い，病変の拡大とともに中央部分から萎縮していく．
- 前眼部炎症や硝子体混濁は軽度であることが多い（**図 12-9**）．

検査：血液検査（CMV antigenemia 検査，PCR 検査），眼内液（PCR 検査）．

治療：抗ウイルス薬であるガンシクロビルやフォスカルネット（AIDS 患者でのみ保険適応）の点滴投与．ガンシクロビルは骨髄抑制の副作用があり，全身投与が困難な場合には硝子体注射．

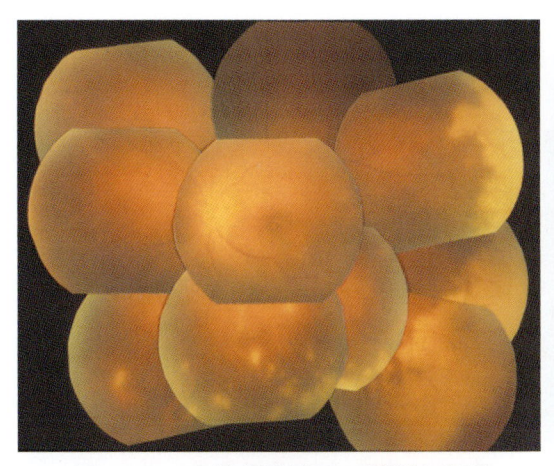

図 12-8　急性網膜壊死の網膜滲出斑
周辺部から病変が拡大していく．

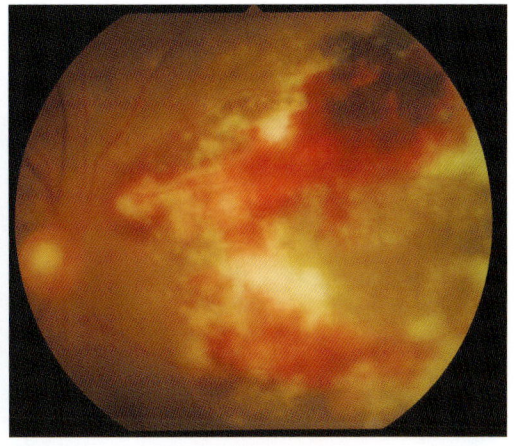

図 12-9　白血病に合併したサイトメガロウイルス網膜炎の眼底
網膜出血を伴う黄白色病変が周辺から拡大している．

3. ヘルペスウイルス性虹彩毛様体炎　herpetic iridocyclitis

病態：単純ヘルペスウイルスまたは水痘帯状疱疹ウイルスよる肉芽腫性の前部ぶどう膜炎．

所見：通常片眼に発症．豚脂様角膜後面沈着物を伴う虹彩毛様体炎で，角膜病変（潰瘍，実質炎，内皮炎）を伴うこともある．
- 虹彩の前後癒着や瞳孔反応減弱などが生じ，炎症が落ち着いた後にも虹彩萎縮や不正形瞳孔を生じることがある．

検査：PCR 法による前房水のウイルス DNA 検索．

治療：アシクロビルの眼軟膏・内服，ステロイド薬の点眼・内服（角膜潰瘍がある場合はステロイド薬の点眼は禁忌），散瞳薬の点眼を用いる．

4. トキソプラズマ症 toxoplasmosis

病態：*Toxoplasma gondii* の感染症．垂直感染による先天性感染と後天性感染がある．後天性感染では不顕性感染が多い．

所見：黄斑部付近に限局性の黄白色滲出性病変をきたし，瘢痕性病巣を残す．再発時には瘢痕病変の近くに娘病巣を形成する（**図 12 - 10**）．

治療：アセチルスピラマイシンにステロイド薬を加えて投与．

5. 真菌性眼内炎 fungal endophthalmitis

病態：真菌の感染症．
- IVH（中心静脈栄養）カテーテル，他臓器の真菌感染症，皮膚の真菌感染症などから波及．

所見：白色の菌塊を網膜脈絡膜，硝子体，前眼部に認める（**図 12 - 11**）．

治療：抗真菌薬の全身投与・硝子体注射．治療に反応せず進行した症例では硝子体手術．

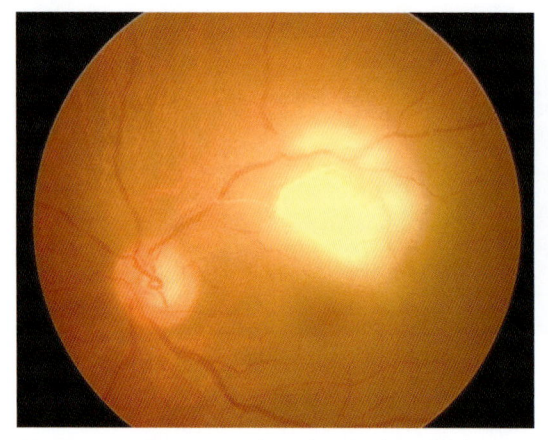

図 12 -10 眼トキソプラズマ症（初感染）の眼底写真
後極に黄白色滲出病変を認める．

図 12 - 11 真菌性眼内炎
網膜に白色の菌塊を認める．

6. 術後眼内炎 postoperative endophthalmitis

病態：内眼手術後の細菌感染．3,000 例に 1 例程度の頻度で発症．

所見：前房蓄膿を伴う強い前眼部炎症を認める．後眼部に炎症が及ぶと強い硝子体混濁，網膜炎をきたす．

治療：急激に進行することが多く，早急に治療を行わないと失明に至る．
- 抗生剤の全身投与，点眼のみでは不十分で，硝子体注射，硝子体手術を要する．

12-2. ぶどう膜の先天異常 congenital uveal anomalies

1. ぶどう膜の先天異常には眼杯裂の閉鎖不全によるコロボーマ．
2. PAX 6 遺伝子異常による無虹彩．
3. 水晶体血管膜の吸収不全による瞳孔膜遺残．
4. メラニン形式異常による白子症などがある．

● コロボーマ（ぶどう膜欠損）coloboma（図 12-12）
病態：胎生 7 週目前後における眼杯裂の閉鎖不全により生じる．
所見：眼杯裂に一致して眼球下方の脈絡膜，毛様体，虹彩，視神経乳頭が欠損する．
・小眼球，眼振，網膜剥離，白内障を合併することがある．
治療：合併症に対する治療を行う．
・本症に生じた網膜剥離は予後不良なことが多い．

● 無虹彩 aniridia
病態：虹彩発生不全．11 番染色体短腕（11q13）にある PAX 6（胎生期の器官分化を司る遺伝子）の異常による．
・PAX 6 の近くにウィルムス腫瘍（Wilms tumor）腫瘍の原因遺伝子（WT 1）があり，本症の全身合併症として腎臓ウィルムス腫瘍の頻度が高い．
所見：典型例では虹彩を完全に認めない場合も前房隅角に瘢痕的な虹彩根部のみを認めることが多い．
・眼合併症に，黄斑低形成，緑内障，白内障，角膜混濁，斜視，眼振など．

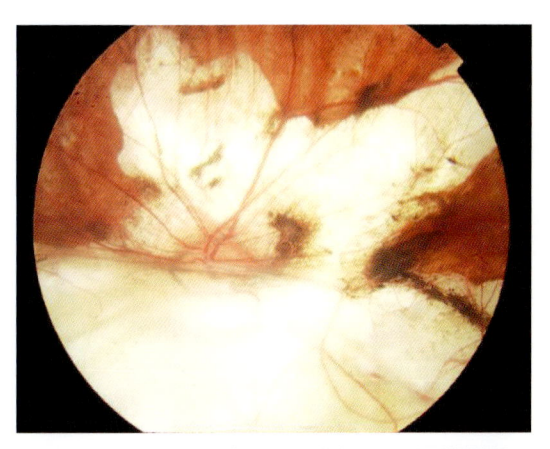

図 12-12　コロボーマに合併した網膜剥離

治療：根本的な治療はないが，虹彩付きコンタクトレンズを考慮することもある．
・ウィルムス腫瘍は早期に両側に合併するので，他科との連携が重要．

● **瞳孔膜遺残** persistent pupillary membrane（PPM）
病態：胎生期の水晶体血管膜が吸収されずに遺残したもの．
所見：虹彩に似た褐色の膜構造が瞳孔領にハンモック状にかかる．
・遺残瞳孔膜の間隙から光が入るので，視力には影響しないことが多い．
治療：高度な場合には観血的切除術，YAG レーザーによる切開を行う．

● **白子症** albinism
病態：先天性のメラニン形成異常．
・皮膚，体毛，眼など全身的に無色素になる全身的白子症と眼に限局する眼白子症がある．
・全身的白子症では皮膚，体毛の低色素により診断は容易．
・眼白子症には，X 染色体劣性遺伝のものと常染色体劣性遺伝のものがある．
・X 染色体劣性眼白子症の女性保因者は正常色素と低色素が混在するモザイク様眼底所見が認められる．
所見：眼底は，白人様または原田病における夕焼け状眼底様の低色素を呈する．
・黄斑低形成，眼振，強い屈折異常を伴うことが多い．

12-3. ぶどう膜腫瘍 uveal tumors

1. 脈絡膜の悪性腫瘍には，悪性黒色腫，転移性腫瘍，悪性リンパ腫などがある．
2. 脈絡膜に生じる良性腫瘍としては，血管腫，母斑，骨腫，神経線維腫などがある．悪性腫瘍との鑑別が必要．

● 悪性腫瘍

1. **悪性黒色腫** malignant melanoma
   病態：メラノサイト由来で，ぶどう膜（主に脈絡膜）に発生する悪性腫瘍．
   - 白人に多いが，有色人種では少なく，わが国では頻度は高くない．
   - 後極部に発生すれば早期から視力低下などが生じるが，周辺に生じた場合は腫瘍が大きくなるまで自覚症状はない．
   - 血行性に遠隔転移をきたし，特に肝臓への転移が多い．

   所見：眼底の一部に隆起性病変を認め，典型例ではメラニン色素に富んだきのこ状の隆起を呈する．
   - 腫瘍の構成細胞は主に紡錘細胞と類上皮細胞で，類上皮細胞型の生命予後は不良とされている．
   - 超音波検査では，硝子体混濁を伴ったケースでも容易に腫瘍部分を描出できる．
   - CTやMRIでは，眼病変とともに眼外浸潤像をとらえることができる（図12-13）．

   治療：できるだけ眼球壁を保持しつつ腫瘍部分を完全に摘出する．
   - 腫瘍が大きい場合には眼球摘出も行う．
   - 放射線療法は無効であるが，近年陽子線や重粒子線照射などによる治療も試みられている．

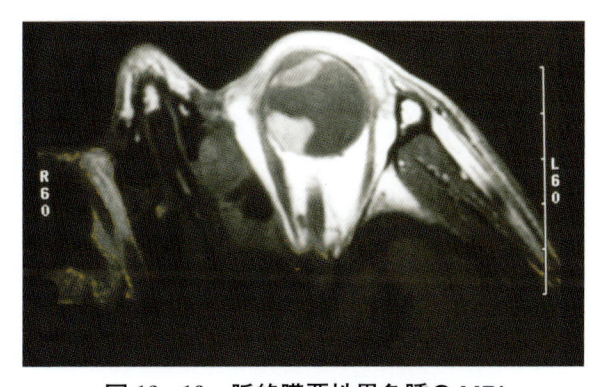

   図12-13 脈絡膜悪性黒色腫のMRI
   典型的なきのこ状隆起を認める．

2. **転移性腫瘍** metastatic tumor
   病態：眼外の悪性腫瘍が血流に富む脈絡膜に血行性播種する．
   - わが国での眼内悪性腫瘍の中で最も頻度が高い．
   - 男性では肺癌，女性では乳癌からの転移が多い．
   - 乳癌では手術から数年～10数年経ってから転移が見つかることもある．

・肺癌では原発巣よりも先に発見されることもあり，胸部X線やCTによる検索も重要．

所見：腫瘍は白色の境界不明瞭な扁平な腫瘍で，続発性の滲出性網膜剥離をきたすことがある（**図12-14**）．

治療：摘出手術は行わず，放射線療法や光凝固を行う．
・化学療法を行うこともある．
・生命予後は不良．

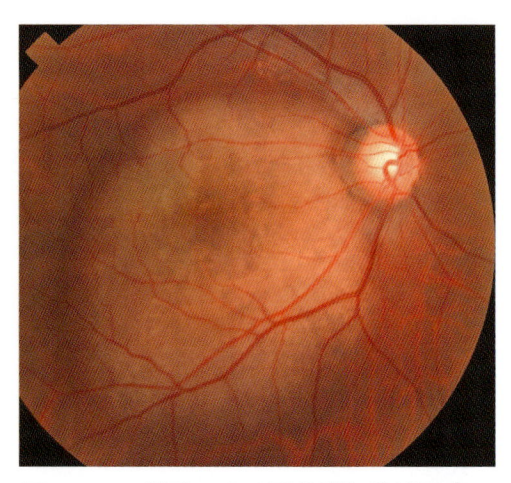

図12-14　肺癌による脈絡膜転移性腫瘍の眼底
腫瘍の周囲に滲出性網膜剥離を伴っている．

3. **悪性リンパ腫** malignant lymphoma

病態：眼あるいは脳を原発とする中枢神経系悪性リンパ腫と，全身の悪性リンパ腫に伴うものとがある．
・炎症細胞との見分けは困難なぶどう膜炎様症状を示し，仮面症候群を呈する代表的な疾患．

所見：眼底に境界不明瞭な黄白色病変（**図12-15**），硝子体混濁をきたす．

治療：診断的治療として硝子体手術を行い，細胞診にて確定診断．また眼内液（前房水，硝子体）中のIL-10の上昇がみられ，しばしば診断の助けとなる．
・ステロイド薬にはあまり反応せず，放射線療法を行う．
・全身性悪性リンパ腫合併例では化学療法を行う．
・その他，補助的な治療としてメトトレキセートの硝子体注射を行うこともある．
・生命予後は不良．

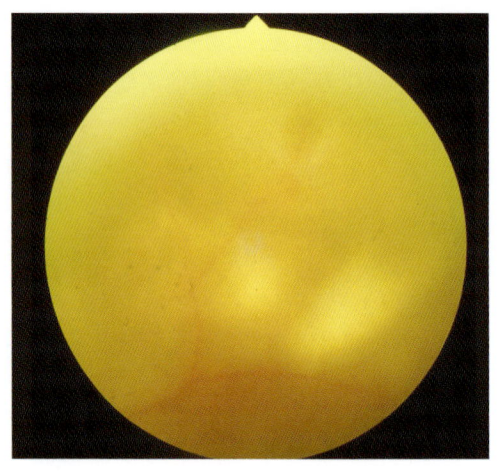

図12-15　悪性リンパ腫の眼底所見
境界不明瞭な黄白色病変を認める．

● **良性腫瘍**

1. **脈絡膜血管腫** choroidal hemangioma

病態：限局性のものと，スタージ・ウェーバー（Sturge-Weber）症候群にみられるびまん性のものがある．

1）**限局性脈絡膜血管腫** circumscribed choroidal hemangioma

所見：眼底に限局したオレンジ色の表面が平滑な隆起がみられる（**図12-16**）．周囲に続発性の網膜剥離を認めることがある．

・蛍光眼底造影では早期に太い脈絡膜血管が過蛍光として現れ，時間とともに色素貯留がみられ，後期にはmulti-lake stainingを呈する．

治療：無症状のものでは経過観察，網膜剥離を伴うものでは光凝固にて治療．

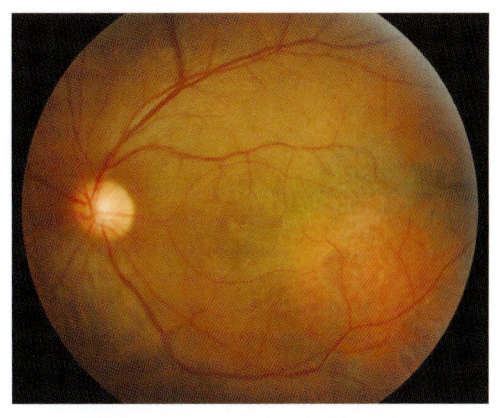

図12-16 脈絡膜血管腫の眼底
特徴的なオレンジ色の病変を認める．

2）**びまん性脈絡膜血管腫** diffuse choroidal hemangioma

病態：スタージ・ウェーバー症候群で顔面の血管腫と同側の眼底に生じる．本症の約30％に緑内障を合併するため注意を要する．

・全身症状としては，顔面の皮膚血管腫，髄膜血管腫，てんかん，片麻痺，知能発達遅延など．

所見：眼底が赤みを帯び，トマトケチャップ眼底ともいわれる．

治療：続発緑内障を伴う症例では手術を要することがある．

2. **脈絡膜骨腫** choroidal osteoma

病態：若い女性にみられ，異所性骨形成．視力障害などで来院し発見されることもあるが，眼底検査で偶然見つかることもある．

所見：地図状の扁平な腫瘍で，乳頭近傍に存在することが多い（**図12-17**）．

・蛍光眼底造影では，早期から過蛍光．

・超音波検査で強い反射像がみられ，CTでは腫瘍に一致して正常の骨と同様の高輝度像．

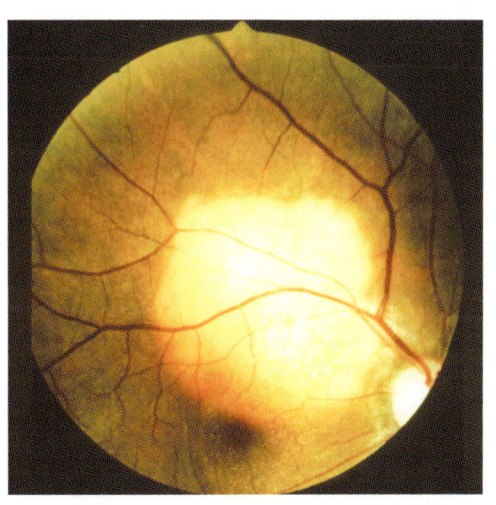

図12-17 脈絡膜骨腫の眼底
乳頭近傍に黄白色の扁平な腫瘍を認める．

12-4. 脈絡膜剥離 choroidal detachment

1. 脈絡膜および毛様体と強膜との間に液体が滲出し，網脈絡膜が硝子体側に膨隆した状態．
2. 周辺部に生じ後極部にあることは少ない．
3. 原因としては，Uveal effusion，続発脈絡膜剥離などがある．

● **Uveal effusion**
病態：小眼球に合併し，強膜の肥厚を認めることが多い．
・しばしば両眼性で，再発．
・ぶどう膜炎の所見はないかあっても軽度．
所見：頭位によって容易に移動する非裂孔原性網膜剥離で，高頻度に脈絡膜剥離を伴う（図12-18）．
治療：ステロイドは無効なことが多い．小眼球に伴うものでは，強膜開窓術を行う．

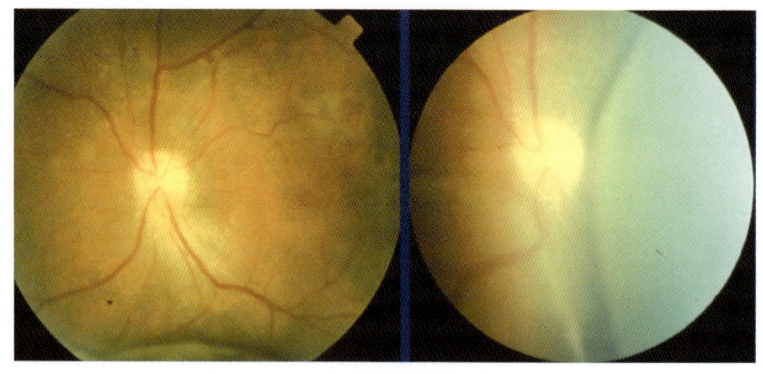

座位　　仰臥位
図12-18　Uveal effusion の眼底
座位と仰臥位で網膜剥離が大きく異なる．

● **続発脈絡膜剥離**
病態：術後に生じるものと手術と関係しないものがある．
・術後に生じるものは，緑内障に対する線維柱帯切除術後や白内障の手術に縫合不全があった場合の低眼圧に伴う．
・手術と関係しないものとしては，裂孔原性網膜剥離，鈍的外傷による低眼圧，ぶどう膜炎（原田病や交感性眼炎に多い）に伴って生じることが多い．
所見：網脈絡膜が硝子体側に膨隆する．周辺部に生じ後極部にあることは少ない．
治療：低眼圧によるものでは，低眼圧の改善とともに脈絡膜剥離は消失する．
・裂孔原性網膜剥離に対しては手術加療，ぶどう膜炎に対しては消炎治療が必要となる．

12-5. 脈絡膜ジストロフィ choroidal dystrophies

1. 脈絡膜の遺伝性萎縮を主な徴候とするジストロフィ．
2. 脈絡膜の委縮とともに，網膜色素上皮や神経網膜が障害され，視力低下・視野障害・暗順応障害（夜盲）をきたす．

● コロイデレミア choroideremia
病態：X 染色体連鎖性遺伝で，保因者にも軽度の眼底病変を示す．
- 視機能障害は定型網膜色素変性と類似する．
- 幼小児期より夜盲を自覚する．
- 視力は後期まで比較的保たれるが，病変が黄斑に及ぶと高度の視力低下をきたす．
- 視野障害は初期では輪状暗点，その後，求心状狭窄となる．

所見：眼底は，初期には網膜色素上皮の委縮による顆粒状の色素集積が見られ，変性が進行すると島状の委縮病変が形成，拡大していく．
- 委縮病変では脈絡膜の毛細血管が消失し，脈絡膜大血管がよく観察される．
- 末期には脈絡膜大血管も委縮し，強膜が透けて見える白色眼底を呈する．
- ERG は subnormal から消失型，EOG は初期の段階から低下．

治療：有効な治療法はない．

● 脳回状脈絡網膜萎縮 gyrate chorioretinal atrophy
病態：稀な常染色体劣性遺伝病．
- オルニチン代謝酵素の一つであるオルニチンアミノトランスフェラーゼの先天的欠損が原因．
- 高オルニチン血症，高オルニチン尿症を生じる．
- 青年期までに夜盲を初発症状として発病し，その後視力障害や視野障害が徐々に進行してくる．

所見：眼底の中間周辺部に小円形の委縮巣が発生し，増加・拡大・癒合し，特徴的な脳回に似た網脈絡膜委縮をきたす．
- 進行とともに病変は後極へと拡大し，最終的には黄斑部も委縮する．
- 強度近視や白内障を高頻度に合併する．ERG，EOG ともに初期から強く障害される．

治療：ビタミン B_6 の大量投与，低アルギニン食，プロリン投与などが行われるが，治療効果は定かでない．

13章 網膜疾患

13-1. 高血圧および動脈硬化による眼底変化 fundus changes in hypertension and arteriosclerosis

分類と臨床所見

- シェイエ（Scheie）分類：高血圧変化と動脈硬化所見を分けて記載する．

程度	高血圧性所見	細動脈硬化所見
Ⅰ度	わずかな細動脈の狭細化	細動脈壁反射亢進と交叉現象（図13-1）
Ⅱ度	著明な細動脈狭細化 著しい口径不同	強い動脈壁反射亢進と著明な交叉現象
Ⅲ度	網膜出血・白斑	銅線動脈
Ⅳ度	乳頭浮腫	銀線動脈

- キース・ワグナー（Keith-Wagener）分類：全身所見と関連づけた分類．
  - 0群：正常
  - Ⅰ群：細動脈の狭細と硬化軽度（機能的変化）
  - Ⅱ群：細動脈の狭細と硬化が強い（器質的変化）
  - Ⅲ群：出血・白斑
  - Ⅳ群：乳頭浮腫

※シェイエ分類は汎用されているがキース・ワグナー分類を使用することは稀．

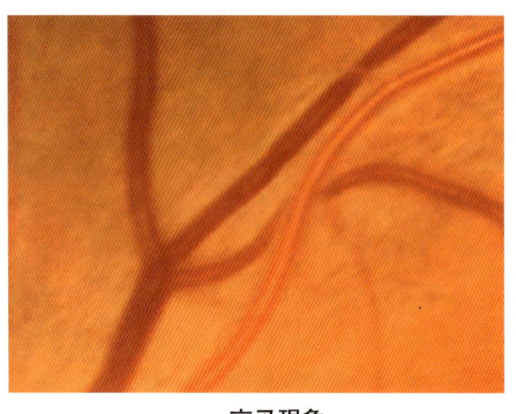

a. 交叉現象

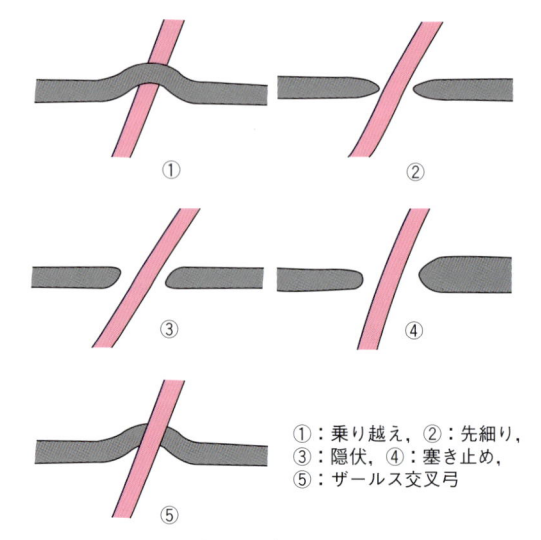

b. 交叉現象のシェーマ

①：乗り越え，②：先細り，③：隠伏，④：塞き止め，⑤：ザールス交叉弓

図13-1 交叉現象

● 高血圧網膜症 hypertensive retinopathy（図 13-2）

1）本態性高血圧 essential hypertension.
2）悪性高血圧 malignant hypertension.
3）糸球体腎炎 glomerulonephritis.
4）妊娠中毒症 toxemia of pregnancy.
5）褐色細胞腫 pheochromocytoma などでみられる．
6）原因疾患の治療：悪性高血圧，妊娠中毒症，褐色細胞腫では著明な眼底所見を伴うこともあり，眼底所見からこれらの疾患を疑うこともある．

● 腎性網膜症 renal retinopathy

1）慢性糸球体腎炎，腎性高血圧の患者など腎疾患を持つ高血圧患者にみられる網膜症．
2）通常の高血圧網膜症と比べて眼底所見が著明である場合がある．

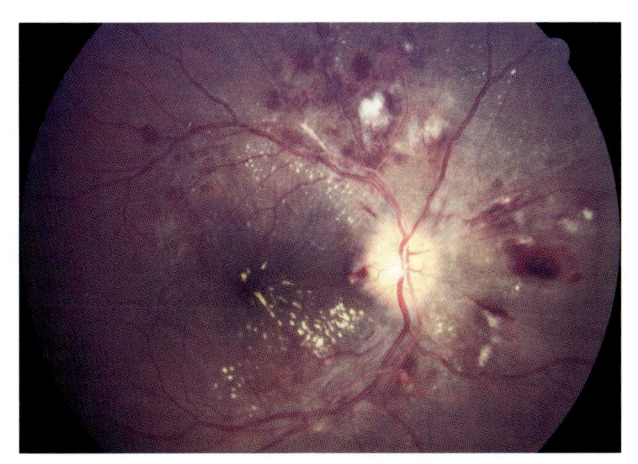

図 13-2　高血圧網膜症

Side Memo

　検眼鏡が発明されて，すぐに眼底の高血圧変化・動脈硬化の変化の記載がされた．このため，内科などから眼科に高血圧，動脈硬化による眼底変化について対診を求められることがある．しかし，最近では良い降圧剤が使えるようになり，高血圧患者のコントロールが良くなったこともあって，本態性高血圧患者の眼底に著明な高血圧変化，動脈硬化所見を認めることが減少してきている．また，眼底の血管変化は microangiopathy に属するものであり，中枢神経系の大きな血管の変化である macroangiopathy を眼底血管の変化から直接に評価することがどこまで可能であるのかについては一部疑問がある．

13-2. 網膜血管閉塞症 retinal vessel occlusion

1. 動脈の閉塞と静脈の閉塞.
2. 網膜動脈閉塞症：中心動脈閉塞症と分枝動脈閉塞症.
   いずれも閉塞領域の網膜浮腫，黄斑部が侵されれば桜実紅斑出現.
3. 網膜静脈閉塞症：中心静脈閉塞症と分枝静脈閉塞症.
   ・閉塞領域網膜の火炎状出血，黄斑浮腫.
4. 動脈閉塞症は救急疾患，静脈閉塞症は黄斑浮腫と血管新生緑内障の発症が視力予後に重要.

● 網膜動脈閉塞症 retinal artery occlusion

1. 網膜中心動脈閉塞症 central retinal artery occlusion（CRAO）（図13-3）
   病態：塞栓，粥状硬化，高眼圧などにより網膜中心動脈が閉塞する.
   　　　・直接的な原因は不明であることが多い.
   症状：急激に発症する片眼性無痛性視力障害.
   所見：対光反応で相対的求心性瞳孔異常（RAPD）あり.
   　　　・眼底検査で桜実紅斑（cherry-red spot）を認める（発症初期）.
   治療：診断がつきしだい治療を開始．救急疾患である.
   　　　・眼球マッサージ，前房穿刺による眼圧下降，亜硝酸アミル吸入による網膜血管拡張を図る.
   予後：一般に不良，手動弁以下の視力になることが多い.
   　　　・毛様網膜動脈（cilioretinal artery）が存在すれば中心視力が残ることがある.

2. 網膜分枝動脈閉塞症 branch retinal artery occlusion（BRAO）（図13-4）
   病態：網膜中心動脈閉塞症と同じ現象が分枝に発生.
   症状：閉塞部位により，閉塞領域の視野欠損から高度の視力低下までさまざま.
   所見：閉塞動脈分枝灌流領域網膜の乳白色混濁（発症初期），動脈の狭細化.
   治療：網膜中心動脈閉塞症に準じる.
   予後：閉塞領域が黄斑部を含めば視力予後不良.

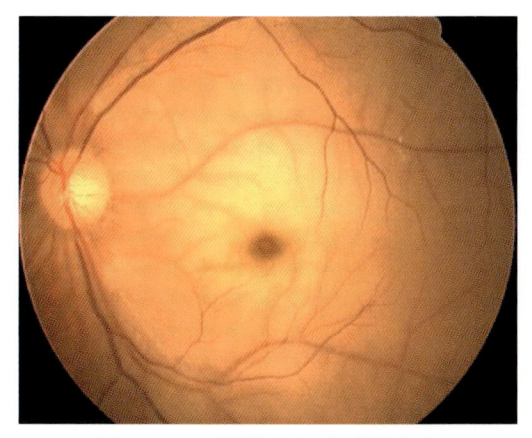

図 13-3　網膜中心動脈閉塞症 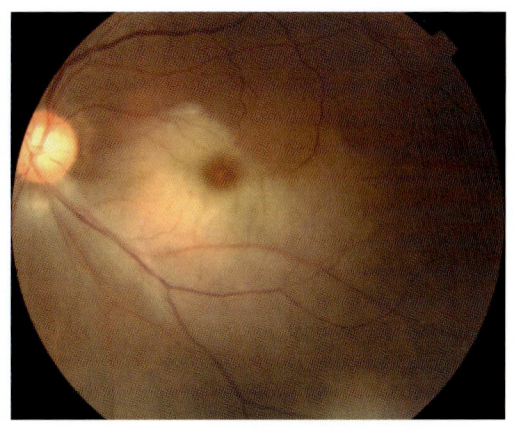　　　　　図 13-4　網膜分枝動脈閉塞症

● **網膜静脈閉塞症** retinal vein occlusion
1. **網膜中心静脈閉塞症** central retinal vein occlusion（CRVO）（図 13-5）
    病態：網膜中心静脈が篩状板を通過する部位で閉塞．高齢者では動脈硬化，若年者では視神経乳頭部血管の炎症が原因となることが多い．
    ・稀に血液疾患による血液粘度の上昇で起こることもある．
    症状：片眼性無痛性の急激な視力低下．
    所見：視神経乳頭から放射状の火炎状出血，網膜静脈の怒張，蛇行，網膜出血，網膜綿花様白斑，黄斑浮腫．
    治療：若年者はステロイド療法が有効．高齢者の新鮮例には血栓溶解剤や抗凝固剤治療，黄斑浮腫に対してステロイド局所投与，抗血管内皮増殖因子（vascular endothelial growth factor；VEGF）治療，網膜虚血が強い症例には汎網膜光凝固術．
    予後：血管新生緑内障を発症すると予後は不良．

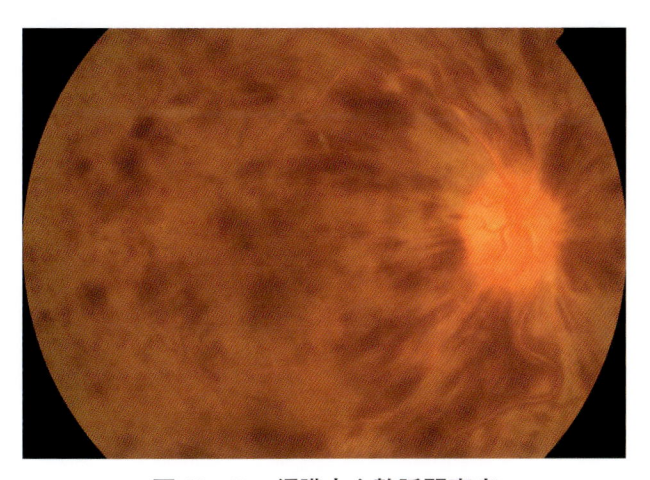

図 13-5　網膜中心静脈閉塞症

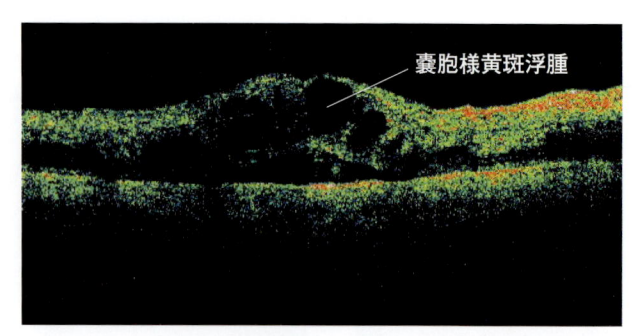

図13-6　光干渉断層計（OCT）・囊胞様黄斑浮腫

2. 網膜分枝静脈閉塞症 branch retinal vein occlusion（BRVO）（図13-7）

1)「眼底出血」をきたす疾患の代表．疾患頻度は網膜中心静脈閉塞症や網膜動脈閉塞症に比してはるかに高い．

病態：網膜動静脈はその交叉部で共通の外膜に包まれている．動脈硬化の強くなった動脈が交叉部で静脈を圧迫することにより，静脈閉塞が発症．

症状：片眼性無痛性視力障害，変視症（黄斑浮腫による）．

所見：急性期には火炎状網膜出血，綿花様白斑，網膜浮腫．陳旧化すると網膜静脈の白線化，硬性白斑，網膜萎縮．
・網膜新生血管が発生すれば牽引性網膜剥離，硝子体出血．

治療：囊胞様黄斑浮腫に対しては，症例に応じてステロイド局所投与，抗VEGF治療，網膜光凝固術，硝子体手術．硝子体出血に対して硝子体手術．

予後：囊胞様黄斑浮腫が視力予後に大きな影響．

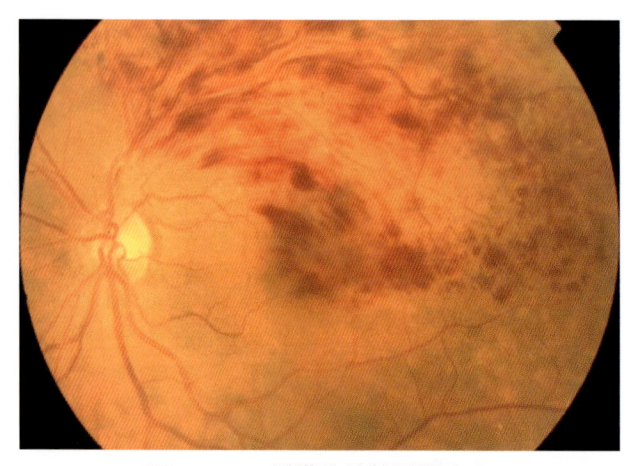

図13-7　網膜分枝静脈閉塞症

13-3. 糖尿病網膜症 diabetic retinopathy

1．日本人成人の失明三大原因の一つ．
2．糖尿病の三大合併症の一つ．
3．糖尿病状態による網膜微小血管症と網膜微小循環障害が原因．
4．初期は無症状，黄斑浮腫が発生すれば視力低下，増殖糖尿病網膜症では高度視力障害．
5．黄斑浮腫の治療：決め手なし，増殖糖尿病網膜症：硝子体手術．
6．糖尿病の眼科合併症：白内障，緑内障，動眼神経麻痺，外転神経麻痺．

● 分　類
1）デービス（Davis）分類：非増殖網膜症：軽症（図 13-8）．
　　　　　・非増殖網膜症：中等症．
　　　　　・非増殖網膜症：重症（前増殖網膜症，図 13-9）．
　　　　　・増殖網膜症（図 13-10）．
2）**International clinical diabetic retinopathy disease severity scale**：
　・Mild non-proliferative diabetic retinopathy.
　・Moderate non-proliferative diabetic retinopathy.
　・Severee non-proliferative diabetic retinopathy.
　・Prooliferative diabetic retinopathy.
3）**新福田分類**：日本でしか通用しない．
4）**スコット（Scott）分類**：インスリン治療導入以前の分類．

● 臨床所見
1）毛細血管瘤　microaneurysm.
　・検眼鏡的に確認できる最初の病変．
2）網膜内出血　intraretinal hemorrhage.
3）網膜新生血管　retinal neovascularization.
　・後部硝子体膜に沿って新生血管が進展する．新生血管は脆弱で破綻しやすいため硝子体出血を引き起こす．
　・新生血管膜の線維化により牽引性網膜剥離が発生する．

● 治 療

1）糖尿病の治療が重要．
2）初期は経過観察．
3）黄斑浮腫に対しては，グリッド光凝固術，ステロイド局所投与．
4）前増殖網膜症には汎網膜光凝固術が必要．
5）増殖網膜症には汎網膜光凝固術，硝子体手術．
6）続発する血管新生緑内障は治療抵抗性．

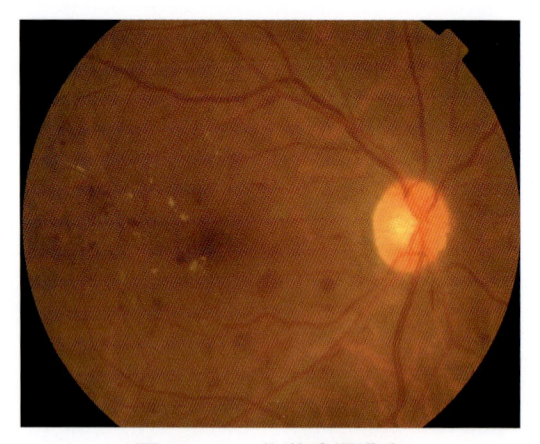

図 13 - 8　非増殖網膜症

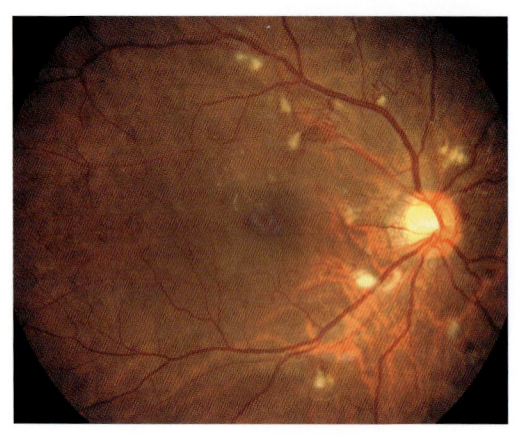

図 13 - 9　前増殖網膜症

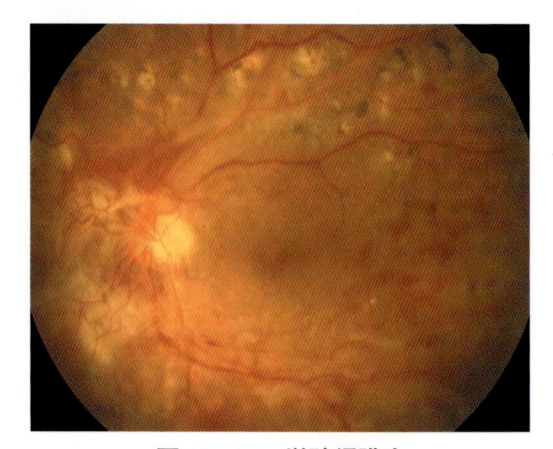

図 13 - 10　増殖網膜症

13-4. 網膜血管異常 retinal vascular anomalies

1. イールズ病，コーツ病，網膜細動脈瘤，大動脈炎症候群が代表
2. それぞれ特徴的な病態，所見を示す

● **イールズ病** Eales disease
病態：原因不明の網膜静脈周囲炎．
症状：比較的若年の男性に多い．両眼性．
所見：周辺部の網膜静脈に白鞘形成，進行すると血管新生，硝子体出血，牽引性網膜剥離．
治療：ステロイド，新生血管発生には網膜光凝固術，硝子体出血には硝子体手術．

● **コーツ病** Coats disease（図 13-11）
病態：網膜末梢血管の血管拡張症（telangiectasia）によって網膜に滲出性変化．
症状：多くは片眼性で男児に多い．網膜剥離が黄斑部に及ぶと視力が低下．
所見：網膜末梢血管の血管拡張，硬性白斑，滲出性網膜剥離．
治療：血管拡張部位に冷凍凝固術や光凝固術．

● **網膜細動脈瘤** retinal arteriolar macroaneurysm
病態：高血圧，動脈硬化に続発する血管病変．
症状：高齢で高血圧のある女性に多い．通常片眼性．
所見：網膜内境界膜下出血，網膜下出血，硝子体出血．
・網膜分枝静脈閉塞症，網膜分枝動脈閉塞症に続発することあり．
治療：無治療で軽快することもあるが，網膜下出血を伴うと視力予後不良．

● **脈なし病（大動脈炎症候群）** pulseless disease, aortitis syndrome
病態：高安病．大動脈弓から分枝する大血管の狭窄，閉塞による網膜血流低下．20歳台の女性に多い．
症状：全身大血管の循環不全に伴う症状．上肢の脈拍を触れにくいこともある．
所見：網膜毛細血管瘤，軟性白斑，花環状血管吻合，増殖性変化．
治療：原疾患の治療，ステロイド全身投与．

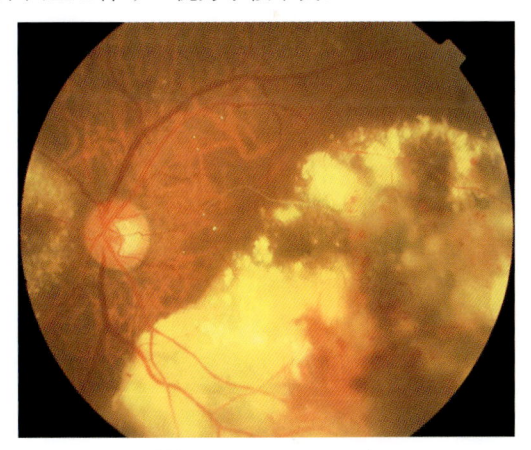

図 13-11 コーツ病

13-5. 未熟児網膜症 retinopathy of prematurity

病態：網膜血管の未熟性に基因する網膜血管の増殖性変化（図13-12）．
・高濃度酸素投与が重要な引き金となる．
分類：未熟児網膜症．厚生省分類（表13-1）．
・未熟児網膜症．国際分類（表13-2）．
治療：活動期未熟児網膜症には無血管帯に対して網膜光凝固術．
・網膜剥離に対しては硝子体手術を行うが予後は不良．

表13-1　未熟児網膜症　国際分類と厚生省分類の対比

厚生省新分類		国際分類	
I型（Type I）			
1期（Stage 1）	網膜内血管新生期	Stage 1	Demarcation line
2期（Stage 2）	境界線形成期		
3期（Stage 3）	硝子体内滲出，増殖期		
	初期	Stage 2	Ridge
	中期	Stage 3	External retinal fibrovascular proliferation (mild, moderate, severe)
	後期		
4期（Stage 4）	部分的網膜剥離期	Stage 4	Partial retinal detachment　A. Extrafoveal　B. Foveal
5期（Stage 5）	全網膜剥離期	Stage 5	Total retinal detachment　Funnel：Anterior：Open or Narrow　Posterior：Open or Narrow
II型（Type II）			
後極部の全周にわたる血管先端部の異常吻合，網膜血管の著名な蛇行，怒張　↓　境界線の形成，出血および増殖変化		Plus Disease	Vascular dilation and tortuosity in at least 2 quadrants of the eye
		Pre-plus Disease	More arterial tortuosity and venous dilation than normal
		Aggressive Posterior ROP	"Rush disease"

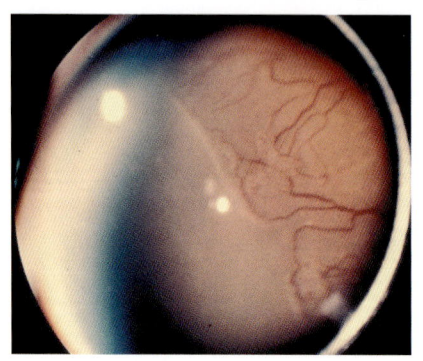

図13-12　未熟児網膜症

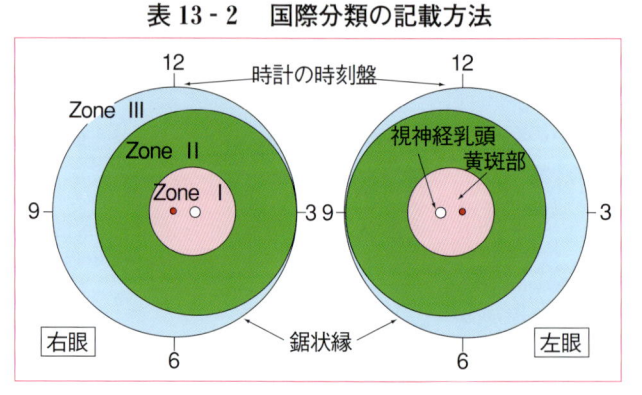

表13-2　国際分類の記載方法

13-6. 網膜剥離 retinal detachment（RD）

1. 裂孔原性網膜剥離：網膜に生じた裂孔より硝子体液が網膜下に侵入．
2. 治療：裂孔の発見が第一，強膜内陥術（経強膜手術）あるいは硝子体手術．
3. 強膜内陥術は裂孔閉鎖（ジアテルミー凝固あるいは冷凍凝固），網膜下液の排液，強膜の内陥（硝子体牽引の解除）が原則．
4. 滲出性網膜剥離，牽引性網膜剥離は二次性に生じる．

● **裂孔原性網膜剥離** rhegmatogenous retinal detachment（図 13-13）
  病態：神経網膜に生じた裂孔（円形の円孔，馬蹄形の弁状裂孔がある）から液化硝子体が網膜下に侵入．
  ・20 歳台の若年者では円孔，50～60 歳台では弁状裂孔が多い．
  ・網膜格子状変性，近視を伴うことが多い．
  症状：光視症．急激に発症する視野欠損（カーテンを引いたように見えなくなる），黒い雨が降るような感覚．
  ・進行が緩徐な若年者では，黄斑部剥離が起こり，視力が低下して気づく．
  所見：網膜は白濁し，皺壁を形成．網膜裂孔，陳旧化すると剥離網膜の可動性が低下，網膜下，網膜上に増殖組織形成，眼内で軽度の炎症（増殖硝子体網膜症）．

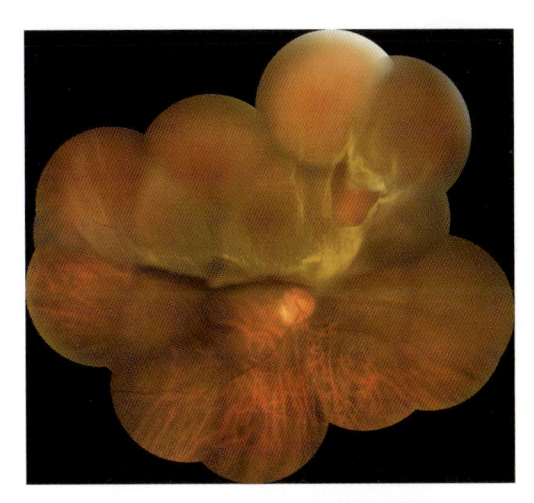

図 13-13 裂孔原性網膜剥離
視神経乳頭上方に大きな裂孔を認める．

治療：
- 経強膜手術：網膜裂孔の閉鎖（ジアテルミー凝固，冷凍凝固）（**図13-14**），網膜下液排液，牽引の解除（強膜内陥術）（**図13-15**）．
- 硝子体手術：一期的に硝子体手術を行うことが増加．

● **滲出性網膜剥離** exudative retinal detachment

病態：二次性に網膜下に液体が貯留して発生．原因はさまざま．
症状：黄斑部が剥離すれば視力低下．
所見：網膜に裂孔を認めない．滲出性変化を起こす原因が観察されることあり．
治療：原疾患の治療．

● **牽引性網膜剥離** tractional retinal detachment

病態：増殖糖尿病網膜症が代表．神経網膜に眼内増殖組織による牽引がかかり網膜が剥離．
所見：二次的に網膜裂孔ができることもあるが，裂孔がないことが普通．
治療：硝子体手術．

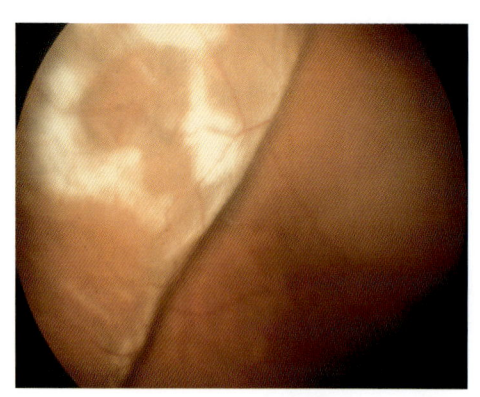

図13-14 裂孔処理
ジアテルミー凝固されバックルにのった裂孔．

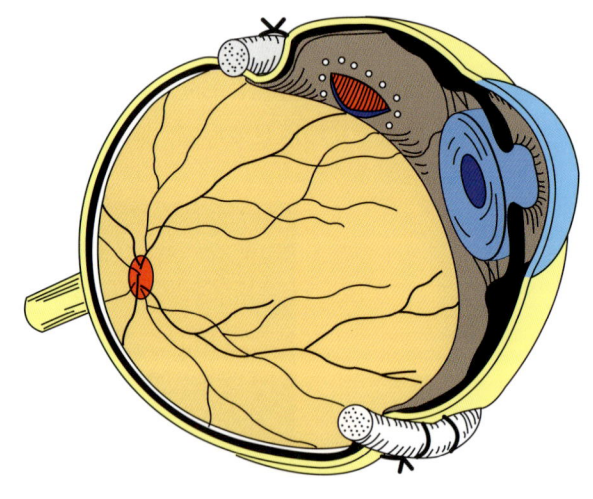

図13-15 強膜内陥術
シリコンスポンジで強膜を内陥させ，硝子体による牽引を解除する．

13-7. 黄斑部疾患 macular disorders

1. 硝子体網膜界面症候群：黄斑円孔，黄斑上膜，硝子体黄斑牽引症候群．
2. 硝子体網膜界面症候群の治療は硝子体手術，必要あれば内境界膜剥離術併施．
3. 脈絡膜新生血管：加齢黄斑変性，変性近視による新生血管，特発性脈絡膜新生血管．
4. 脈絡膜新生血管の治療は，網膜光凝固術，光線力学療法，抗 VEGF 治療．
5. 中心性漿液性脈絡網膜症：中年男性，変視症，予後良好．
6. 黄斑ジストロフィ．

● **加齢黄斑変性** age-related macular degeneration（AMD）（図 13-16，17）
病態：50 歳以上の患者に起こる原因不明の黄斑部変性症．
- 脈絡膜由来の新生血管による滲出型加齢黄斑変性 exudative AMD.
- 新生血管が認められない萎縮型加齢黄斑変性 atrophic AMD or dry AMD.
- 日本では滲出型が多く，男性が患者の約 70％．
- 発症素因として補体 H 因子，HTRA 1 プロモーター，一塩基多型が関与．

症状：片眼性の視力障害，初期には変視症，中心暗点．
所見：
- 萎縮型：黄斑部に萎縮病巣．
- 滲出型：黄斑部に出血，漿液性網膜剥離，網膜色素上皮剥離，硬性白斑沈着．蛍光眼底造影検査（フルオレセイン，インドシアニングリーン）で脈絡膜新生血管．

治療：萎縮型は有効な治療なし．

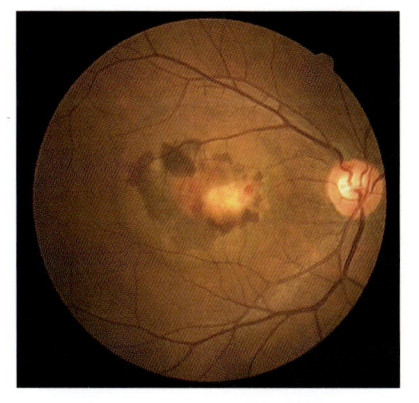

図 13-16　加齢黄斑変性
黄斑部に瘢痕病巣，網膜出血，漿液性網膜剥離を認める．

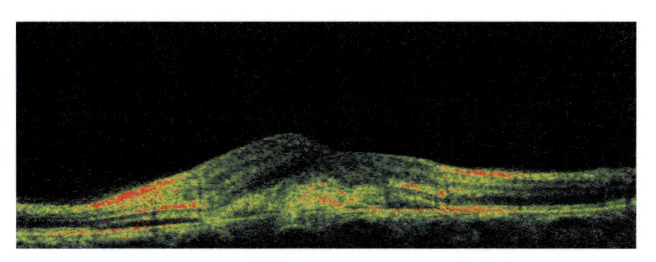

図 13-17　加齢黄斑変性の光干渉断層画像
網膜下に脈絡膜新生血管による高反射を認める．

・滲出型には光線力学療法（photodynamic therapy；PDT），抗VEGF抗体の硝子体内注射，網膜光凝固術，経瞳孔温熱療法．

● **ポリープ状脈絡膜血管症** polypoidal choroidal vasculopathy（PCV）（図13-18, 19）．
   病態：滲出型加齢黄斑変性の亜型．黒人，アジア人（日本人を含む）に多い．
   　・日本人の滲出型加齢黄斑変性の半数がこの病型．
   所見：インドシアニン蛍光眼底造影検査で特徴的な分枝血管網とその先端の血管瘤様の拡大（ポリープ状病巣）．
   治療：光線力学療法．

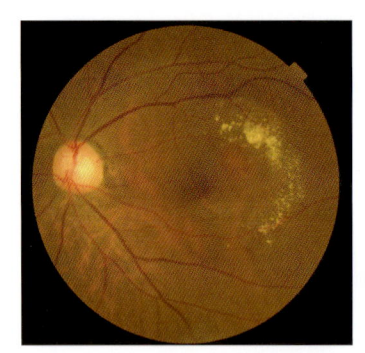

図13-18　ポリープ状脈絡膜血管症
黄斑耳上側に橙赤色隆起病巣を認める．周囲に硬性白斑，漿液性網膜剥離を認める．

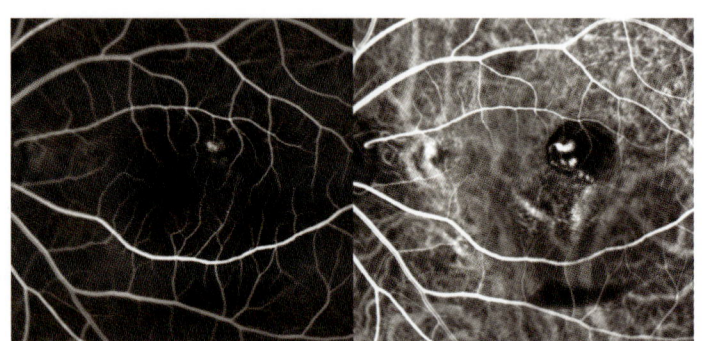

フルオレセイン蛍光造影　　インドシアニングリーン蛍光造影
図13-19　の蛍光造影写真
橙赤色隆起病巣はインドシアニングリーン蛍光造影でポリープ状の所見を示す．

● **網膜血管腫状増殖** retinal angiomatous proliferation（RAP）
   病態：滲出型加齢黄斑変性の亜型．白人に多く，日本人には少ない．
   　・脈絡膜由来ではなく，網膜由来の新生血管が黄斑部に発生．
   治療：治療に抵抗性．

● **中心性漿液性脈絡網膜症** central serous chorioretinopathy（CSC）（図13-20）
   病態：中年男性に後発する黄斑部の漿液性網膜剥離．
   　・脈絡膜循環の異常，脈絡膜血管の透過性亢進．ストレスの関与．
   症状：中心暗点（central scotoma），変視症（metamorphopsia），屈折の遠視化．
   　・視力低下の程度は強くない．
   所見：黄斑部の漿液性網膜剥離，典型例ではフルオレセイン蛍光眼底造影検査で色素漏出．
   　・自然経過，無治療で軽快あり．
   治療：経過観察，両眼視機能が必要な患者では漏出点の網膜光凝固．

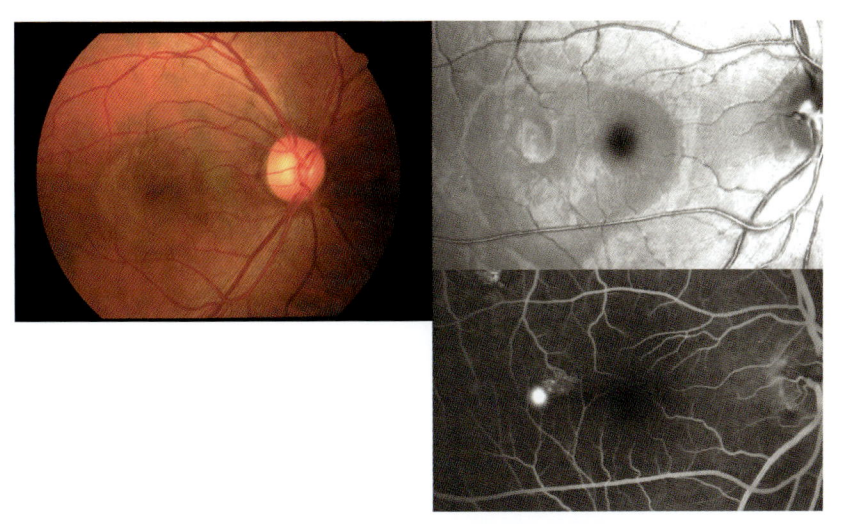

図 13 - 20　中心性漿液性脈絡網膜症
黄斑部に漿液性網膜剥離を認め，蛍光造影検査で色素漏出がある．

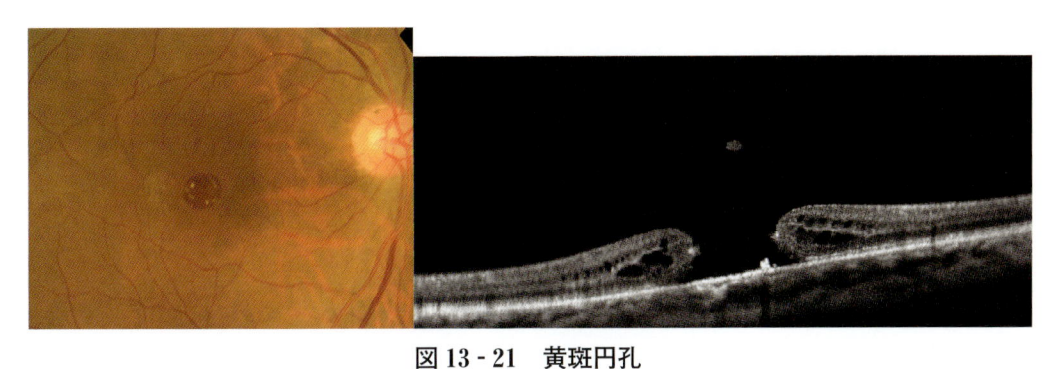

図 13 - 21　黄斑円孔
中心窩に約1/3乳頭径大の円孔を認める．光干渉断層計像で円孔と蓋が描出される．

● **黄斑円孔** macular hole（図 13 - 21）
　病態：黄斑部に1/3乳頭径大程度の円孔が発生．
　　・硝子体の牽引が関与．
　　・正視眼，やや遠視眼に多いが，強度近視眼に発症することもある．
　症状：視力低下，変視症（独特の変視），中心暗点．
　治療：硝子体手術　内境界膜剥離術とガスタンポナーデ．
　　・術後には腹臥位．

● **黄斑上膜** epimacular membrane
　病態：黄斑部に残存した後部硝子体膜を場に細胞が増殖．
　症状：変視症，視力低下．
　治療：硝子体手術．

13章　網膜疾患

- **囊胞様黄斑浮腫** cystoid macular edema（CME）（図 13-22）
  病態：病名ではなく，種々の病気で発生する病態．
  原因疾患：糖尿病網膜症，網膜分枝静脈閉塞症，網膜中心静脈閉塞症，ぶどう膜炎，網膜色素変性など．
  治療：硝子体手術，炭酸脱水酵素阻害薬，抗VEGF治療．

- **変性近視** degenerative myopia（図 13-23）
  病態：近視によって眼軸長が延長することにより，黄斑部網膜が菲薄化．
  ・ブルッフ膜（Bruch membrane）に入った亀裂はひび割れ病変（lacquer crack lesion）．
  ・脈絡膜新生血管を発症することあり．
  ・中高年女性に多い．
  治療：決め手なし，抗VEGF治療．

- **卵黄状黄斑ジストロフィ** foveomacular vitelliform dystrophy
  ・常染色体優性遺伝．Best病．眼底に卵黄様の所見を認めることあり．

- **シュタルガルト病** Stargardt disease
  ・常染色体劣性遺伝 fundus flavimaculatus．

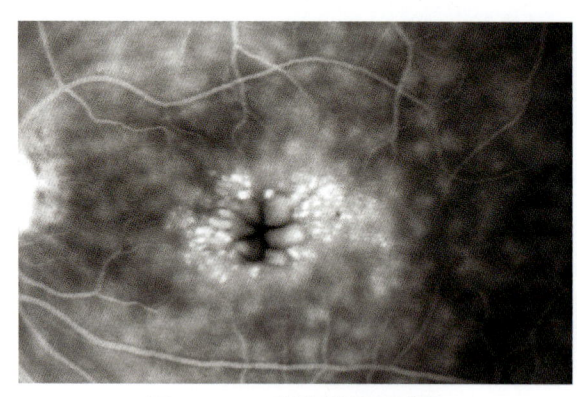

図 13-22　囊胞様黄斑浮腫
フルオレセイン造影像．花弁状の色素貯留を認める．

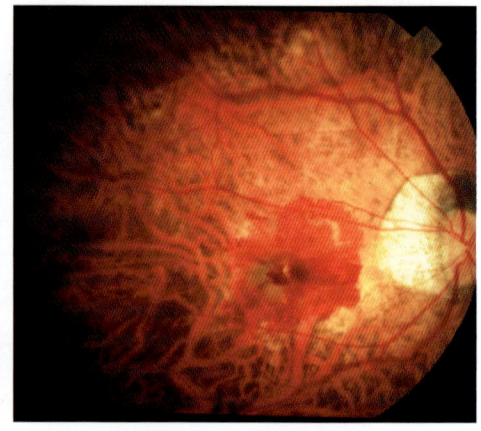

図 13-23　変性近視
脈絡膜新生血管による網膜出血を認める．

Side Memo

30年前には眼科外来で加齢黄斑変性の患者を診ることは，稀であった．近年，日本人にも加齢黄斑変性が激増している．原因は良くわからないが，高齢人口の増加，この疾患に関する眼科医の理解が深まったこと，更には食生活の欧米化などが背景にあると考えられる．日本人の加齢黄斑変性は男性に多い（欧米はむしろ女性に多い）ことと，患者の喫煙率の高いことが大きな特徴である．また，ポリープ状脈絡膜血管症が高い頻度を占めていることも日本人の特徴である．

13-8. 網膜変性疾患 retinal degenerative disorders

> 1. 網膜色素変性：夜盲，視野狭窄，ERG 減弱あるいは消失．遺伝歴の聴取．
> 2. 有効な治療法なし．白内障，緑内障など眼科合併症の適切な治療．

● **網膜色素変性** retinitis pigmentosa（図 13-24）
1）視細胞，網膜色素上皮細胞の機能をびまん性に障害する遺伝性，進行性の疾患．
2）二次性のものは除外．
3）進行性の夜盲と周辺視機能障害．
4）視細胞機能障害，検眼鏡的に網膜変性の証明．
5）しばしば家族歴あり．
6）疾患頻度は，3,000 人から 5,000 人に 1 人．
7）遺伝形式：
 ・孤発性：日本ではこれが最多．
 ・常染色体劣性遺伝：2 番目に多い．
 ・常染色体優性遺伝．
 ・X 染色体劣性遺伝：日本では稀．

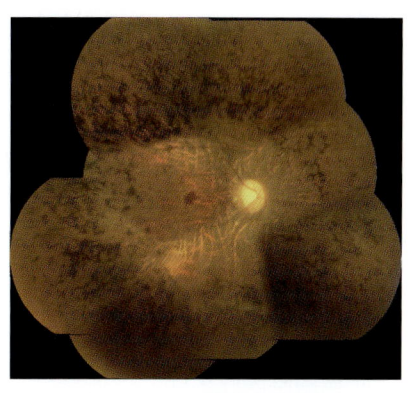

図 13-24　網膜色素変性
視神経乳頭蒼白，網膜血管狭細化，骨小体様色素沈着を認める．

病因：視細胞，網膜色素上皮細胞の変性，細胞死（アポトーシス）．
診断：自覚症状：夜盲，視野狭窄，視力低下．
 ・検査所見：網膜血管狭細，粗造ゴマ塩状網膜，骨小体様色素沈着，視神経萎縮，白斑．
 ・網膜電図の振幅低下または消失．
 ・蛍光眼底造影検査で網膜色素上皮萎縮による過蛍光．
治療：有効な治療法なし．強い日光を避ける（遮光眼鏡装用）．
 ・眼合併症の適切な治療（白内障，緑内障，囊胞様黄斑浮腫）
自然経過：一般に常染色体劣性遺伝形式をとるものが優性遺伝形式のものよりも進行が早い．
 ・視野，ERG．

● **網膜色素変性を伴う全身疾患**
1）バッセン・コーンツバイク（Bassen-Kornzweig）症候群，カーンズ・セイヤー（Kearns-Sayer）症候群，ローレンス・ムーン・ビードル（Laurence-Moon-Biedle）症候群，レフスム（Refsum）症候群，アッシャー（Usher）症候群など．

● **眼底白点症** fundus albipunctatus
1）先天停止夜盲の代表，視力低下はない（図 13-25）．

● 小口病 Oguchi disease
1）先天停止夜盲．
2）特有の金箔様光沢のある眼底．
3）水尾－中村現象（十分な暗順応下で正常眼底だが光を当てると金箔様光沢出現）．

● 白点状網膜症 retinitis punctata albescens
1）眼底白点症に似るが，視力低下あり．

● 網膜色素線条 angioid streaks
1）ブルッフ膜を構成する弾性線維の変性．
2）皮膚に弾力線維性仮性黄色腫（pseudoxanthoma elasticum）を伴えば，Grönblad-Strandberg 症候群．
3）脈絡膜新生血管による黄斑変性発症，治療に抵抗性．

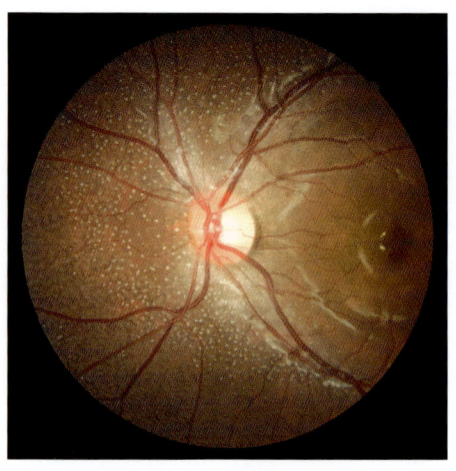

図 13-25　網膜白点症
細かな白点を認める．

● 網膜周辺部の変性
1）格子状変性 lattice degeneration．
・眼底赤道部から周辺部にできる帯状の網膜萎縮巣．
・格子状変性の中に円孔を生じたり，辺縁に弁状裂孔ができることがある．
・裂孔原性網膜剥離の原因となることあり．
2）網膜分離症 retinoschisis．
・先天性：網膜神経線維層内で分離．黄斑部に車軸様の変性 X-linked．
・後天性：外網状層で分離．加齢変化．

● 癌関連網膜症 cancer-associated retinopathy（CAR）
1）担癌患者，とりわけ肺小細胞癌患者にみられる網膜変性．
2）亜急性の進行性視機能障害が起こる．光視症，羞明，進行例では視力低下，夜盲を訴える．
3）初期は眼底所見に乏しいが，進行例では網膜動脈狭細化，色素上皮萎縮が認められ，網膜電図は著明に減弱する．
4）血清中に抗網膜抗体（抗リカバリン抗体が多い）が検出されることがある．
5）治療はステロイド薬投与．

● 急性帯状潜在性網膜外層症 acute zonal occult outer retinopathy（AZOOR）
1）患者は近視の若年女性が典型的．
2）光視症，視野欠損，視力低下を自覚．眼底所見は乏しく，視神経炎などと誤診されることがある．
3）局所 ERG が診断に有用．OCT で視細胞の脱落を認める症例あり．

13-9. 網膜腫瘍 retinal tumors

> 1. 網膜芽細胞腫は，眼内悪性腫瘍の代表．
> 2. 白色瞳孔，腫瘍の石灰化．

● **網膜芽細胞腫** retinoblastoma（図 13-26）
　概念：未分化な網膜細胞由来．眼内腫瘍の代表．発症頻度は，出生数14,000～20,000に1人．
　臨床所見・検査所見：白色瞳孔（leukocoria）を示す代表的な疾患．
　　　　　　　　　　・眼球は正常の大きさ（第1次硝子体過形成遺残 persistent hyperplastic primary vitreous；PHPV では小眼球）．
　　　　　　　　　　・腫瘍の石灰化を認めることが多い（頭部単純X線写真，CT が重要）．
　治療：かつては眼球摘出を選択したが，今は原則として chemoreduction により眼球を保存する方向にある．

● **結節性硬化症**（ブルヌビーユ・プリングル Bourneville-Pringle 病）
　・皮脂腺腫，てんかん，知能障害．
　・網膜過誤腫．

● **網膜血管腫**（フォン・ヒッペル・リンダウ von Hippel-Lindau 病）（図 13-27）
　・常染色体優性遺伝．
　・中枢神経系，網膜に血管腫，腎，膵，肝の囊胞形成．

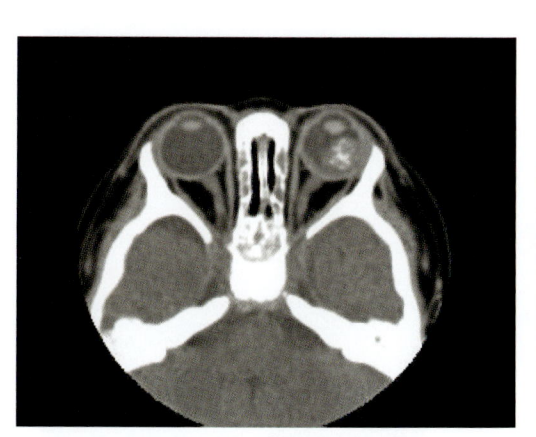

図 13-26　網膜芽細胞腫
両眼に石灰化した白色腫瘍を認める．

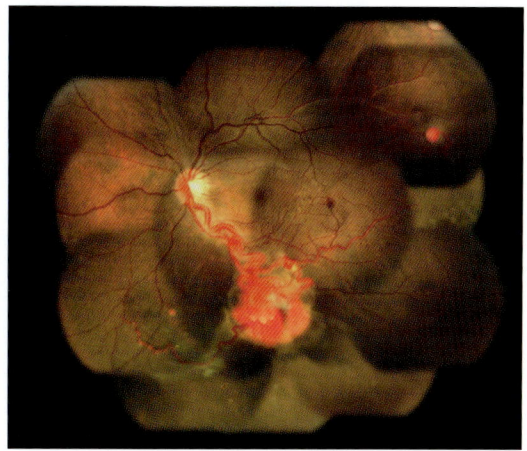

図 13-27　網膜血管腫
黄斑下方に血管腫を認める．流入血管，流出血管を認める．

14章 硝子体疾患 vitreous disorders

1. 硝子体と網膜の物理的関係がさまざまな網膜疾患の発症に重要．
2. 不完全後部硝子体剥離では硝子体による牽引が網膜にかかる．
3. 硝子体手術．

● 硝子体の構造（図14-1）
1) 眼球容積の70%を占める粘調なゲル状組織．
2) 水99%，ごくわずかのコラーゲンとヒアルロン酸，硝子体細胞．
3) 硝子体基底部（強固，外傷以外では外れない），視神経乳頭部，黄斑部で強く眼球に固定．
4) 黄斑の前方に硝子体ポケット：この部の硝子体膜は二重構造．

● 後部硝子体剥離 posterior hyaloid detachment, posterior vitreous detachment
1) 視神経乳頭部，黄斑部との接着は硝子体基底部に比べて弱く，加齢，近視，眼内炎症などにより外れることがある（後部硝子体剥離）．
2) 後部硝子体剥離を起こすと視神経乳頭周囲の硝子体線維がリング状形状で眼内に認められることがある（ワイス環 Weiss ring）（図14-2）．
3) 完全後部硝子体剥離と不完全後部硝子体剥離がある（図14-3, 4）．
4) 不完全後部硝子体剥離では，網膜との接着が部分的に残存．

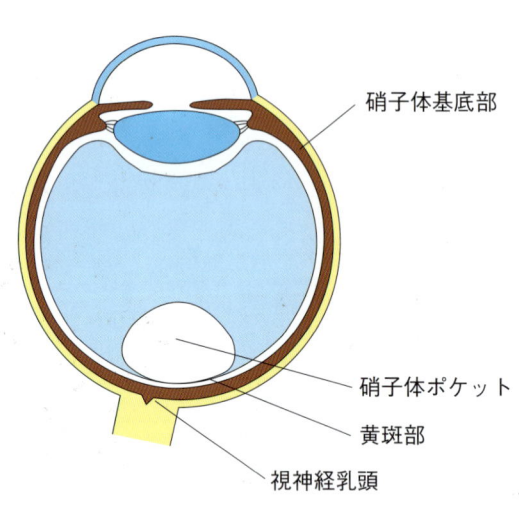

図14-1 硝子体の構造
硝子体は基底部，視神経乳頭，黄斑部で眼球に固定される．

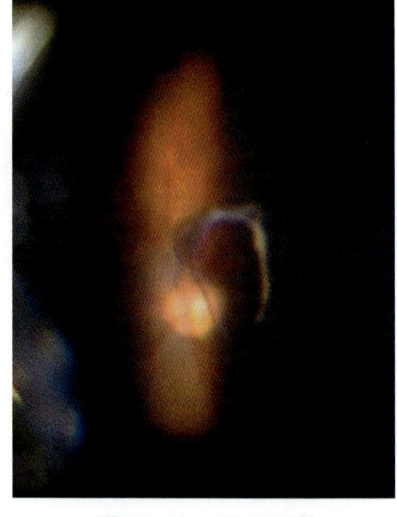

図14-2 ワイス環
視神経乳頭の前にワイス環を認める．

● 後部硝子体剥離と網膜硝子体疾患

1）完全後部硝子体剥離が発生しても，黄斑部には硝子体ポケットの底が残存する．
2）残存硝子体膜を場としてグリア細胞の増殖が起こるのが網膜上膜（epiretinal membrane；ERM）．特に黄斑部に生じたものを黄斑上膜とよぶ．
3）不完全後部硝子体剥離では，硝子体と神経網膜の癒着が残存．
4）硝子体は基底部で固く毛様体無色素上皮と接着しているため，硝子体全体に前方への牽引が発生．
5）硝子体網膜癒着部に牽引がかかり，裂孔が発生（裂孔原性網膜剥離）．
6）後部硝子体剥離発生時に網膜血管に牽引がかかり，破綻して硝子体出血．
7）糖尿病網膜症のある患者で不完全後部硝子体剥離が発生すると，網膜由来の新生血管が後部硝子体膜上を這うように増殖し，増殖糖尿病網膜症発症の重要な要素となる．
8）後部硝子体剥離が発生しにくいと特発性黄斑円孔．

● 硝子体出血 vitreous hemorrhage

病態：硝子体中に出血．
- 糖尿病網膜症，網膜静脈閉塞症（特に網膜中心静脈閉塞症），加齢黄斑変性，裂孔原性網膜剥離　後部硝子体剥離によるものもある．
- テルソン（Terson）症候群（急激な頭蓋内圧亢進による）による硝子体出血は両眼性のことあり．
- 硝子体手術の合併症としても発生．

症状：一般には片眼性の視力低下．
所見：眼底の透見性はさまざま．透見不能例では，網膜剥離の除外に超音波検査．

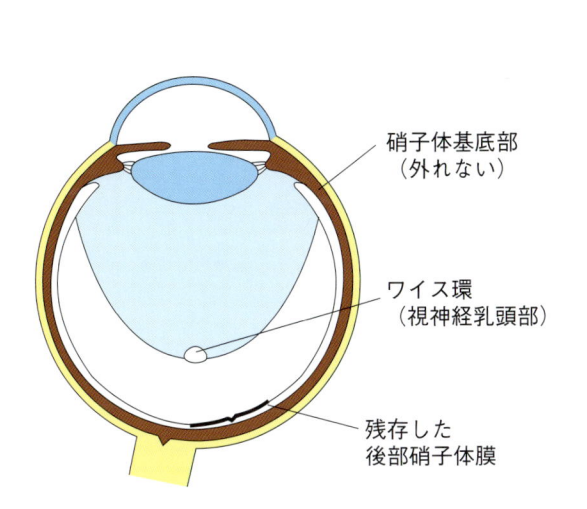

図 14-3　完全後部硝子体剥離
硝子体ポケットの底が黄斑部に残る．これを場に細胞が増殖すれば黄斑上膜となる．

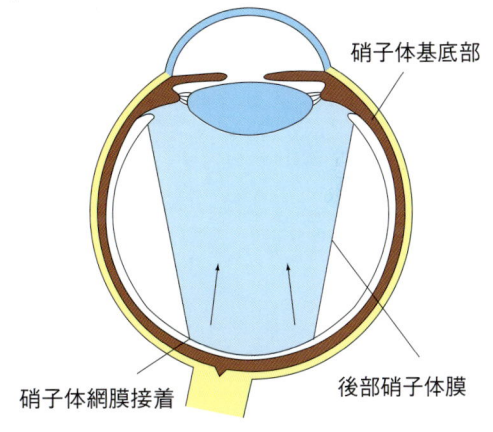

図 14-4　不完全後部硝子体剥離
硝子体基底部は強固に固定されている．硝子体には前方への牽引がかかる．硝子体網膜癒着に牽引がかかれば網膜裂孔形成．
後部硝子体膜は網膜新生血管増殖の場を提供．例えば，増殖糖尿病網膜症．

治療：原因による．
　　・網膜剥離が疑われる時には，早期に硝子体手術が必要．
予後：原因による．

● **星状硝子体症** asteroid hyalosis
　1）硝子体内にカルシウムとリンを含む辺縁鮮明な小塊が浮遊．
　2）加齢変化，糖尿病網膜症に合併．
　3）一般に視力障害の原因とならない．
　4）ごく稀に硝子体手術．

● **硝子体閃輝性融解** synchysis scintillans
　1）硝子体内にコレステロール結晶が浮遊．稀．

● **アミロイドーシス** amyloidosis
　1）家族性アミロイドーシスで特徴的な硝子体線維状の混濁．

● **第1次硝子体過形成遺残** persistent hyperplastic primary vitreous（PHPV）
　1）白色瞳孔（leukocoria）の鑑別診断の一つ．
　2）小眼球症を伴う．
　3）長い毛様体突起，牽引性網膜剥離．

● **増殖硝子体網膜症** proliferative vitreoretinopathy（PVR）
　1）網膜剥離の合併症．
　2）硝子体の軽度炎症，可動性低下，網膜皺壁形成．
　3）網膜色素上皮細胞，網膜グリア細胞が網膜前，網膜下で増殖．
　4）難治性となり，視力予後は不良．

15章 涙器疾患

15-1. 涙腺炎 dacryoadenitis

1. 急性涙腺炎と慢性涙腺炎がある.
2. 両側の涙腺と唾液腺が無痛性に腫脹するものをミクリッツ病（Mikulicz disease）とよぶ.
3. 自己免疫性の慢性炎症で涙腺と唾液腺が障害され涙液と唾液が減少する疾患をシェーグレン（Sjögren）症候群とよぶ. 中年以降の女性に多く，関節リウマチを伴うことが多い.

● **急性涙腺炎** acute dacryoadenitis
1）細菌感染あるいは流行性耳下腺炎，麻疹などの合併症としてみられることのある稀な疾患である.
2）細菌性のものは片眼性で上眼瞼外上方に発赤，腫脹，圧痛がある（図15-1）.

● **慢性涙腺炎** chronic dacryoadenitis
1）サルコイドーシス，結核，リンパ性白血病などにみられ，多くは両眼性で疼痛のない腫瘤を触れる.

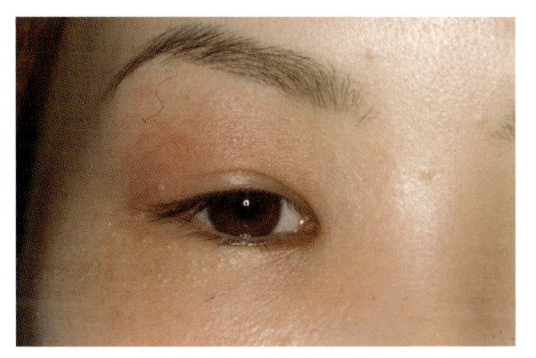

図15-1 急性涙腺炎

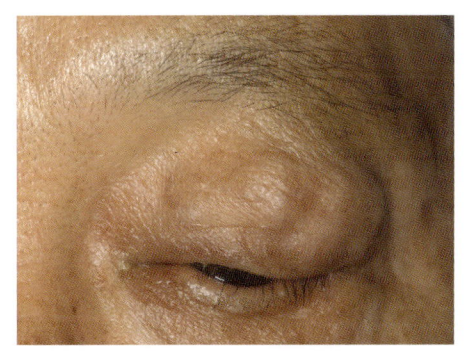

図15-2 涙腺腫瘍
腫瘍として混合腫瘍が多い. このほか腺腫，癌腫，肉腫，内皮細胞腫などがある.

15-2. 涙道疾患 disorders of lacrimal passage

1. 慢性涙嚢炎は鼻涙管が閉塞し，涙嚢内に細菌感染を慢性的に起こしたもの．
2. 一般的には片眼性で中年以降の女性に多い．
3. 起炎菌としてはブドウ球菌（MRSA），肺炎球菌，レンサ球菌，緑膿菌など．
4. 急性涙嚢炎は慢性涙嚢炎の炎症が周囲に波及して涙嚢周囲炎を起こしたもの（図15-3）．

● 慢性涙嚢炎 chronic dacryocystitis
 症状：流涙と眼脂があり，涙嚢部を圧迫すると膿性の粘液が涙点から逆流する．
　　・通水テストをすると閉塞が確認される．
 治療：鼻涙管の狭窄が考えられ症例には涙道ブジー，鼻涙管チューブ留置術，細菌感染に対しては抗菌薬を含んだ液で涙嚢洗浄を行うが永続的な効果はない．
　　・根治させるためには涙嚢鼻腔吻合術，涙嚢摘出術が行われる．

● 急性涙嚢炎 acute dacryocystitis
 症状：涙嚢周囲が発赤，腫脹し，強い疼痛がある．
 治療：抗菌薬点眼と全身投与が必要．
　　・涙嚢部に膿の貯留がある場合は切開，排膿とタンポンガーゼ挿入を行うことがある．
　　・小児の場合，涙嚢炎では副鼻腔炎の有無を確認しておく．

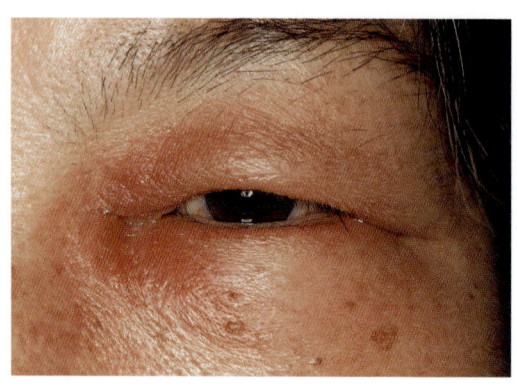

図15-3　急性涙嚢炎

16章　眼瞼疾患

16-1. 眼瞼の形態異常 abnormalities of eyelid shape

1. 眼瞼内反.
   - 睫毛内反（皮膚性内反）（図16-1），痙性内反（図16-2），瘢痕性内反.
2. 眼瞼外反.
   - 麻痺性外反，痙性外反，老人性外反，瘢痕性外反.
3. 睫毛乱生.
   - 眼瞼内反と合併しやすい.
4. 内眼角贅皮，逆内眼角贅皮（図16-3）.
   - 瞼鼻ひだが大きく内眼角部を覆い，内斜視と間違えやすい（偽内斜視）.
5. 両眼隔離.
6. 瞼球癒着.
7. 眼瞼痙攣 blepharospasm（図16-4）.
   - 局所ジストニアの1種. 瞬目の異常でボツリヌス毒素注射が有効.

● 眼瞼内反 entropion
1）眼瞼縁が内向きとなり，睫毛が角膜や球結膜に触れる状態.
2）自覚的には異物感，流涙，羞明，視力障害. 他覚的には角膜びらん，角膜潰瘍.
3）乳幼児に先天的に見られるものが睫毛内反で，多くは自然寛解.
4）加齢で眼瞼皮膚や眼窩隔膜の弛緩が起こると眼輪筋の緊張で生じる痙性内反.
5）外傷や手術後に瞼結膜や瞼板の瘢痕性収縮によって生じるのが瘢痕性内反.

● 眼瞼外反 ectropion
1）眼瞼縁が外向きとなり，正面視でも瞼結膜が露出している状態.

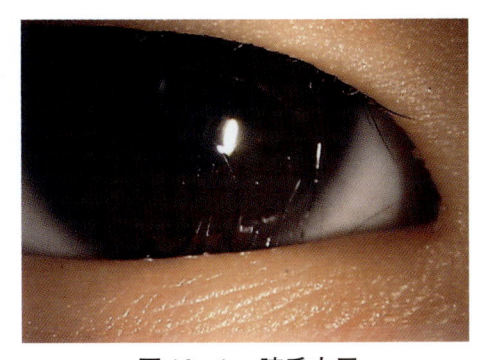

図16-1　睫毛内反

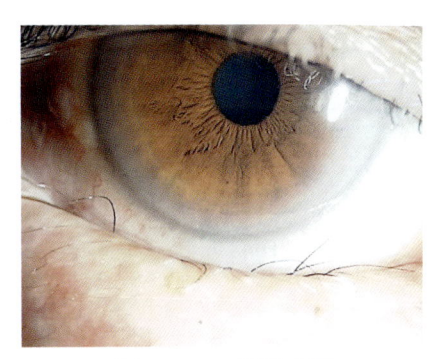

図16-2　痙性内反

2）自覚的には流涙,眼脂,異物感.他覚的には角膜びらん,角膜潰瘍.
  3）顔面神経麻痺により眼輪筋が麻痺して生じるのが麻痺性外反.
  4）睫毛乱生などのため眼窩部眼輪筋の収縮によって起こる痙性外反.
  5）加齢による皮膚弛緩や結合組織の弛緩により生じる老人性外反.
  6）外傷や手術,潰瘍などで眼瞼皮膚の瘢痕性収縮によって生じるのが瘢痕性外反.

● **睫毛乱生** trichiasis
  1）睫毛の方向が不揃いになり,角膜に触れる状態.
  2）自覚的には異物感,流涙,羞明.他覚的には角膜びらん.
  3）治療は睫毛抜去,毛根電気分解.

● **内眼角贅皮** epicanthus
  1）先天的に内眼角部の上眼瞼に連なる瞼鼻ひだが大きく,内眼角部を覆う状態.

● **逆内眼角贅皮** epicanthus inversus
  1）先天的に内眼角部の下眼瞼に連なる瞼鼻ひだが大きく,内眼角部を覆う状態.

● **両眼隔離** hypertelorism
  1）両眼の位置異常のため左右の瞼裂が離れているもの.
  2）先天的が大部分であるが,外傷後や顔面骨の異常によっても発生.
  3）先天性のものでは内眼角贅皮や瞼裂狭小を合併することが多い.

● **瞼球癒着** symblepharon
  1）瞼結膜と角膜,あるいは球結膜が癒着した状態.
  2）外傷,特に化学傷や熱傷,さらにはスチーブンス・ジョンソン（Stevens-Johnson）症候群などの炎症による.
  3）重度のものでは眼球運動障害や視力障害.

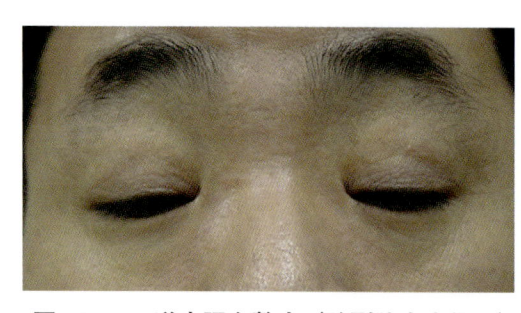

図16-3　逆内眼角贅皮（瞼裂狭小症候群）　　　図16-4　眼瞼痙攣

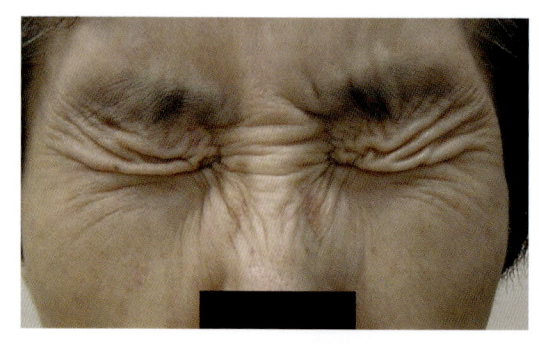

16-2. 眼瞼の運動障害 eyelid movement disorders

1. 眼瞼下垂．
2. 兎眼 lagophthalmos．
   瞼裂の閉じない状態．角膜の乾燥や露出に伴う兎眼角膜炎や潰瘍を発症．
3. マーカスガン（Marcus Gunn）現象：上眼瞼挙筋への外翼状筋支配神経による異常連合運動．

● 眼瞼下垂（ptosis）の分類
  1）先天眼瞼下垂 congenital ptosis（図 16-5）：出生時から出現，徐々に軽減．挙筋能不良．時に患側眼上転不全．
  2）腱膜性眼瞼下垂：加齢やハードコンタクトレンズ長期装用による．挙筋能良好．
  3）麻痺性眼瞼下垂：動眼神経麻痺による．挙筋能不良．
  4）筋無力症性眼瞼下垂：重症筋無力症の部分症状．テンシロンテスト陽性．
  5）交感神経性眼瞼下垂：頸部交感神経の障害（ホルネル Horner 症候群）による．

● 眼瞼下垂（ptosis）の診断法
  1）瞼裂幅の測定．
  2）瞼縁・角膜反射間距離（margin reflex distance；MRD）の測定．
  3）上眼瞼挙筋能（眉根部を押さえて下方視と上方視の瞼縁の高さの差をみる）．
  4）誘発試験（ネオスチグミンテスト，テンシロンテスト）．

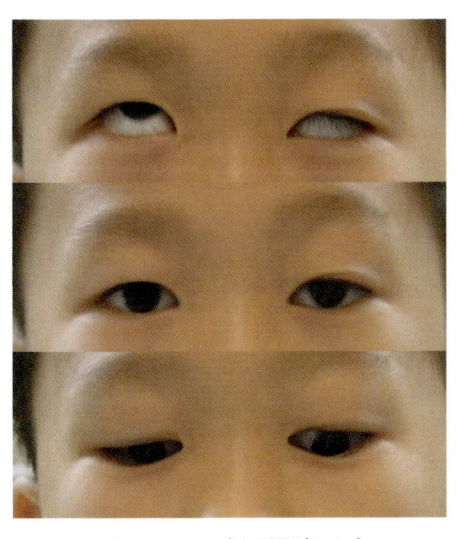

図 16-5　先天眼瞼下垂

16-3. 眼瞼の炎症 inflammation of eyelid

1. 麦粒腫.
2. 霰粒腫（図16-6）.
3. 眼瞼炎.

● **麦粒腫** hordeolum
1）眼瞼の限局性の急性化膿性炎症.
2）主に黄色ブドウ球菌による.
3）睫毛皮脂腺（ツァイス Zeis 腺），時に汗腺（モル Moll 腺）の炎症が外麦粒腫.
4）瞼板腺（マイボーム Meibom 腺）の炎症が内麦粒腫.
5）治療は抗菌薬の点眼，内服．膿点をみれば切開排膿.

● **霰粒腫** chalazion
1）瞼板腺（マイボーム腺）の慢性肉芽腫性炎症．感染を伴えば急性（炎性）霰粒腫.
2）老人ではマイボーム腺癌との鑑別が重要.
3）治療は結膜側からの切開，掻把，または全摘出.

● **眼瞼炎** blepharitis
1）細菌性眼瞼炎：主に黄色ブドウ球菌による睫毛根部での感染.
2）ウイルス性眼瞼炎.
 ・単純ヘルペス：乳幼児の初感染，時に成人の感染再発．発赤を伴う小水疱で，中央に臍窩.
 ・眼部帯状ヘルペス：三叉神経第1，第2枝領域（図16-7）.
3）脂漏性眼瞼炎：慢性炎症による眼瞼縁の白色落屑物，脂漏.
4）アレルギー性眼瞼炎：化粧品や点眼薬，眼軟膏が誘因.

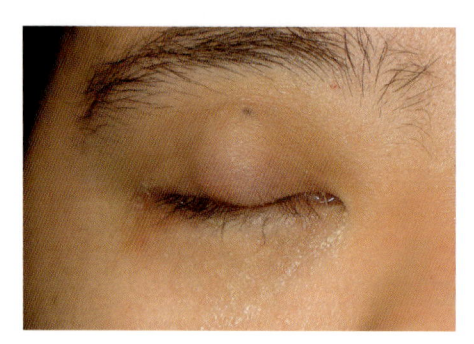

図16-6　霰粒腫

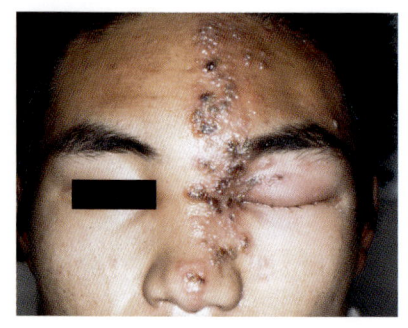

図16-7　眼部帯状ヘルペス

16-4. 眼瞼浮腫 palpebral edema

1. 全身的循環障害：腎不全，ネフローゼ，うっ血性心不全．
2. 局所性循環障害：局所性アレルギー（図 16-8），甲状腺眼症（図 16-9），炎症，外傷．

● 眼瞼皮膚の特徴と眼瞼浮腫
1）眼瞼は頻回ですばやい瞬目に対応するため，特に上眼瞼で非常に軽くなるよう構成．
2）皮膚は全身の皮膚の中で最も薄く，また皮下組織も非常に疎．
3）これらの理由で眼瞼には浮腫が容易に発生．

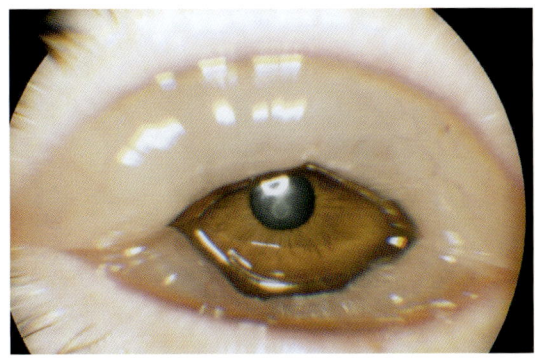

図 16-8　アレルギー性眼瞼・結膜浮腫

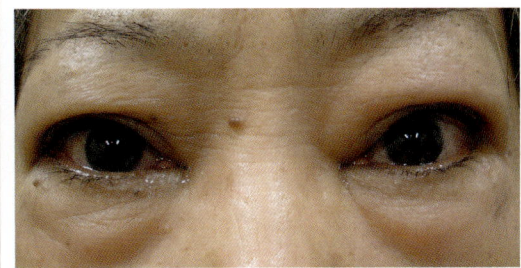

図 16-9　甲状腺性眼瞼浮腫

Side Memo

甲状腺眼症はまず眼瞼から！

　甲状腺機能亢進症（バセドウ Basedow 病）では高率に眼球突出を合併することが知られているが，甲状腺眼症（甲状腺刺激ホルモンレセプターの介在する自己免疫性眼症）では，実は眼瞼浮腫，上眼瞼後退症等の眼瞼症状が先行する．しかも患者の約 90％ は女性であり，容貌に大きく影響することから患者の悩みも大きい．
　女性の眼瞼異常をみた時には常に甲状腺眼症を念頭において検査を進めるべきである．

16-5. 眼瞼腫瘍 eyelid tumors

● 良性腫瘍
1. **眼瞼黄色腫** xanthelasma：両側，特に上眼瞼内側に左右対称の黄色扁平隆起病変．脂肪貪食細胞の集合．
2. **血管腫** hemangioma（図16-10）：海綿状血管腫と毛細血管腫（苺状血管腫）．
    1）スタージ・ウェーバー（Sturge-Weber）症候群：三叉神経領域の血管腫と緑内障，てんかんの合併．
3. **神経線維腫症** neurofibromatosis（フォン・レックリングハウゼン von Recklinghausen 病）
    1）皮下に軟性腫瘤の多発，時に索状腫瘤として眼瞼から下垂．

● 悪性腫瘍
1. **扁平上皮癌** squamous cell carcinoma
    1）瞼縁結膜から発生，上眼瞼に多い，汚い外観，粥状壊死組織の付着．
2. **基底細胞癌** basal cell carcinoma（図16-11）
    1）眼瞼皮膚から発生，下眼瞼に多い，下掘れ状潰瘍形成，黒色色素沈着．
3. **脂腺癌** sebaceous cell carcinoma
    1）主としてマイボーム腺由来，上眼瞼に多い．
    2）高齢者では霰粒腫と鑑別必要．
    3）リンパ行性に転移．
    4）予後不良．
4. **悪性黒色腫** malignant melanoma（図16-12）：悪性度が高く，全身転移も多い．

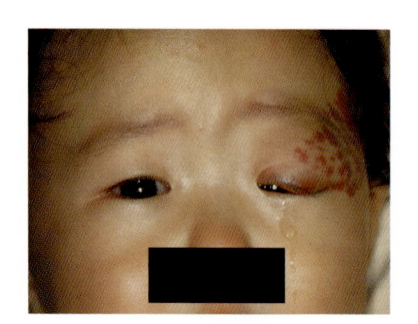

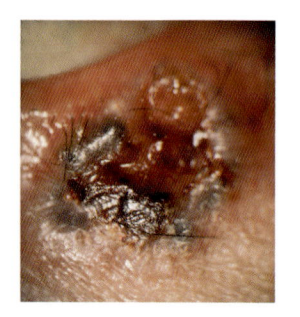

図16-10　顔面血管腫　　図16-11　基底細胞癌　　図16-12　悪性黒色腫

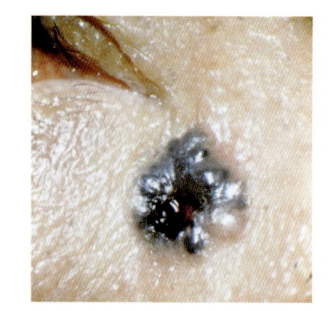

17章 斜視

17-1. 内斜視 esotropia（ET）

1. 調節性内斜視 accommodative esotropia（図17-1）．
   - 矯正しない遠視に対する調節性輻湊の過剰反応．主に2歳以降に発症．
   - 調節麻痺剤使用下の屈折検査に基づく全遠視矯正眼鏡の装用が原則．
   - 眼鏡装用によっても改善しない場合，調節麻痺剤点眼や斜視手術．
2. 恒常性内斜視 constant esotropia．
   - 先天内斜視 congenital esotropia，乳児内斜視 infantile esotropia：眼位ずれがほぼ一定，大斜視角．早期手術（両内直筋後転術）の適応．早期手術によっても高度な両眼視機能の獲得は困難．
   - 固定内斜視 strabismus fixus（図17-2）：外転神経麻痺，高度近視で見られる．眼球は内転位で固定．外眼筋走行異常．上外直筋縫合術の適応．

● 特　徴
1) 両眼の視線が目標に一致せず，片眼が内方（鼻側）に偏位する状態．
2) 後天性のものでは仮像が麻痺眼と同側にあらわれる同側性複視を自覚．

● 治　療
1) 遠視のあるものではまず全遠視矯正眼鏡装用．
2) プリズム眼鏡による眼位矯正には基底外方のプリズムを処方．
3) 手術では両眼内直筋後転術，または片眼の内直筋後転術と外直筋短縮術の併施．

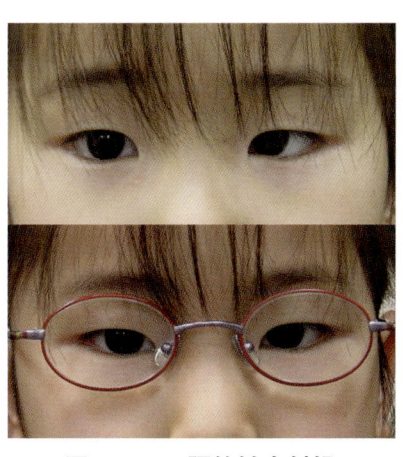

図17-1　調節性内斜視

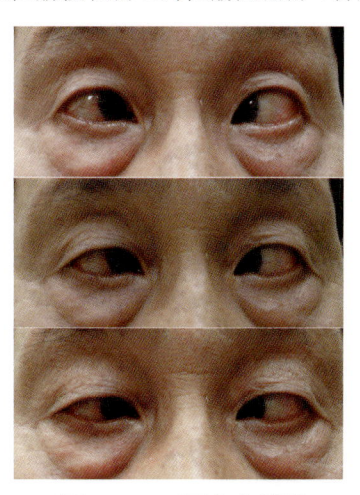

図17-2　固定内斜視

17-2. 外斜視 exotropia（XT）

1. 間欠性外斜視 intermittent exotropia（図17-3）.
   - 斜視中で最多．外方への眼位ずれがベース．融像性輻湊により斜位化．
   - 基礎眼位ずれの手術的矯正．
2. 恒常性外斜視 constant exotropia（図17-4）.
   - 常時顕性の外斜視．大部分が間欠性外斜視からの移行．
   - 眼位ずれの矯正手術が原則．
   - 時に網膜対応異常がみられ，手術後に背理性複視を自覚．

● 特　徴
1）両眼の視線が目標に一致せず，片眼が外側（耳側）に偏位する状態．
2）後天性のものでは仮像が麻痺眼と反対側にあらわれる交叉性複視を自覚．
3）間欠性外斜視では眼位が顕性外斜視で片眼に抑制が生じ両眼視機能が異常の時と，眼位が正常で両眼視機能も正常の時が混在．
4）恒常性外斜視では常に両眼視機能が異常．

● 治　療
1）プリズム眼鏡による眼位矯正には基底内方のプリズムを処方．
2）手術では両眼外直筋後転術，または片眼の外直筋後転術と内直筋短縮術の併施．

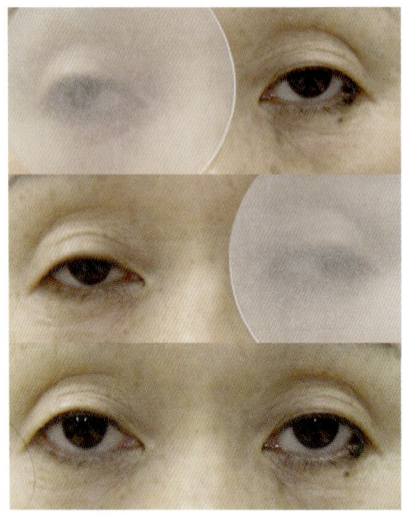

図17-3　間欠性外斜視のカバー・アンカバーテスト　　図17-4　大斜視角の交代性外斜視

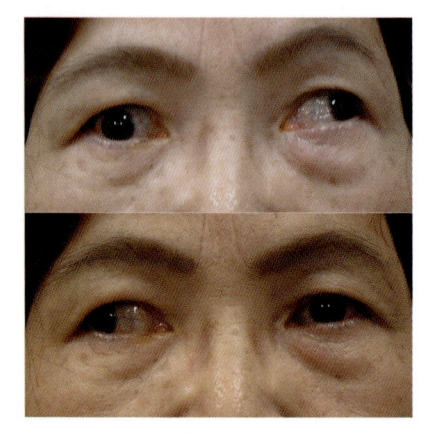

17-3. 上斜視 hypertropia

1. 上斜視 hypertropia（図 17-5）.
   - 両眼の視線が上下にずれている状態.
   - 小児の多くは先天上斜筋麻痺，下斜筋過動症.
   - 成人の多くは滑車神経麻痺，甲状腺眼症，重症筋無力症.
2. 交代性上斜位 dissociated vertical deviation（DVD）（図 17-6）.
   - 左右眼ともに片眼を遮閉した時に，遮閉眼が上転している現象.
   - ヘリング（Hering）の法則（両眼が等量神経支配による共同運動をする）に合致しない.
   - 内斜視，潜伏眼振，下斜筋過動症と合併しやすい.
3. 下斜筋過動症 overaction of inferior oblique muscle.
   - 下斜筋の過剰作用により内転眼が上転する現象.

● 分 類

1）共同性上下斜視はすべての向き眼位で上下偏位が等しいが，頻度は少ない.
2）非共同性上下斜視は向き眼位に応じて上下偏位が増減するもので，斜筋や上下直筋の過動や不全によって発生.
3）交代性上斜位は向き眼位に関係なく上下斜視が出現.

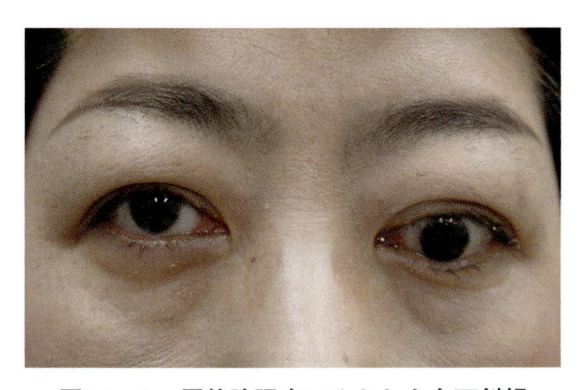

図 17-5　甲状腺眼症にみられた左下斜視

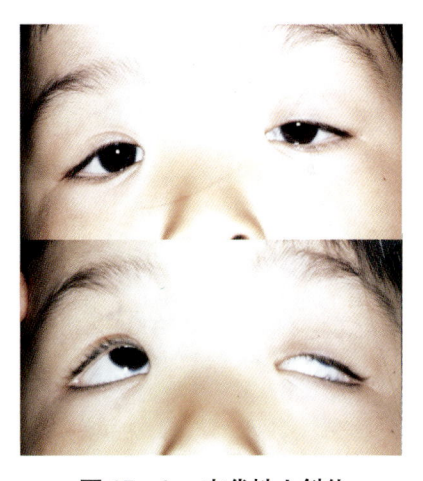

図 17-6　交代性上斜位

17-4. 回旋斜視 cyclotropia

1. 外方回旋斜視 excyclotropia.
   - 本来の眼球の垂直子午線の頂点が外側に傾斜する回旋性の眼位異常.
   - 眼底では黄斑が視神経乳頭下縁から水平に引いた線の下方に位置.
   - 滑車神経麻痺，上直筋麻痺，多くの甲状腺眼症などで発症.
2. 内方回旋斜視 incyclotropia.
   - 本来の眼球の垂直子午線の頂点が内側に傾斜する回旋性の眼位異常.
   - 眼底では黄斑が視神経乳頭下縁から水平に引いた線の上方に位置.

● 治　療

1）プリズム眼鏡は上下偏位の矯正には有効だが，回旋偏位の矯正には無効.
2）手術では上下直筋の水平移動術，上斜筋前部前転術など.

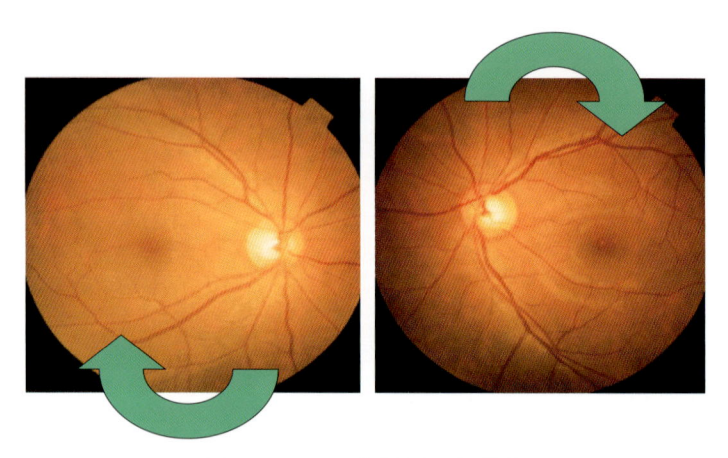

図17-7　回旋斜視眼底写真
左が内方回旋偏位，右が外方回旋偏位.

Side Memo

回旋斜視では階段が降りられない！
　回旋斜視では右眼で見た水平線と左眼で見た水平線の傾きが大きく異なる．他覚的にはほとんど眼の位置がずれていなくても，患者の自覚では「階段を降りる時に2重に見えてどちらが本当か判らない」，「道路のセンターラインがクロスしていて運転できない」などの訴えがみられる．

18章 眼球運動障害

18-1. 動眼神経麻痺 oculomotor palsy

1. 第3脳神経である動眼神経の核または核から出た神経線維の障害．
2. 複視，眼球運動障害，眼瞼下垂，散瞳．
3. 原因の主なものは，神経栄養血管の循環障害，外傷，脳腫瘍，脳動脈瘤．
4. 原因が脳動脈瘤の場合は，直ちに脳神経外科医に対診．

● **病　態**：眼球運動に関係する上直筋，内直筋，下直筋，下斜筋，上眼瞼を挙上する上眼瞼挙筋，瞳孔を縮小させる瞳孔括約筋のすべて，またはそのうちの数筋の麻痺．

● **原　因**
1）神経栄養血管の循環障害：高血圧，動脈硬化，糖尿病などによる．原因として最多．
2）中脳障害：ベネディクト（Benedikt）症候群：中脳被蓋の片側赤核障害．患側動眼神経麻痺と対側不全麻痺，不随意運動．
　　・ウェーバー（Weber）症候群：大脳脚病変．患側動眼神経麻痺と対側顔面を含む片麻痺．
3）脳動脈瘤：内頸動脈・後交通動脈分岐部，海綿静脈洞部．
4）脳腫瘍，頭部外傷など．

● **症　状**：複視，羞明，視朦．

● **所　見**：外下斜視，眼球の上転・内転・下転障害，眼瞼下垂，瞳孔散大，対光反射および輻湊反射の減弱または消失，調節麻痺

● **治　療**：原因疾患の治療．経過をみて，改善のない眼球運動障害に対しては斜視手術．

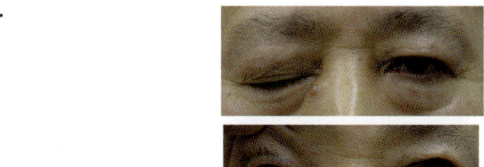

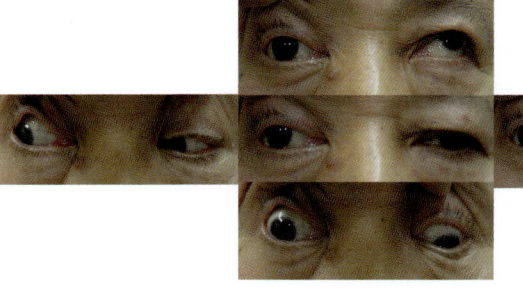

図 18-1　右動眼神経麻痺

Side Memo

瞳孔回避 pupil sparing
　動眼神経麻痺のうち，瞳孔障害を伴わないものを瞳孔回避型動眼神経麻痺（pupil sparing oculomotor palsy）という．原因としては，神経栄養血管の循環障害が圧倒的に多く，これは瞳孔運動線維が動眼神経の外層背上側を走行し，神経栄養血管の虚血から免れやすいことがその理由である．これに対して，瞳孔運動線維は外からの圧迫の影響を受けやすく，脳動脈瘤による動眼神経麻痺では散瞳する．

18-2. 滑車神経麻痺 trochlear palsy

1. 第4脳神経である滑車神経の核または核から出た神経線維の障害．
2. 患眼の上斜視と内下転障害，斜頸．
3. 原因の主なものは，先天性，外傷，神経栄養血管の循環障害．
4. ビールショウスキー頭部傾斜試験で診断．

● **病　態**：支配する上斜筋の麻痺．眼球運動神経麻痺の中では最多．
● **原　因**
　1）先天性：小児での原因の約70%．
　　・中高年になって代償不全を生じ，自覚症状が出ることがある．
　2）頭部外傷：脳神経の中で最も頭蓋内走行が長いため，外傷により発症しやすい．
　　・しばしば両側性．
　3）神経栄養血管の循環障害．脳腫瘍，脳動脈瘤．
● **症　状**：上下複視（下方視で強い複視），像が傾いて見える．
● **所　見**：患眼の上斜視，外方回旋斜視，軽度内斜視．眼球の内下転障害．健側に頭部を傾斜させる代償性異常頭位（斜頸）．
● **診　断**：ビールショウスキー（Bielschowsky）頭部傾斜試験（☞ p.41）を行う．
　・上下斜視がある場合，頭部を左右に傾斜させてどちらで上下偏位が目立つかにより，上下斜筋と上下直筋のどちらの麻痺かを判定する方法．
　・上斜筋麻痺では，頭部傾斜方向と逆方向に頭部を傾斜させると上下偏位が拡大．
● **治　療**：原因疾患の治療．
　・後天性のもの：80%以上が自然回復．
　・上下複視を訴えるもの：プリズム眼鏡装用または上下直筋の前後転術．
　・回旋複視が残存するもの：上下直筋の水平移動術，上斜筋前部前転術など．

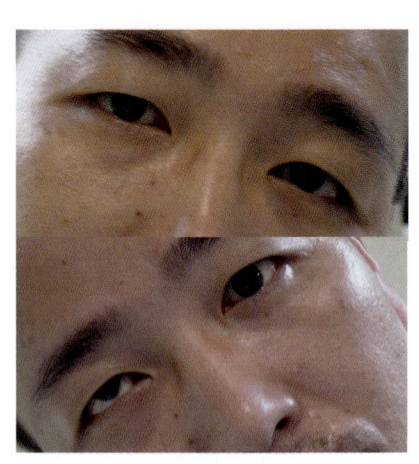

図18-2　右滑車神経麻痺でのビールショウスキー頭部傾斜試験
右への頭部傾斜で右眼の上斜視が増強．

Side Memo

上斜筋麻痺 superior oblique palsy
　・後天性では滑車神経麻痺と同義．
　・先天性では滑車神経麻痺以外に，上斜筋の形成不全など筋原性の変化も伴う．
　・先天性では二次的下斜筋過動症必発．

18-3. 外転神経麻痺 abducens palsy（図18-3）

1. 第6脳神経である外転神経の核または核から出た神経線維の障害．
2. 水平性複視，患眼の内斜視と外転障害．
3. 原因の主なものは，腫瘍，外傷，神経栄養血管の循環障害．
4. 40歳以上の単独外転神経麻痺は，鼻咽頭腫瘍を疑う．

● **病　態**：支配する外直筋の麻痺．
　　　・脳底を長く走行するため，間接的な脳圧亢進でも出現．

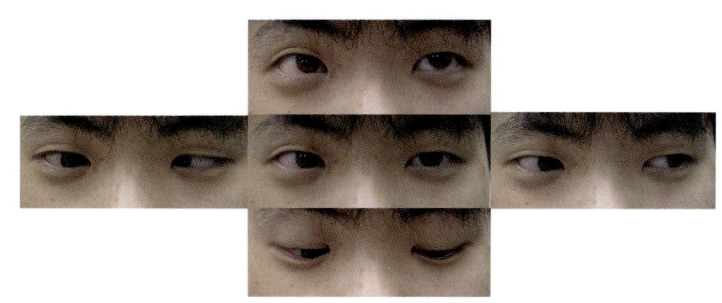

図18-3　右外転神経麻痺

● **原　因**
　1）腫瘍：小児では脳幹部腫瘍，成人では鼻咽頭腫瘍が重要．
　2）頭部外傷．
　3）神経栄養血管の循環障害．
　4）脳動脈瘤，内頸動脈海綿静脈洞瘻．
　5）橋障害：ミヤール・ギュブレール（Millard-Gubler）症候群：橋底部から橋被蓋の障害．患側外転神経麻痺，顔面神経麻痺と対側片麻痺．
　・フォビル（Foville）症候群：外転神経核付近の病変．患側外転神経麻痺，顔面神経麻痺，水平注視麻痺と対側片麻痺．
　6）炎症性疾患：グラデニーゴ（Gradenigo）症候群：錐体骨尖端部症候群．中耳炎の波及．患側外転神経麻痺，三叉神経痛，難聴．
● **症　状**：水平性複視：患側を注視した際に増強．遠見複視＞近見複視．
● **所　見**：患眼の内斜視．眼球の外転障害．健側への代償性頭位回旋．
● **治　療**
　1）原因疾患の治療．
　2）急性期にはプリズム眼鏡（基底外方で処方）．
　3）経過をみて，複視の改善が得られない場合は斜視手術．
　・内斜視が軽度であれば，患側外直筋短縮術または内直筋後転術．
　・内斜視が高度であれば，患側の眼筋移動術（上下直筋の外方移動など）．

18-4. 中枢性眼球運動障害 central ocular motility disorders

病態：動眼神経核よりも上位の障害で発症する眼球運動障害．
　　　前頭葉などの皮質性障害，脳幹部などの皮質下性障害．
種類：注視麻痺，核間麻痺，輻湊麻痺，開散麻痺．

- **注視麻痺** gaze palsy：両眼が同じ方向に動かなくなる状態．
  1) 水平注視麻痺 horizontal gaze palsy
     ・傍正中橋網様体（paramedian pontine reticular formation；PPRF）の病変．
     ・片側大脳病変（図 18-4）
  2) 垂直注視麻痺 vertical gaze palsy
     ・中脳背側の中脳水道近傍病変（松果体腫瘍など）．
     ・内側縦束吻側間質核（rostral interstitial nucleus of median longitudinal fasciculus；riMLF），またはカハール間質核（interstitial nucleus of Cajal；INC）の障害．

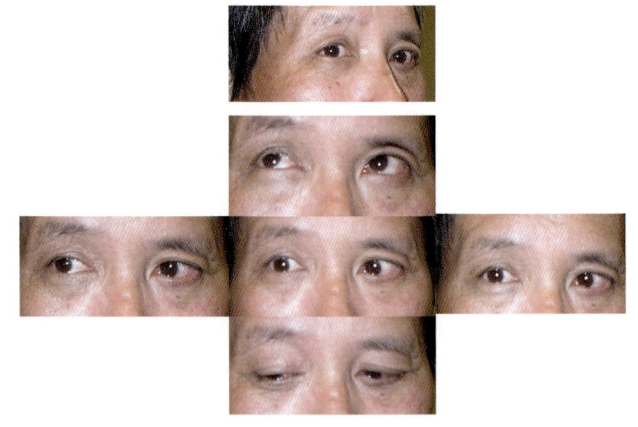

図 18-4　左方注視麻痺（右共同偏視）

- **核間麻痺** internuclear ophthalmoplegia（INO）（図 18-5）
  1) 内側縦束（median longitudinal fasciculus；MLF）の障害で生じ，MLF症候群ともいう．
  2) 側方視の際の患側眼の内転障害，対側眼の外転時単眼眼振．
  3) 輻湊は内転制限範囲を超えて可能．

- **輻湊麻痺** convergence palsy
  1) 中脳吻側病変．
  2) 内転障害はないが輻湊が不能．

- **開散麻痺** divergence palsy
  1) 中脳被蓋の動眼神経核近傍病変．
  2) 開散できないため，遠見は内斜視となり複視を自覚．

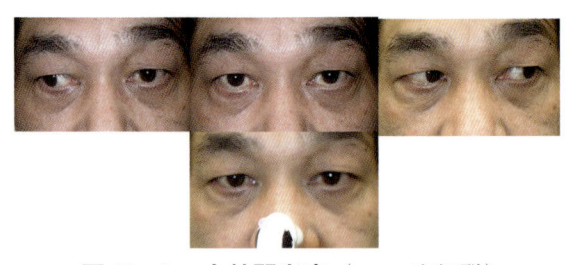

図 18-5　左核間麻痺（MLF症候群）

18-5. 重症筋無力症 myasthenia gravis（MG）

1. 抗アセチルコリン受容体抗体による神経・筋伝達阻害
2. 多くは眼筋障害で初発し，眼瞼下垂や複視（眼球運動障害）を訴える．
3. 症状の易疲労性，日内変動，日間変動．
4. テンシロンテスト，筋電図検査で診断．
5. 治療は，抗コリンエステラーゼ剤，ステロイド，胸腺摘出．

- **病　態**：神経筋接合部後シナプス膜のアセチルコリン受容体に対する自己抗体による自己免疫性受容体病．
- **疫　学**
  1) 重症筋無力症の経過中，90% の患者に眼瞼下垂や眼球運動障害などの外眼筋障害．
  2) 重症筋無力症患者の 75% は外眼筋障害で初発．
  3) 女子は 30 歳，男子は 40 歳以降にピークがあるが幼児にも発症．
  4) 眼筋型重症筋無力症では抗アセチルコリン受容体抗体陰性例が約半数．
- **症　状**：外眼筋の筋力低下による眼瞼下垂，複視（眼球運動障害）．
  - 症状は夕方ほど著明になる日内変動，日によって重さの異なる日間変動，筋肉を使うほど症状が重くなる易疲労性が特徴．
- **診　断**：抗アセチルコリン受容体抗体陽性．
  - テンシロン（塩化エドロホニウム；抗コリンエステラーゼ剤）テスト：静注で症状改善（図18-6）．
  - 筋電図検査：反復神経刺激試験で振幅の漸減現象（waning）．
  - アイステスト（眼瞼冷却試験）：眼瞼の冷却で眼瞼下垂が改善．
  - 胸部画像検査：胸腺肥大．

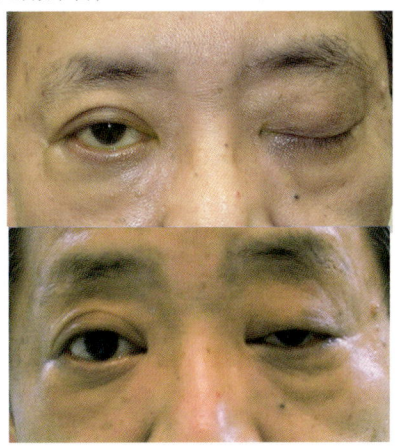

図 18-6　テンシロンテスト
上が注射前，下が注射直後

- **鑑別診断**
  1) 慢性進行性外眼筋麻痺：疲労現象なし，抗体陰性，テンシロンテスト陰性．
  2) 筋緊張性ジストロフィ：慢性進行性外眼筋麻痺に同じ．
  3) 筋無力症様症候群
     - イートン・ランバート（Eaton-Lambert）症候群：肺小細胞癌などの悪性腫瘍に合併または先行．
     - 先天性筋無力症候群．
- **治　療**：抗コリンエステラーゼ剤．ステロイド薬．拡大胸腺摘出術．

18-6. デュアン（眼球後退）症候群 Duane retraction syndrome

1. 外転神経や外転神経核の形成不全や異常神経支配．
2. 内転時の瞼裂狭小，側方視時の upshoot や downshoot．
   ・Ⅰ型：外転制限（図18-7），・Ⅱ型：内転制限，・Ⅲ型：外転・内転とも制限．

● デュアン（Duane）症候群の疫学と治療
  ・先天性の眼球運動障害では最も頻度の高い症候群．
  ・正面視で内斜視があるものでは患側内直筋後転術，外斜視があるものでは患側外直筋後転術．
  ・複視の自覚はない．

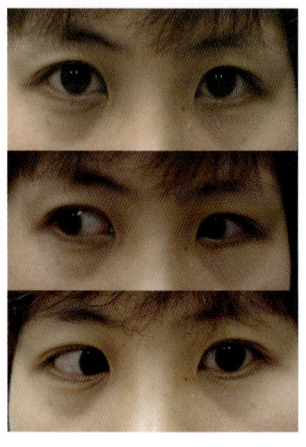

図18-7　左デュアン症候群
上から正面視，右方視，左方視．

18-7. 慢性進行性外眼筋麻痺 chronic progressive external ophthalmoplegia (CPEO)

1. ミトコンドリア異常．
2. 緩徐進行性の眼瞼下垂，全外眼筋麻痺（図18-8）．

● 臨床経過：眼瞼下垂で初発し，進行性に徐々に全外眼筋麻痺．眼輪筋・上眼瞼挙筋も障害されるため眼瞼下垂も見られ，顔面筋・頬筋などの脱力も時に発症．

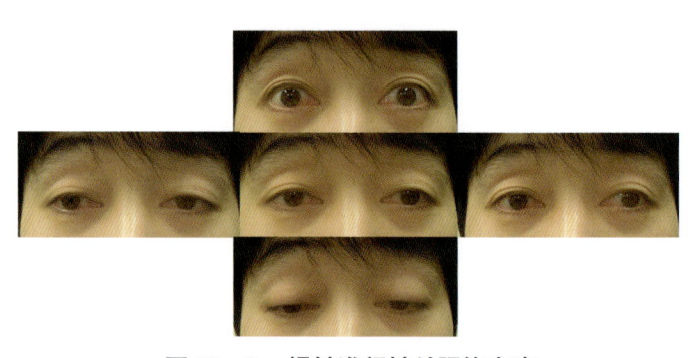

図18-8　慢性進行性外眼筋麻痺

19章 弱視 amblyopia

● **弱視の定義**
1) 幼児の視覚の発達する過程でさまざまな原因により視力の発達が阻害されたもの．
2) 一般に器質的な眼異常がないか，それでは説明のつかない視力低下．

● **弱視眼の特徴**
1) 字づまり視力（並列視力表）より字ひとつ視力（単一視力表）の方が視力良好．
2) 視覚の臨界期中の治療が重要で，この時期に適切な治療が行われなければ視力障害は恒久的．

● **斜視弱視** strabismic amblyopia
1) 先天内斜視，乳児内斜視に多くみられ，斜視が一方の眼に固定されたものの斜視眼に発生（片眼性）．
2) 中心窩外で固視（偏心固視）．

● **不同視弱視** anisometropic amblyopia
1) 両眼屈折値に大きな差（通常 2.0 D 以上）があり，臨界期に適切な屈折矯正が行われないと，より屈折異常の強い方の眼の視力発達が不良（片眼性）．

● **屈折異常弱視** ametropic amblyopia
1) 両眼の高度の屈折異常（主に遠視）が矯正されないために，網膜上に鮮明な映像が得られず発症（両眼性）．
2) 適切な屈折矯正により視覚発達，予後良好．

● **形態覚遮断弱視** form vision deprivation amblyopia
1) 生後早期の臨界期（critical period）に，主として中間透光体の混濁により，形態覚の刺激が患眼に入らず発生（片眼性または両眼性）．
2) 網膜神経節細胞以降，外側膝状体，大脳皮質視覚領に形態学的変化．
3) 最も予後不良．

● **経線弱視** meridional amblyopia
1) 強度の乱視を矯正しないと，方向により適切な視覚刺激が入力されず発生．
2) 乱視矯正眼鏡，ハードコンタクトレンズ装用で視力改善．

● **心因性視力障害** psychogenic visual disturbance（図19-1，2）
　1）器質的な眼異常をまったく認めない小児女児に多い眼心身症．
　2）診断にはレンズ中和法（プラスのレンズとマイナスのレンズを装用させると裸眼視力より改善），視野検査（筒状視野，求心性視野狭窄，らせん状視野）．

● **治　療**
　1）屈折矯正：眼鏡，コンタクトレンズ．
　2）遮閉法：交代遮閉，健眼遮閉，アトロピン点眼によるペナリゼーション penalization（健眼を見えにくくして，弱視眼だけで物を見る訓練）．
　3）弱視視能矯正：偏心固視などで，固視訓練．

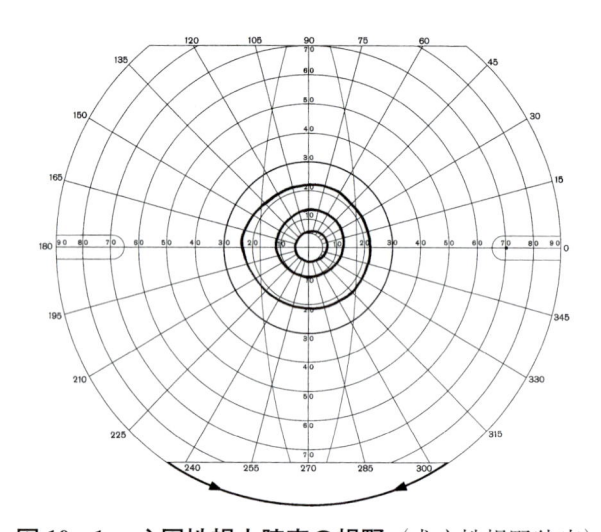

図 19-1　心因性視力障害の視野（求心性視野狭窄）

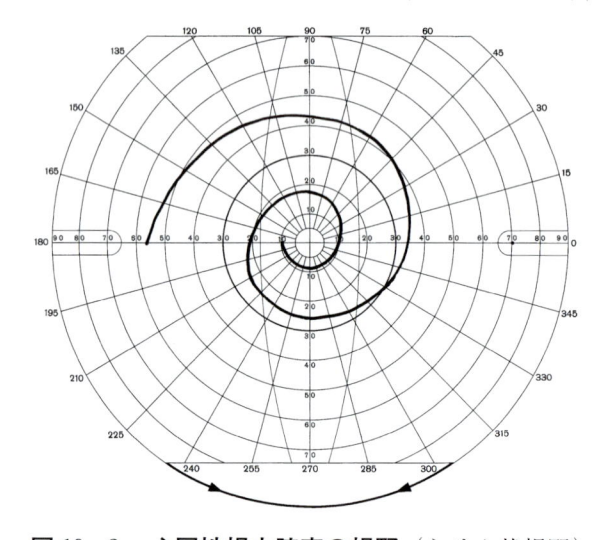

図 19-2　心因性視力障害の視野（らせん状視野）

20章 眼振 nystagmus

● **定義と特徴**
1) 不随意にみられる眼球の往復運動.
2) 先天性のものでは動揺視がなく, 視力不良, 頭位異常を訴え受診.
3) 後天性のものでは動揺視で受診.

● **4要素**
1) 方向 direction.
2) 頻度 frequency.
3) 振幅 amplitude.
4) 律動性 rhythm.

図20-1 律動眼振の電気眼振図 (EOG)

● **先天眼振** congenital nystagmus
1) 律動眼振 jerky nystagmus.
 ・一方向に急速相, 反対方向に緩徐相をもつ眼振. 急速相方向が眼振の向き.
2) 振子様眼振 pendular nystagmus.
 ・急速相と緩徐相の速度の区別が明瞭でないもの.
3) 潜伏眼振 latent nystagmus.
 ・両眼開放時になく, 片眼遮閉時のみにみられる眼振.
 ・開放眼に向けた急速相. 両眼開放視力良好だが片眼視力不良.

● **後天眼振** acquired nystagmus
1) 垂直眼振 vertical nystagmus:下向き眼振 (downbeat nystagmus), 上向き眼振 (upbeat nystagmus).
2) シーソー眼振, 輻湊 (後退) 眼振, 周期性交代性眼振, など.

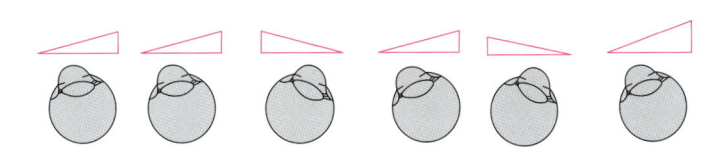

図20-2 眼振のプリズム療法

21章 視神経・視路疾患

21-1. 視神経乳頭の先天異常 congenital optic disc anomalies

1. 先天視神経乳頭異常のうち，視神経低形成が最も多い．
2. 視神経乳頭欠損，視神経乳頭小窩は，胎生期の眼杯裂閉鎖不全が原因．
3. 一般に治療法はなく，合併症に対する経過観察を行う．

● 視神経低形成 optic nerve hypoplasia（図21-1）
病態：視神経の形成が不十分である状態．
症状：視力正常で，下方視野の一部が障害される程度の軽症例がほとんどだが，視力低下，視野異常，眼振，斜視などを生じることもある．
所見：視神経乳頭が小さく（小乳頭），生理的陥凹は消失し赤みが強いだけのものから，視神経乳頭周囲に色素輪（double ring）を形成するもの，視神経乳頭が存在しないもの（無形成）までさまざまである．

Side Memo
小乳頭
　視神経乳頭の大きさは，乳頭の中心と中心窩との間の距離（DM）と乳頭径（縦径と横径の平均；DD）との比（DM/DD）によって評価され，この比の値が3.2より大きいと小乳頭と判定される（DM/DD比の正常値は2.1〜3.2）．

● 傾斜乳頭症候群 tilted disc syndrome（図21-2）
病態：視神経乳頭の上方が前方に突出し，下方あるいは下鼻側が後方へ引っ込み，陥凹もしくは欠損しているように見える乳頭異常．
症状：マリオット盲点を頂点とする上耳側に広がる視野欠損を呈する．
所見：視神経乳頭の下方に網膜色素上皮や脈絡膜の萎縮を伴う．
・ほとんどの症例で近視性乱視を認める．

● 視神経乳頭欠損（乳頭コロボーマ）optic disc coloboma（図21-3）
病態：視神経乳頭の先天的な欠損．胎生4〜6週の眼杯裂閉鎖不全が原因．
症状：欠損の程度に応じて視機能が障害される．視力低下，上方視野欠損，斜視を生じる．
所見：視神経乳頭は大きく白色で，下方に深い陥凹がみられる．
・陥凹内や乳頭縁から複数の血管が起始する．
・下方へ広がる網脈絡膜萎縮，脈絡膜欠損，虹彩欠損を伴うものもある（☞ p.111 ぶどう膜欠損）．

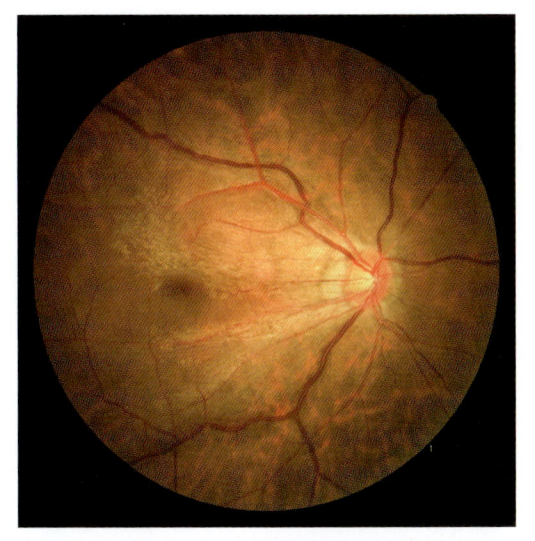

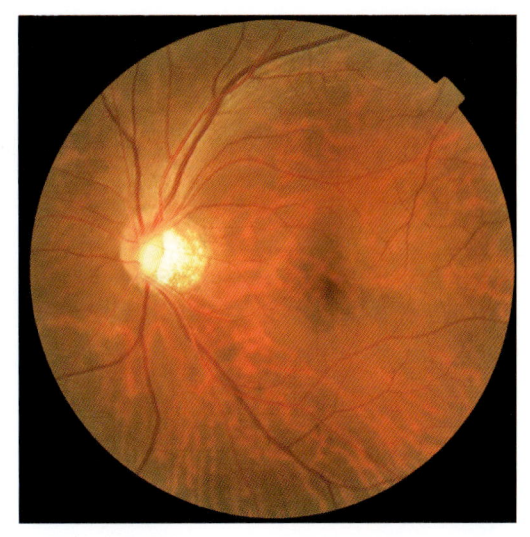

図 21-1　視神経低形成　　　　　図 21-2　傾斜乳頭症候群

● **視神経乳頭ドルーゼン** optic disc drusen
病態：視神経乳頭前部に存在するしばしば石化を伴う硝子様構造物．
　　・乳頭表面にみられる表在型と乳頭内に埋没している埋没型がある．
症状：通常は無症状だが，一過性霧視や視野欠損，稀に視力低下を生じる．
所見：表在型では，乳頭上に白色の粒状（桑実状）の腫瘤を認め，無赤色光下に自発蛍光がみられる．
　　・乳頭部に，CTで高吸収値，超音波検査で高輝度を示す石灰化病変を認める．
　　・小乳頭の合併が多く，網膜色素変性や網膜色素線条に合併することがある．

● **視神経乳頭小窩** optic disc pit
病態：視神経乳頭内にみられる円形または楕円形の深い陥凹．
　　・胎生期の眼杯裂閉鎖不全が原因．
症状：通常は無症状だが，マリオット盲点の拡大や弓状暗点などの視野異常がみられることがある．
　　・漿液性黄斑剥離を合併するとピット黄斑（pit-macular）症候群とよばれ，視力障害をきたす．
所見：陥凹は灰白色から黄色で，耳側縁にみられることが多い．

● **朝顔症候群** morning glory syndrome（図 21-4）
病態：視神経乳頭部の拡大と陥凹の所見が朝顔の花に似ている乳頭部の先天異常．
　　・原因として眼杯裂閉鎖不全が考えられている．
症状：一般的に視力は不良．

・経過中に網膜剥離を生じることがある．

所見：乳頭部の拡大と漏斗状陥凹，陥凹底に白色の組織塊，陥凹周囲に網脈絡膜の環状隆起がみられる．

・乳頭下方に網脈絡膜萎縮を伴うことが多い．

・網膜血管は白色組織の下から起始し，狭細で数が多く，放射状直線的に走行する．

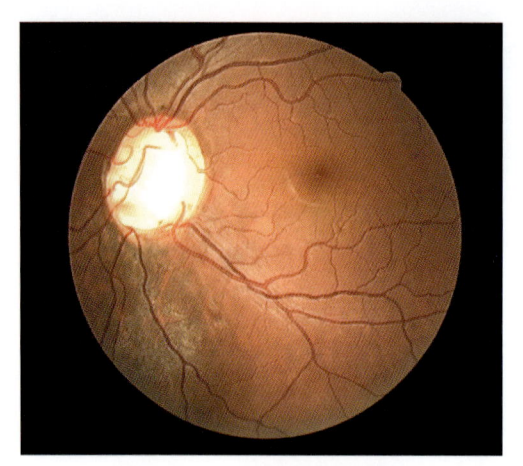

図 21-3　視神経乳頭欠損

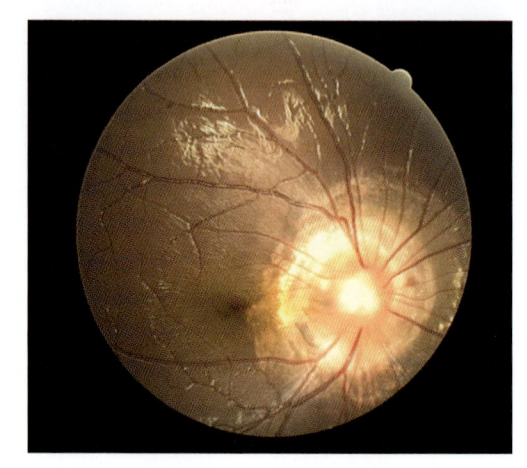

図 21-4　朝顔症候群

21-2. 視神経炎 optic neuritis

1. 視神経の炎症．
2. 急激な視力低下，中心暗点，眼痛．
3. MRI で確定診断．
4. 自然治癒傾向があるが，治療をするならステロイド大量療法．

● 病　態：広義には，種々の原因で生じる視神経（視神経乳頭部から視交叉までの部分）の炎症．狭義には，特発性の急性脱髄性視神経炎をいう．多発性硬化症や視神経脊髄炎（デビック Devic 病）の眼病変の場合がある．

● 分　類
1) 乳頭炎（前部神経炎）：病変が視神経乳頭に近く，乳頭部に炎症所見がみられるもの（図21-5）．
2) 球後視神経炎：病変が視神経後部にあって，乳頭部に炎症所見がみられないもの．

● 症　状
1) 視力障害：急激で一般に片眼性．
2) 視野障害：中心暗点，盲点中心暗点が多いが，水平半盲などさまざまな異常を呈する（図21-6）．
3) 眼窩深部痛（眼球運動時に増強）．
4) 色覚異常：赤・緑色の障害．

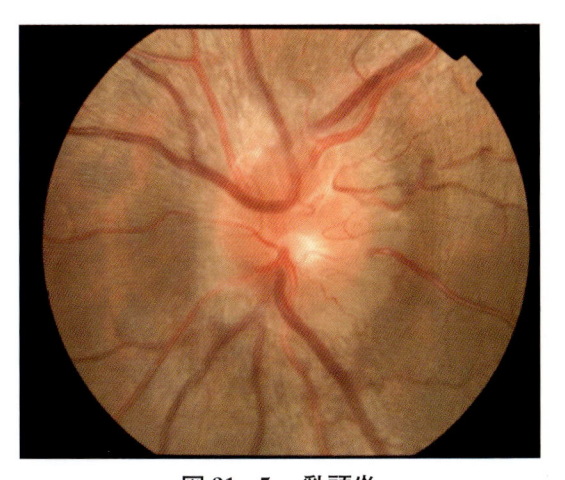

図 21-5　乳頭炎

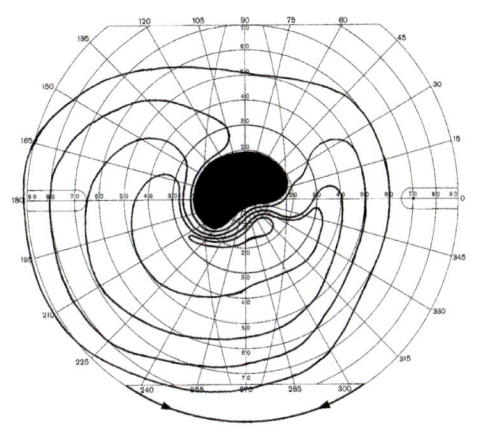

図 21-6　視神経炎の動的視野

5）特発性視神経炎の発症は，15〜50歳に多く，約7割が女性である．

● 所　見

1) 乳頭炎は，視神経乳頭の発赤・腫脹・境界不鮮明，乳頭部の網膜静脈の拡張・蛇行がみられる．
2) 球後視神経炎は，発症初期には視神経乳頭に異常を認めない．
3) 交互点滅対光反射試験（swinging flashlight test）で，患眼に相対的求心性瞳孔異常（relative afferent pupillary defect；RAPD）を認める（☞ p.177 Side Memo）．
4) 球後視神経炎は，MRIで確定診断を行う．T2強調画像やSTIR（short T 1 inversion recovery）法で，視神経の腫脹と病変部の高信号がみられる．また，病変部に造影剤による増強効果がみられる（図21-7，矢印）．
5) フルオレセイン蛍光眼底造影検査で，乳頭部から蛍光色素の漏出がみられる．
6) 視覚誘発電位（VEP）で，P100頂点潜時の延長と振幅の低下がみられる．
7) 発症後数週間後に視神経乳頭の蒼白化が始まり，視神経萎縮の所見がみられる．

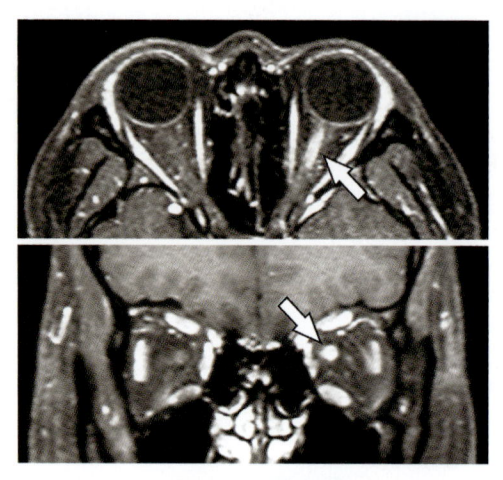

図21-7　視神経炎の造影MRI画像

● 治　療

1) 自然治癒傾向があるため，視機能障害がそれほど強くなければ，ビタミンB_{12}製剤などの内服治療で経過をみる．
2) 視機能障害が強い場合は，ステロイドパルス療法（メチルプレドニゾロン1gを3日点滴）を行う．

● 予　後

1) 治療の有無にかかわらず，約9割は0.8以上の視力にまで回復するが，3％は0.1以下にとどまる．
2) ステロイドパルス療法は，視力回復の期間を短縮し，多発性硬化症への移行率を減少させる．

21-3. 虚血性視神経症 ischemic optic neuropathy（ION）

1. 視神経の栄養血管の閉塞による．
2. 突発する視力低下と視野欠損（眼痛はない）．
3. 動脈炎性か非動脈炎性かを区別することが重要．
4. 動脈炎性は他眼にも急速に発症し，それを阻止するために早期にステロイド治療を行う．
5. 一般に視機能回復は困難．

● 病　態：視神経を栄養する血管の循環障害により生じた視神経疾患．

● 分　類
原因から
1）動脈炎性虚血性視神経症 arteritic ION：側頭動脈炎（巨細胞性動脈炎）による．
2）非動脈炎性虚血性視神経症 non-arteritic ION：高血圧・糖尿病などの全身疾患による．
眼底所見から
1）前部虚血性視神経症 anterior ION（AION）：短後毛様動脈系（篩状板付近）の循環障害による（図21-8）．
2）後部虚血性視神経症 posterior ION（PION）：篩状板より後方の循環障害による．

● 症　状
1）視力障害：片眼性で突発．
2）視野障害：水平半盲が多いが，中心暗点や弓状暗点などさまざまな異常を呈する（図21-9）．
3）動脈炎性では，頭痛，頭皮の違和感，咀嚼に伴う疼痛などを訴えることがある．
4）動脈炎性は50歳以上，特に70歳以上の高齢者に，非動脈炎性は45～65歳の中年に好発する．

● 所　見
1）前部虚血性視神経症は，視神経乳頭に蒼白腫脹，線状出血などがみられる．腫脹は数週間～数ヵ月で消退し，グリア増殖を伴う境界不鮮明な炎性視神経萎縮となる．
2）後部虚血性視神経症は，発症初期には視神経乳頭に異常を認めない．経過とともに乳頭上の血管は狭細化し，境界鮮明な単性視神経萎縮となる．
3）非動脈炎性前部虚血性視神経症は小乳頭に好発する．このような視神経乳頭を disc at risk という．

4）交互点滅対光反射試験（swinging flashlight test）で，患眼に相対的求心性瞳孔異常（relative afferent pupillary defect；RAPD）を認める．
5）フルオレセイン蛍光眼底造影検査で，非動脈炎性前部虚血性視神経症は造影初期に視神経乳頭の蛍光充盈遅延，後期に過蛍光がみられ，動脈炎性虚血性視神経症は網膜動脈閉塞がみられることがある．
6）血液検査で，動脈炎性虚血性視神経症に血沈亢進，CRP値上昇がみられる．

● 治　療
1）動脈炎性IONと非動脈炎性IONとで治療が異なる．
2）動脈炎性ION：ステロイド薬の全身投与が第一選択．
3）非動脈炎性ION：血管拡張薬，抗凝固薬などによる内服治療．

● 予　後：視機能回復は困難であるが，改善がみられることもある．

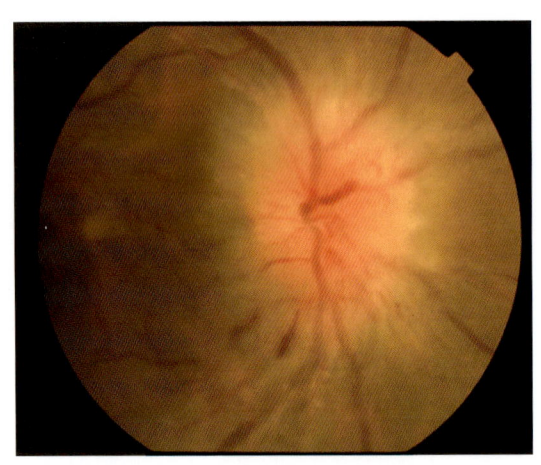

図21-8　前部虚血性視神経症 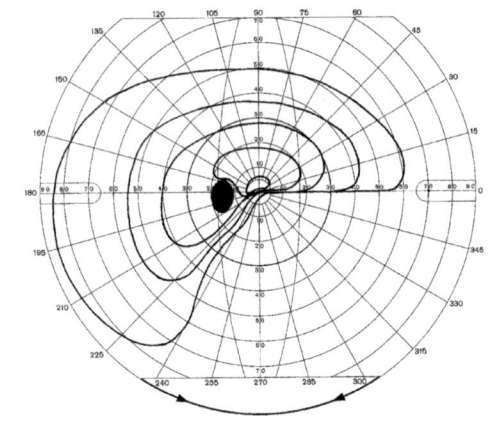　　　　図21-9　虚血性視神経症の動的視野

21-4. うっ血乳頭 papilledema, choked disc（図21-10）

1. 頭蓋内圧亢進が原因．
2. 発症初期の症状は，マリオット盲点の拡大のみ．
3. 原因疾患の治療．すぐに治療できない場合は減圧シャント術．

● **病　態**：頭蓋内圧亢進による視神経乳頭腫脹．

● **原　因**：頭蓋内占拠性病変（腫瘍，膿瘍，出血，動静脈奇形），頭蓋内炎症（脳炎，髄膜炎，肥厚性硬膜炎），静脈洞血栓症，特発性頭蓋内圧亢進症など．

● **症　状**
1) 発症初期には視力障害はみられず，乳頭腫脹の程度に応じて視野検査でマリオット盲点の拡大がみられる．
2) うっ血乳頭が持続して慢性期に至れば，種々の程度の視力障害，視野障害，色覚異常が生じる．

● **所　見**
1) 発症初期には，通常両眼に視神経乳頭の発赤・腫脹・境界不鮮明，乳頭部の網膜静脈の拡張・蛇行，軟性白斑，出血がみられる．
2) フルオレセイン蛍光眼底造影検査で，乳頭部から蛍光色素の漏出がみられる．
3) 慢性期には，視神経萎縮（乳頭蒼白，血管の狭細化）の所見がみられ，乳頭上に乳頭毛様短絡血管（optociliary shunt vessel；OCSV）がみられることがある．

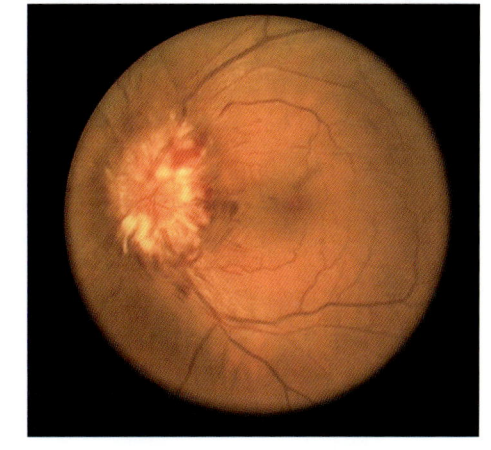

図21-10　うっ血乳頭

● **治　療**：原因疾患の治療を行うが，すぐに治療できない場合は減圧シャント術で対応する．

Side Memo
乳頭が腫れて突出している状態を総称して乳頭腫脹（disc swelling）とよぶが，頭蓋内圧亢進が原因の時だけうっ血乳頭という．

21-5. 視神経萎縮 optic atrophy（図 21-11）

1. 視神経線維が顕著に減少した状態．
2. 視神経乳頭は退色し，一般に白〜黄色調．
3. 視力・視野・色覚の障害．
4. 単性，炎性，網膜性，緑内障性に分類される．

● 病　態：視神経線維が変性や萎縮により顕著に減少した状態．

● 分　類
1) 単性視神経萎縮：球後視神経炎，後部虚血性視神経症，外傷性視神経症，圧迫性視神経症，レーベル遺伝性視神経症などが原因．
2) 炎性視神経萎縮：乳頭炎，前部虚血性視神経症，うっ血乳頭などが原因．
3) 網膜性視神経萎縮：網膜色素変性などの網膜変性疾患，網膜動脈閉塞，糖尿病網膜症の汎網膜光凝固術後や硝子体術後などが原因．
4) 緑内障性視神経萎縮：緑内障が原因．

● 症　状：視力障害，視野障害，色覚障害．

● 所　見
1) 単性視神経萎縮：視神経乳頭は蒼白で境界鮮明，陥凹は浅い皿状で，篩状板が透見できる．
2) 炎性視神経萎縮：視神経乳頭は汚い灰白色で境界不鮮明，陥凹はグリア組織で覆われて，篩状板は透見できない．
3) 網膜性視神経萎縮：視神経乳頭は黄白色（網膜色素変性などでは蝋様黄色）で，グリアの増殖，網膜血管の著明な狭細化がみられる．
4) 緑内障性視神経萎縮：視神経乳頭は蒼白で境界鮮明，陥凹は深く拡大し（緑内障性陥凹），篩状板が透見できる．

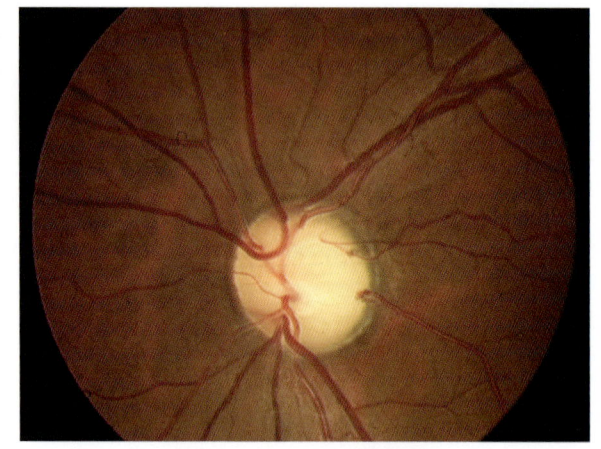

図 21-11　視神経萎縮

21-6. その他の視神経疾患 other disorders of optic nerve

● **外傷性視神経症** traumatic optic neuropathy
　病態：外力により視神経が障害されて生じる視神経疾患．
　症状：外傷後に突発するさまざまな程度の視力・視野障害．
　所見：対光反射異常（遅鈍かつ不十分）．交互点滅対光反射試験（swinging flashlight test）で，患眼に相対的求心性瞳孔異常（relative afferent pupillary defect；RAPD）を認める．
　　・眉毛部外側の外傷が典型的．
　　・外傷直後には，眼底および視神経乳頭に異常を認めない．数週間後から徐々に単性視神経萎縮がみられるようになる．
　治療：強い変形を伴う視神経管骨折がない限り，受傷早期に高浸透圧薬の点滴とステロイド療法を行う．
　　・視神経管開放術．

● **鼻性視神経症** rhinogenous optic neuropathy
　病態：副鼻腔疾患により視神経が障害されて生じる視神経疾患．副鼻腔嚢胞（術後性が最多），副鼻腔炎，副鼻腔真菌症などが原因．
　症状：さまざまな程度の視力・視野障害．
　所見：視神経乳頭は正常または蒼白．
　　・副鼻腔病変の程度に応じて，眼球突出，眼球運動障害，眼瞼腫脹がみられることがある．
　　・眼痛，頭痛がみられることがある．
　治療：副鼻腔疾患の治療．

● **中毒性視神経症** toxic optic neuropathy
1. エタンブトール
　1）抗結核薬であり，本薬使用者の数％に生じる．
　2）色覚異常（特に赤緑異常）や霧視で初発し，ゆっくりと両眼性の視力低下を生じ，視野は一般に中心暗点を呈す．
　3）視神経乳頭は初期には正常で，徐々に視神経萎縮となる．
　4）発見しだい投薬を中止する．

2. メチルアルコール（メタノール）
　1）メチルアルコールの誤飲によって生じる．アルコール中毒患者に多い．
　2）急激で重篤な視力低下をきたす急性中毒が多い．
　3）視神経乳頭は発赤・腫脹し，徐々に蒼白となり深い陥凹を示す視神経萎縮となる．

4）代謝性アシドーシスが生じ，頭痛，消化器症状，呼吸困難がみられ，死亡することもある．
5）治療は早期にアシドーシスの是正，血漿交換などを行う．

3. シンナー（トルエン）
1）多くはシンナー遊びによる．シンナーを扱う職での慢性中毒もある．
2）急性中毒では急激な視力低下をきたす．慢性中毒では視力低下に加え盲点中心暗点がみられる．
3）視神経障害に加え，網膜障害もみられる．

● レーベル遺伝性視神経症 Leber hereditary optic neuropathy（LHON）
病態：ミトコンドリア遺伝子異常が原因の母系遺伝形式を取る急性または亜急性の両眼性視神経症．ミトコンドリア DNA の 11778 番塩基対変異が 80〜90％ にみられる．
症状：数日から数週で生じる視力障害と大きな中心暗点がみられる．多くは矯正視力が 0.1 以下となる．
・両眼同時発症もあるが，多くは片眼発症後，数週から数ヵ月でもう片眼が発症する．
所見：患者のほとんどが男性である．
・発病は 10〜20 歳台が多いが，壮年期に発症する例もある．
・急性期には視神経乳頭の発赤・腫脹，傍乳頭毛細血管の拡張・蛇行がみられる．
・一般の乳頭腫脹と異なり，フルオレセイン蛍光眼底造影検査で，乳頭部から蛍光色素の漏出がみられない．
・視神経乳頭は徐々に蒼白化し，通常 1 年以内に高度な視神経萎縮となる．
治療：有効な治療法はないが，稀に視機能が回復することがある．

● 視神経腫瘍
1. 視神経膠腫 optic nerve glioma
1）視神経のグリア細胞から発生する良性腫瘍．
2）小児に好発する．
3）神経線維腫症（フォン・レックリングハウゼン von Recklinghausen 病）に合併することが多い．
4）視力低下，眼球突出，斜視がみられる．
5）視神経乳頭には蒼白腫脹がみられ，長期間経過したものは視神経萎縮となる．
6）眼窩内に限局している間は経過観察をする．

2. 視神経鞘髄膜腫 optic nerve sheath meningioma（図 21-12）
1）視神経の髄膜細胞から発生する腫瘍．
2）中年女性に好発する．
3）徐々に進行する片眼性の眼球突出で始まることが多い．

4）初期には視力障害はなく，視野検査でマリオット盲点の拡大がみられるのみであるが，徐々に視力低下をきたす．
5）まず乳頭腫脹がみられ，徐々に蒼白化し，乳頭上に乳頭毛様短絡血管（optociliary shunt vessel；OCSV）がみられるようになり（図21-12），最後は視神経萎縮となる．
6）CTやMRIの画像検査で，視神経の管状腫大と造影剤で視神経鞘周囲の腫瘍のみが均一に増強される電車軌道様所見（tram-track sign）がみられる（図21-13，矢印）．
7）進行は緩除なため，有用な視機能がある間は経過観察をする．放射線治療が有効との報告もある．

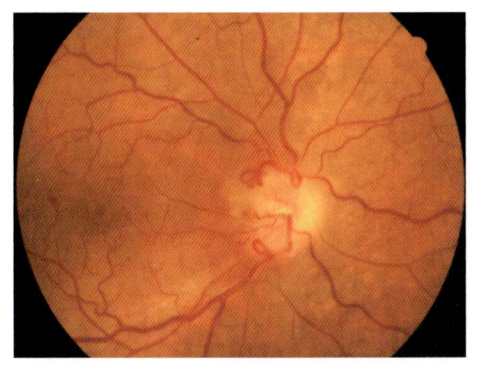

図21-12　視神経鞘髄膜腫

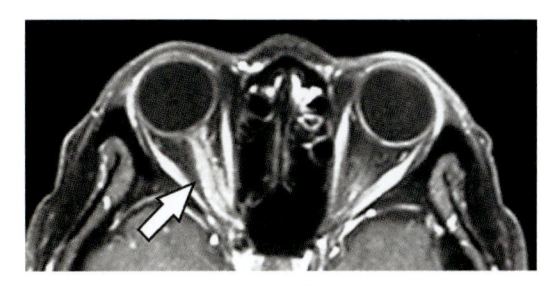

図21-13　視神経鞘髄膜腫のMRI画像

3. **視神経乳頭黒色細胞腫** melanocytoma of the optic nerve head（図21-14）
1）視神経乳頭部にメラニン細胞が増殖する黒色の良性腫瘍．母斑の1種．
2）偶然発見されることが多いが，視力低下やマリオット盲点の拡大をきたすことがある．網膜神経線維束の欠損があれば，それに伴う視野異常がみられる．
3）乳頭部に境界不鮮明な黒褐色の色素性腫瘤を認める．乳頭の外下方に位置することが多い．
4）腫瘍は扁平か，わずかに隆起している程度である．
5）徐々に拡大して視力障害を生じる可能性もあるので，定期的な経過観察を行う．

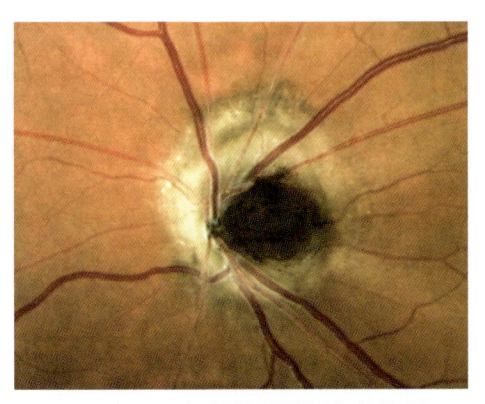

図21-14　視神経乳頭黒色細胞腫

21-7. 視路疾患 disorder of visual pathways

1. 片眼の視機能障害は，網膜〜視神経疾患（時に視交叉病変）による．
2. 視交叉〜視中枢の病変による視機能障害は，必ず両側性である．
3. 視野異常の原則（図 21-15）．
   - 視交叉の障害 － 両耳側半盲．
   - 視索の障害　 － 同名半盲（非調和性）．
   - 視放線の障害 － 同名半盲（調和性）．

● 視交叉の障害

原因：視交叉近傍病変．
　　1）腫瘍：下垂体腫瘍，頭蓋咽頭腫，鞍上部髄膜腫，ラトケ嚢胞など．
　　2）脳動脈瘤．
　　3）炎症：リンパ球性下垂体炎，視交叉くも膜炎など．
　　4）その他：トルコ鞍空洞症候群，下垂体卒中，内頸動脈硬化症など．
　・視交叉病変：視交叉炎（多発性硬化症），栄養血管の血流障害，外傷など．

症状：鼻側網膜からの交叉神経線維が障害されるので両耳側半盲を基本とする視野障害を生じるが，視交叉部を障害する部位によっては，接合部暗点，鼻側半盲，非調和性同名半盲などを呈する．

所見：両眼の視神経乳頭の耳側と鼻側が蒼白化して，帯状の視神経萎縮（band atrophy または蝶ネクタイ状萎縮 bow tie atrophy）を示す．これは耳側視野に対応する網膜神経線維が脱落するからである．

Side Memo

接合部暗点 junctional scotoma
　片眼性の耳側半盲または傍中心暗点に加え，反対眼の上耳側視野欠損を生じる視野異常．視神経が視交叉に接合する部位で，一側の交叉神経線維と反対眼の下鼻側網膜からの神経線維が障害されることによって生じる．

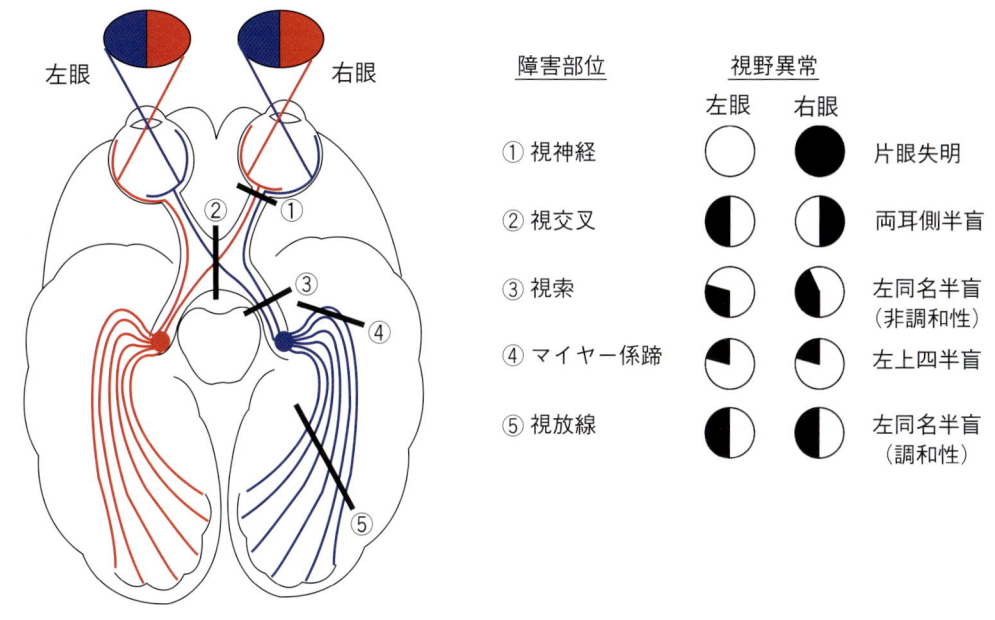

図 21 - 15　視路障害と視野異常

● 視索の障害
原因：視交叉近傍の腫瘍，脳動脈瘤，栄養血管の血流障害，多発性硬化症，外傷など．
症状：同側の耳側網膜からの非交叉神経線維と反対側の鼻側網膜からの交叉神経線維が障害されるので，障害側とは反対の同名半盲を生じるが，左右非対称の非調和性同名半盲を呈する．
・視索よりも中枢側の障害では，障害が両側性でない限り，視力は原則として正常である．
所見：障害側の視神経乳頭は上方と下方が蒼白化して，砂時計状の視神経萎縮（hourglass atrophy）がみられ，反対側の視神経乳頭には帯状の視神経萎縮がみられる．
・交叉神経線維は非交叉神経線維より多いので，障害側でない方の眼に相対的求心性瞳孔異常（relative afferent pupillary defect；RAPD）がみられる．

● 外側膝状体の障害
原因：栄養血管の血流障害（最多），占拠性病変，外傷，炎症など．外側膝状体のみが障害されることは非常に稀である．
症状：視野異常として障害側と反対の同名半盲を呈するが，外側膝状体には吻合のない2系統の栄養血管があり，血流障害（梗塞）が生じるとそれぞれの灌流領域に応じた特徴的な視野異常を呈する．1つは同名水平性扇形盲で，もう1つは上下扇形の視野欠損である（図 21 - 16）．

● 視放線の障害

原因：血管障害（脳梗塞，脳出血），占拠性病変（腫瘍，動静脈奇形），外傷など．

症状：障害側と反対の調和性の高い同名半盲を呈する．
・側頭葉の病変でマイヤー係蹄（Meyer loop）が障害されると，上1／4の視野が欠損した同名上四半盲がみられる．

所見：視神経乳頭，瞳孔反応は正常である．占拠性病変による頭蓋内圧亢進があれば，うっ血乳頭をきたすことがある．

● 視中枢（後頭葉）の障害

原因：血管障害（脳梗塞，脳出血），占拠性病変（腫瘍，動静脈奇形），炎症（髄膜炎，脳炎），外傷，中毒など．

症状：障害側と反対の調和性の高い同名半盲を呈する．
・視中枢では黄斑部の投影は後頭葉の先端にあり，この部位が障害されると，中心性同名半盲が生じる．
・後頭葉の先端は，後大脳動脈と中大脳動脈の両者から血液供給されており，後大脳動脈の血流障害では，黄斑回避（中心部5〜10°の視野が保たれる）を伴う同名半盲が生じる．
・両側後頭葉の広範な障害で，盲または著明な視力低下をきたす皮質盲となる．患者はしばしば盲を否定し，これをアントン（Anton）徴候という．

所見：視神経乳頭，瞳孔反応は正常である．

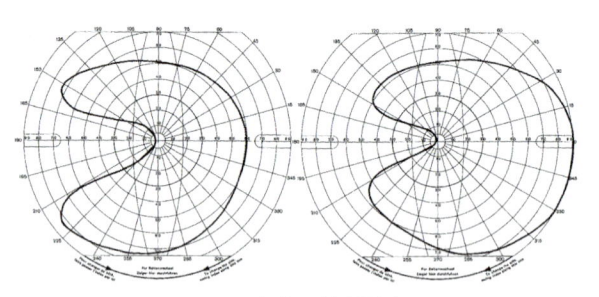

a．同名水平性扇形盲

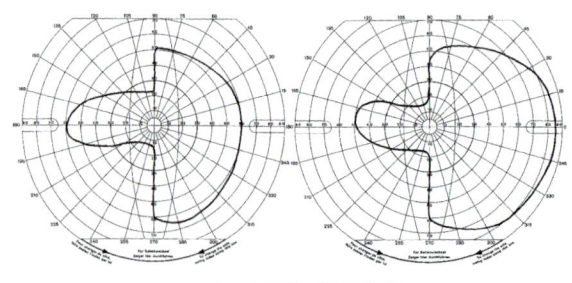

b．上下扇形の視野欠損

図21-16　外側膝状体障害の動的視野

22章　瞳孔異常

22-1. 瞳孔不同 anisocoria

> 病態：左右の瞳孔の直径の差が0.4 mm以上あるもの．瞳孔不同の鑑別診断の進め方を図22-1に示す．
> 原因：1．生理的瞳孔不同．
> 　　　2．ホルネル症候群．
> 　　　3．動眼神経麻痺．
> 　　　4．絶対性瞳孔強直．
> 　　　5．瞳孔緊張症．

● **生理的瞳孔不同** physiologic（essential）anisocoria
　1）正常者の50％近くにみられる0.3～0.4 mm差の瞳孔不同．
　2）明所，暗所にかかわらず瞳孔不同の程度は同じで，対光反射，輻湊反射ともに正常．
　3）瞳孔径の差が1～1.5 mmに達することもある．

● **ホルネル症候群** Horner syndrome：視床下部から眼球に至るまでの交感神経路の障害で生じる症候群．
　症状：①縮瞳（瞳孔散大筋麻痺）．
　　　　②軽度眼瞼下垂（瞼板筋麻痺，通常2～3 mm）．
　　　　③下眼瞼の軽度挙上（upside down ptosis）．
　　　　④上記②③による瞼裂狭小のための見かけ上の眼球陥凹．
　　　　⑤先天性ホルネル症候群では，患眼の虹彩異色症（青灰白色）．
　原因：肺尖部の腫瘍によるパンコースト（Pancoast）症候群が重要．

● **動眼神経麻痺** oculomotor palsy
　症状：①散瞳，対光反射および輻湊反射の減弱または消失（瞳孔括約筋麻痺）．
　　　　②眼瞼下垂（上眼瞼挙筋麻痺）．
　　　　③複視（外斜視）および眼球の内転・上転・下転障害（内・上・下直筋，下斜筋麻痺）．
　原因：多岐にわたるが，主なものは栄養血管閉塞による虚血，外傷，腫瘍，動脈瘤である．
　　　　①中脳障害：動眼神経核の障害ベネディクト（Benedikt）症候群，ウェーバー（Weber）症候群．
　　　　②栄養血管閉塞による虚血．
　　　　　・糖尿病によるものが最も多い．
　　　　　・瞳孔障害は約20％にしかみられない．

③内頸動脈・後交通動脈分岐部動脈瘤 internal carotid-posterior communicating（ICPC）aneurysm.
　　・見つかれば直ちに脳神経外科に紹介する．
④海綿静脈洞から眼窩にかけての障害．
　　・海綿静脈洞症候群：他に滑車神経，三叉神経第1枝，第2枝，外転神経，交感神経が冒される．
　　・トロサ・ハント（Tolosa-Hunt）症候群：海綿静脈洞症候群の症状に眼窩部痛または頭痛を伴う．
　　・上眼窩裂症候群：他に滑車神経，三叉神経第1枝，外転神経，交感神経，上眼静脈が冒される．
⑤その他
　　・フィッシャー（Fisher）症候群：外眼筋麻痺と運動失調．
　　・眼筋麻痺性片頭痛：発症はほとんどの例で小児期．

● **絶対性瞳孔強直** absolute papillary rigidity：散瞳し，対光反射および輻湊反射が消失している状態．
　原因：外傷，アトロピンなどの散瞳薬の点眼，急性閉塞隅角緑内障に伴う散瞳，眼虚血・内眼手術に伴う虹彩萎縮など．

● **瞳孔緊張症** tonic pupil
1）障害眼で散瞳し，対光反射は消失または微弱，近見によってゆっくりと縮瞳し，近見中止後に緊張性の再散瞳遅延（緊張性反応 tonic response）を認める（対光－近見反応解離 light-near dissociation）．
2）正常では縮瞳しない低濃度の副交感神経作動薬（0.125％ピロカルピンなど）の点眼で強く縮瞳する．
3）腱反射消失を伴うとアディー（Adie）症候群という．

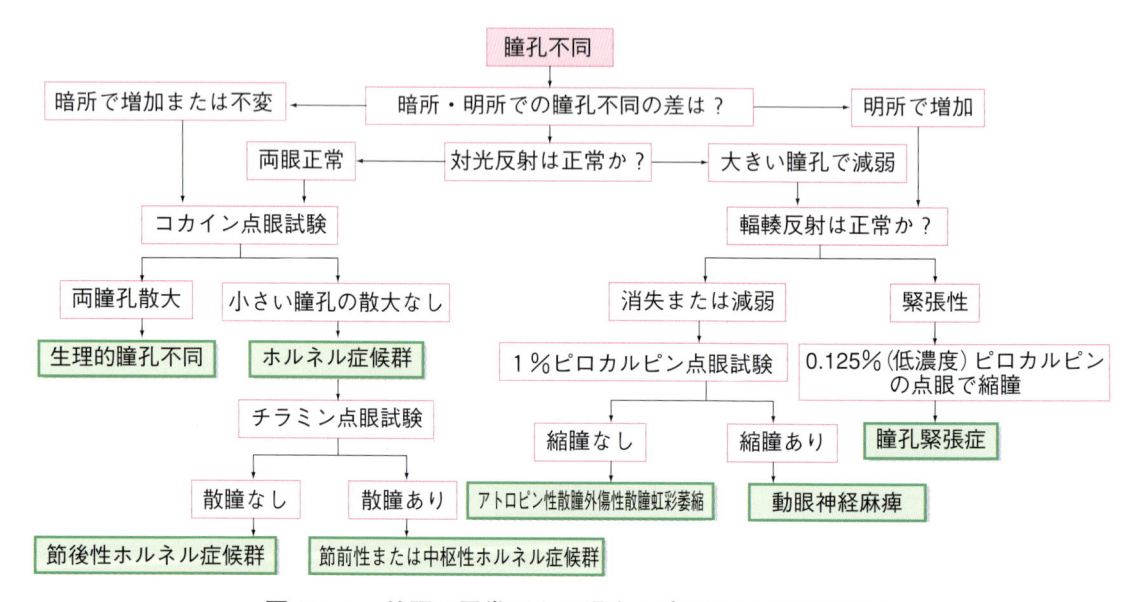

図22-1　片眼に異常がある場合の瞳孔不同の診断手順

22-2. 両眼縮瞳 miosis

● アーガイルロバートソン瞳孔 Argyll Robertson pupil
1）両眼縮瞳し，対光反射は消失，輻湊反射は正常である対光－近見反応解離を示す瞳孔．
2）神経梅毒（脊髄癆）に特徴的とされ，中脳の血管障害，腫瘍，脳炎，糖尿病，多発性硬化症，サルコイドーシス，中枢神経系の変性疾患，慢性アルコール中毒などで散見される．

● 橋性縮瞳 pontine miosis
1）橋の出血や腫瘍などでみられるピンホール状の強い縮瞳をいう．
2）瞳孔径は 1 mm 程度で，対光反射は正常である．

● 中　毒 poisoning
1）有機リン系毒物［農薬（殺虫剤），神経ガス（サリン，ブタン，ソマン，VX）］やアヘンアルカロイド（塩酸モルヒネ，ヘロイン）などが原因．

22-3. 両眼散瞳 mydriasis

● 視蓋瞳孔 tectal pupil
1）中脳視蓋の障害により，両眼は中等度散瞳し，対光反射は消失，輻湊反射は残存する対光－近見反応解離を示す瞳孔．
2）中脳の視蓋前域，後交連および中脳水道付近の腫瘍性病変（特に松果体腫瘍），血管障害，多発性硬化症，サルコイドーシスなどが原因．

● 中　毒 poisoning
1）ボツリヌス毒素やベラドンナアルカロイド（アトロピン）などが原因．

Side Memo

相対的求心性瞳孔異常 relative afferent pupillary defect（RAPD）
・一眼の視神経または網膜など視交叉より末梢の視路が，他眼に比べて相対的に障害されて生じる求心性の対光反射異常．
・左右眼交互に光を照射し瞳孔反応を観察する交互点滅対光反射試験（swinging flashlight test）で検出し，障害眼では光を照射しているにもかかわらず散瞳する．
・障害眼を RAPD 陽性，またはマーカスガン（Marcus Gunn）瞳孔という．
・RAPD 陽性眼は，視神経障害または広範な網膜障害（虚血など）を疑う．

23章　眼窩疾患

23-1. 甲状腺眼症 thyroid ophthalmopathy

1. 抗甲状腺刺激ホルモン（TSH）受容体抗体による自己免疫疾患．
2. グレーフェ（Graefe）徴候（下方視での上眼瞼遅れ），ダルリンプル（Dalrymple）徴候（瞼裂開大），メビウス（Moebius）徴候（輻湊不全），ギフォード(Gifford)徴候（上眼瞼翻転困難），シュテルバーク（Stellwag）徴候（瞬目運動減少）．

● 診　断
1）甲状腺関連自己抗体（TSH受容体抗体，TPO抗体，TG抗体）陽性．
2）甲状腺疾患の既往（必ずしも機能亢進ではない）．
3）眼瞼腫脹，眼球突出，上眼瞼後退，眼球運動障害，視神経障害．
4）MRIで外眼筋の腫脹，眼窩脂肪の増大．特に内直筋．

● 治　療
1）ステロイド薬の投与（時にパルス療法）．
2）再発を繰り返すものでは眼窩放射線照射（2 Gy×10回，計20 Gy）．
3）重症の眼球突出には眼窩減圧術．
4）麻痺性斜視に対しては罹患筋の後転術．

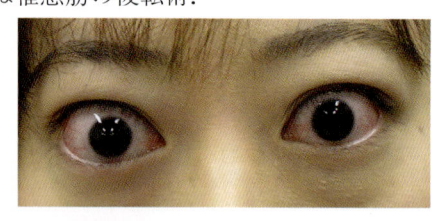

図23-1　甲状腺眼症の瞼裂開大（ダルリンプル徴候）

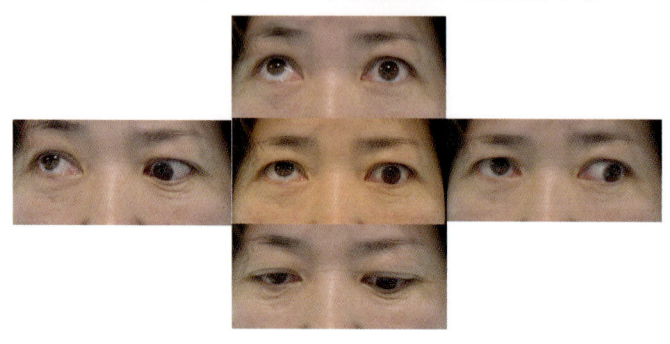

図23-2　甲状腺眼症の左眼上転障害

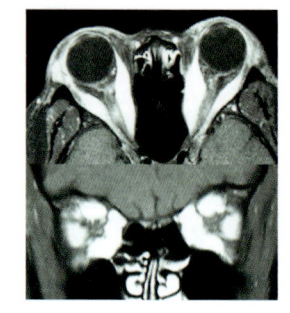

図23-3　甲状腺視神経症のMRI
上が軸位断，下が冠状断．外眼筋の腫大による視神経の圧迫が著明．

23-2. 眼窩蜂巣炎（眼窩蜂窩織炎）orbital cellulitis（図23-4）

1. 眼窩軟部組織の急性化膿性炎症．
2. 副鼻腔炎，歯周囲炎，骨膜炎，涙嚢炎などの隣接組織からの感染の波及．
3. 敗血症，遠隔部からの転移性の眼窩内感染．
4. 治療：抗菌剤の全身投与，切開排膿．

● 診　断
1) 眼瞼の発赤腫脹，結膜の充血・浮腫，高度の眼球突出，疼痛，眼球運動障害．
2) 発熱，全身倦怠感，悪心嘔吐．
3) 眼窩 MRI で眼窩内に炎症を反映する広範な異常信号域．

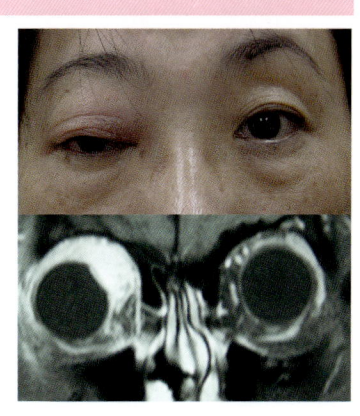

図 23-4　右眼窩蜂巣炎・MRI

23-3. 眼窩炎症症候群 orbital inflammatory syndrome

1. 眼窩（炎性）偽腫瘍．
  ・非腫瘍性，非感染性のリンパ球浸潤を主体とした非特異的肉芽腫性炎症．
2. 肥厚性硬膜炎．
3. 海綿静脈洞血栓症 cavernous sinus thrombosis．

● 眼窩偽腫瘍 orbital pseudotumor
症状：眼瞼腫脹，眼球突出，眼球運動障害，球結膜充血・浮腫．
診断：眼窩 CT，眼窩 MRI，生検．
鑑別：眼窩悪性リンパ腫，甲状腺眼症．
治療：ステロイド薬の全身投与．

● 肥厚性硬膜炎 pachymeningitis
1) サルコイドーシスなどの炎症により硬膜が肥厚して神経麻痺や頭痛を発症．
2) 眼窩 CT および MRI で硬膜に一致して著明な造影増強効果．
3) ステロイド薬に反応するが再発・再燃が多い．

23-4. 眼窩腫瘍 orbital tumors

1. 良性腫瘍．
   - 皮様嚢胞 dermoid cyst，表皮様嚢胞 epidermoid cyst．
   - 血管腫 hemangioma（図23-5）．
   - 髄膜腫 menigioma．
   - 神経鞘腫 neurilemoma．
   - 神経線維腫 neurofibroma など．
2. 悪性腫瘍．
   - 悪性リンパ腫 malignant lymphoma（図23-6）．
   - 横紋筋肉腫 rhabdomyosarcoma．
   - 転移性眼窩腫瘍 metastatic orbital tumor（図23-7）など．

● 検 査

1）視診，触診，聴診，眼球突出度，眼球運動検査．
2）画像診断：眼窩CT，眼窩MRI，血管造影，PET，ガリウムシンチ．

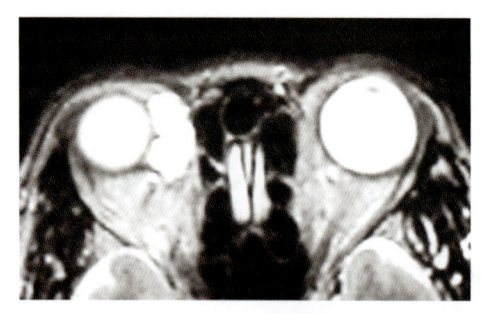

図23-5　眼窩血管腫

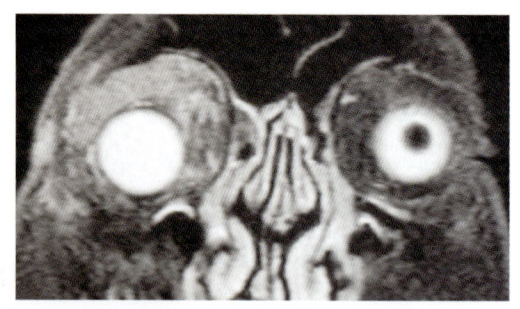

図23-6　悪性リンパ腫

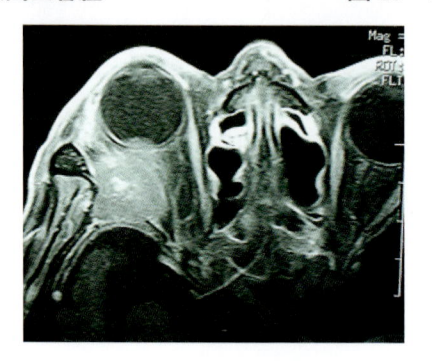

図23-7　肝癌の眼窩内転

23-5. 内頸動脈海綿静脈洞瘻 carotid-cavernous fistula（CCF）

1. 内頸動脈が海綿静脈洞内を走行中に海綿静脈洞との間に血液の短絡路形成．
2. 原因不明の特発性と外傷後に発生する外傷性．

- **症　状**：眼球突出（拍動性），球結膜充血・血管怒張，血管雑音，眼圧上昇．
- **治　療**：マタス手技（用手圧迫），脳神経外科でのコイル塞栓術．

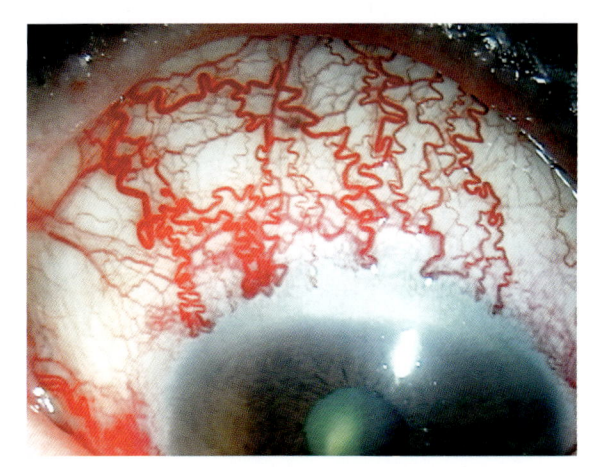

図 23-8　内頸動脈海綿静脈洞瘻の前眼部

23-6. 眼窩静脈瘤 orbital varix

1. うつむき頭位やいきみに応じた間欠性眼球突出（体位性眼球突出）．
2. うつむき頭位 CT で球後に異常陰影が出現．
3. うつむき頭位やいきみの持続で眼窩内出血の危険性．

Side Memo

眼科でも聴診器を使う！
　CCF では頸動脈から短絡血管を介して海綿静脈洞に心拍に同期して血液が流入するため，眼瞼上や乳様突起上から聴診器を当てるとザーッ，ザーッという拍動性の血管雑音（bruit）が聴取できることがある．また，患者も深夜静かな部屋で集中すると自覚できるという．

23-7. 蝶形骨海綿静脈洞症候群 sphenocavernous syndrome

1. 上眼窩裂症候群・眼窩先端部症候群・海綿静脈洞症候群の3者は厳密には鑑別困難なため，蝶形骨海綿静脈洞症候群と総称．
2. 病変の存在部位に応じて，神経麻痺や臨床症状がそれぞれ変化．

● **上眼窩裂症候群** superior orbital fissure syndrome
 1）動眼神経，滑車神経，外転神経，三叉神経第1枝，交感神経の障害．

● **眼窩先端部症候群** orbital apex syndrome
 1）動眼神経，滑車神経，外転神経，三叉神経第1枝，交感神経に加え，視神経の障害．
 2）複視だけでなく視力低下も合併．

● **海綿静脈洞症候群** cavernous sinus syndrome
 1）動眼神経，滑車神経，外転神経，三叉神経第1枝，第2枝，交感神経の障害．

23-8. トロサ・ハント症候群 Tolosa-Hunt syndrome

1. 海綿静脈洞の肉芽腫性炎症．
2. 眼窩深部の激しい疼痛と全外眼筋麻痺．
3. ステロイド薬が著効（無効であれば本症候群ではない）．
4. 別名：有痛性外眼筋麻痺 painful ophthalmoplegia．

Side Memo

MRIで発見されだした肥厚性硬膜炎！
　最近では蝶形骨海綿静脈洞症候群やトロサ・ハント（Tolosa-Hunt）症候群が疑われた場合，まず頭部の画像検査を行う．この際，特にMRIでしばしば硬膜の肥厚がみられ，造影剤の増強効果もみられることがあり，これらは肥厚性硬膜炎と総称される．
　古くから，手術時の観察や剖検時の病理で硬膜の肥厚がみられることは知られていたが，MRIの進歩により診断されることが急増した代表的な疾患である．

24章 外傷

24-1. 鈍的眼外傷 blunt ocular trauma

1. ボールや手拳など鋭利でないものによる外力によって生じる障害．
2. 直接的な力，介達力による障害が生じる．
3. 受傷直後ばかりでなく，時間が経過して障害を生じる場合もある．

● **眼瞼皮下出血・結膜下出血** subcutaneous hemorrhage of eyelid / subconjunctival hemorrhage
   病態：鈍的な圧迫によって血管が破綻し皮下や結膜下に生じた出血．
   症状・所見：皮下出血は，暗赤色を呈し，結膜下出血は，鮮血色を呈する．
   治療：数日から数週間で自然消退する．

● **前房出血** hyphema（図 24-1）
   病態：衝撃により眼内圧が上昇し，虹彩などの眼内組織の断裂により生じた前房内の出血．
   症状：出血が多い場合には，視力低下．
   所見：前房内に出血．量が多い場合，血液が下方に貯留しニボーを形成．
   治療：消炎をはかり安静にして自然吸収を待つ．再出血すると予後が悪い．

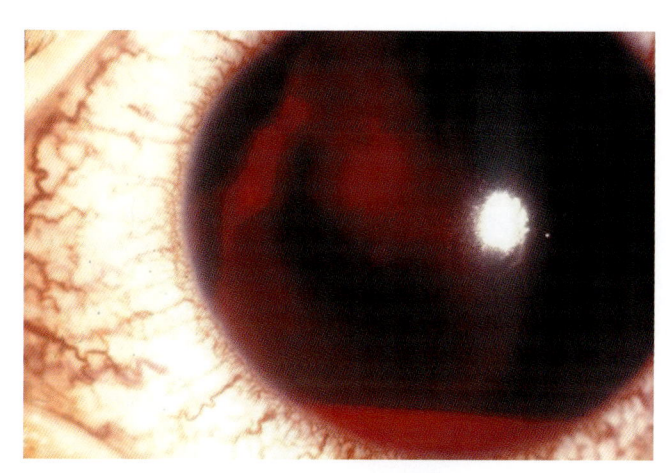

図 24-1　前房出血
前房内に凝血と血液が下方に貯留しニボーを形成している．

● **外傷性緑内障** traumatic glaucoma
   病態：受傷直後には，水晶体亜脱臼による機械的隅角閉塞や出血・炎症による流出抵抗の増大により眼圧が上昇．
   ・外傷の晩期合併症として，線維柱帯の機械的損傷による機能低下で眼圧が慢性的に上昇することあり．

症状：水晶体亜脱臼や前房出血による症状以外に，機械的隅角閉塞などにより眼圧上昇が著しい場合には，眼痛・頭痛・嘔吐などの症状が出現．慢性的に経過するものでは症状は乏しい．

所見：隅角閉塞（水晶体亜脱臼）や隅角後退（前房出血）が認められる．

治療：機械的隅角閉塞では，原因となっている水晶体の除去を行う．出血や炎症性のものでは，薬物治療で降圧させ出血や炎症の消退を待つ．

● 水晶体脱臼 lens luxation（図24-2）
病態：外力によって毛様小帯が断裂することにより生じる．
症状：急激な視力障害，時に眼痛．
所見：水晶体が前房内や硝子体内へ移動している．時に前房が浅くなり緑内障発作を起こす．
治療：脱臼した水晶体の除去および眼内レンズの縫着を行う．

● 外傷性白内障 traumatic cataract
病態：外傷により生じた白内障．
症状：視力低下など．
所見：鈍的外傷では前嚢下，後嚢下白内障となることが多い．瞳孔括約筋の断裂を伴うことが多い．
治療：視力低下が問題となれば，白内障手術と眼内レンズ挿入術を行う．

● 網膜振盪 commotio retinae（図24-3）
病態：網膜に浮腫が起こったもの．

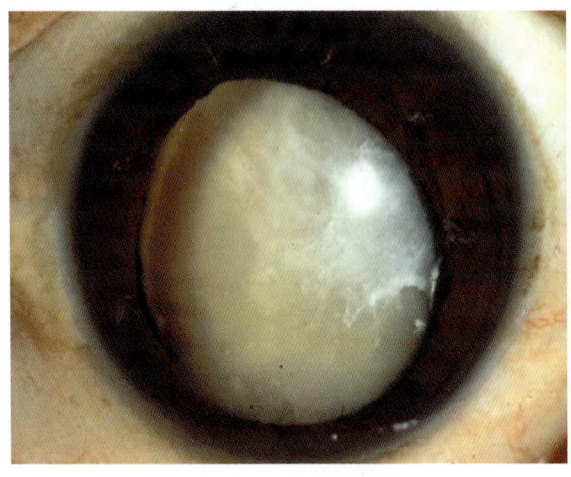

図24-2　水晶体脱臼
水晶体が偏位し，赤道部が観察される．

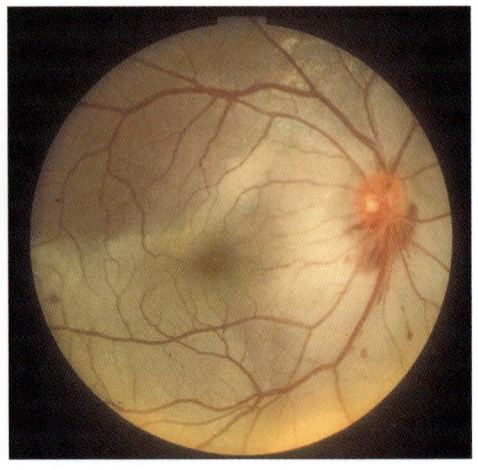

図24-3　網膜振盪
浮腫状の網膜が灰白色に見える．視神経乳頭周囲出血と散在する網膜出血を認める．

症状：眼底周辺部の場合には自覚症状はないが，黄斑部にかかるものでは一過性の視力低下を訴えることがある．
所見：眼底検査により灰白色の病変を認める．衝撃が強い場合には，出血などを伴う場合もある．
治療：自然消退．

● 網膜硝子体出血・網膜剥離 vitreoretinal hemorrhage / retinal detachment
病態：鈍的外傷に伴い生じる網膜裂孔には，衝撃により一次的に生じるものと，衝撃を受けた網膜が壊死に陥り二次的に生じるものがある．
症状：網膜硝子体出血や網膜剥離では，出血量，網膜剥離の範囲により，また合併する他の疾患（前房出血・白内障など）により視力障害の程度が異なる．
・黄斑部に及んでいる場合には高度に視力障害をきたすことあり．
所見：網膜出血では，散在性の点状出血や火炎状出血を認めることが多い．網膜裂孔では，鋸状縁断裂や網膜周辺部の壊死性裂孔を認める．
治療：網膜硝子体出血は，軽度であれば自然消退を待つ．網膜裂孔に対しては，網膜剥離を起こしていなければ，網膜光凝固術．網膜剥離を起こしていれば，観血的手術（網膜冷凍凝固術や硝子体手術など）．

● 外傷性黄斑円孔 traumatic macular hole （図 24-4）
病態：外傷の際の眼球の変形により生じる黄斑部の円孔．サッカーボールによる外傷に多い．
症状：視力障害．中心暗点．
所見：黄斑部中央に円孔を生じる．
治療：自然治癒することが多いが，円孔が閉鎖してこないようであれば，硝子体手術が行われる．

● 脈絡膜破裂 choroidal rupture （図 24-5）
病態：外力により脈絡膜・ブルッフ膜・網膜色素上皮に断裂が生じた状態．後極部に生じやすい．時に断裂部より脈絡膜新生血管を生じ漿液性網膜剥離，網膜下出血などを生じ瘢痕組織に置き換わっていく．
症状：受傷直後は，網膜出血などにより視力障害を訴える．出血吸収後も，中心窩に断裂がかかっていると視力障害は回復しない．
所見：受傷直後は，網膜出血を認め，出血吸収後には後極部に線状の黄白色の瘢痕として認められる．
治療：二次的に脈絡膜新生血管が生じた場合には，治療が行われるが，瘢痕化したものでは，自然経過をみるしか有効な治療はない．

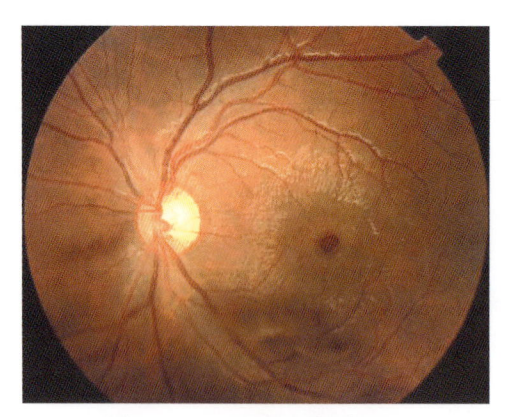

図 24-4　外傷性黄斑円孔
黄斑中央部に円孔を認める．

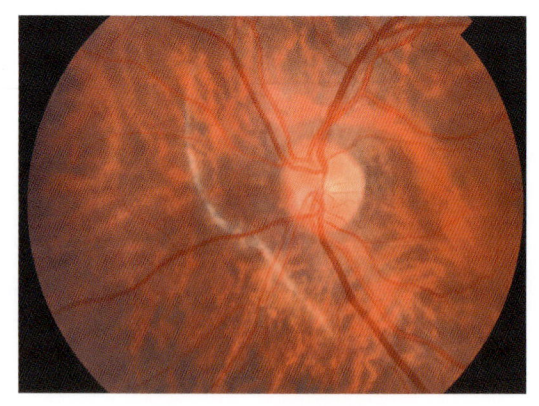

図 24-5　脈絡膜破裂
脈絡膜断裂部が白く線条の瘢痕として観察される．

● **視神経管骨折** fracture of the optic canal
　病態：眉毛部外側に受傷した場合が多いが，外力が視神経管に介達し視神経を傷害．
　症状：急激な視力障害，中心暗点など．
　所見：画像的に視神経管骨折が確認できない場合も多い．受傷直後には，眼底・視神経乳頭に異常は認めないが，時間の経過とともに視神経萎縮となる．受傷直後より，対光反応で，マーカスガン（Marcus Gunn）瞳孔（相対的求心性瞳孔異常）（☞ p.177 Side Memo）を認める．
　治療：ステロイドパルス療法，浸透圧利尿剤の点滴など．

● **眼窩吹き抜け骨折** orbital blowout fracture（図 24-6）
　病態：外力が眼球に伝わり，眼窩内圧が上昇し眼窩を構成する骨に生じる骨折．眼窩下壁・内壁が弱く，骨折しやすい．
　症状：複視，鼻出血，頬部の知覚障害．小児・若年者では，眼痛・嘔吐をきたす場合が多い．
　所見：眼球運動障害（下壁骨折の場合には，上転，下転障害），画像検査で，眼窩底骨折と眼窩内容物の上顎洞への嵌頓を認める．
　治療：複視の回復傾向が認められない場合には，観血的に嵌頓した組織の復位を行う．小児・若年者では，線状骨折に外眼筋が挟まれることが多く，早期に手術が必要．

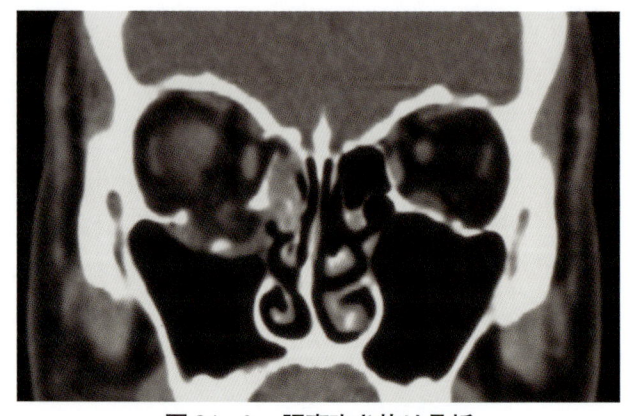

図 24-6　眼窩吹き抜け骨折
CT像にて下直筋，周囲組織が，上顎胴内へ嵌頓している．

24-2. 刺創・裂傷・切創 stab wound・laceration・incised wound

1. 刃物など鋭利なものによって生じる外傷．救急処置が必要となることが多い．
2. ただ鋭利で小さな傷は，時に自己閉鎖することもある．

● **眼瞼裂傷** laceration of the eyelid（図 24-7）
病態：鋭利な刃物などばかりでなく鈍的な外傷でも裂傷は生じうる．
症状・所見：眼瞼が裂けている状態．
治療：縫合が基本．瞼板をまず整復し，皮膚を整復する．

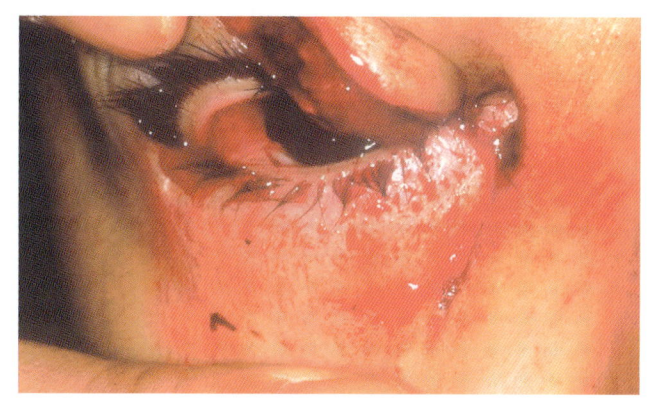

図 24-7　眼瞼裂傷
上眼瞼が裂けている．

● **涙小管断裂** laceration of the lacrimal canaliculus（図 24-8）
病態：眼瞼裂傷が内眼角部近傍で生じると涙小管も断裂することがある．
症状：受傷時には，本人は訴えないことが多いが，眼瞼裂傷のみ縫合され落ち着くと，流涙を訴える．
所見：通水試験にて裂傷部から水の漏れを確認したり，ブジーが裂傷部から認められる．
治療：チューブを断裂した涙小管同士に通した後，涙小管同士を縫合．

● **穿孔性眼外傷** penetrating ocular injury（図 24 - 9 ）

病態：鋭利な刃物や異物などで，眼球が穿孔した状態．

症状：裂傷の大きさ，異物の大きさ，飛入部位などにより異なるが，軽微な異物の飛入の場合，違和感程度のもの，熱い涙がこぼれる感じ（房水漏出）から視力障害までさまざま．

所見：角膜の穿孔創であれば，房水の流出を確認できる場合がある．
・異物の飛入の場合，CT, MRI にて眼内に異物を発見する（二重に穿孔し眼外へ異物が出てしまっていることもある）．

治療：穿孔創を縫合するとともに，障害を受けた部位の処置を行う（水晶体除去など）．
・異物の場合には，異物を除去する．
・感染のリスクがあるため，術前後に抗菌剤を投与．

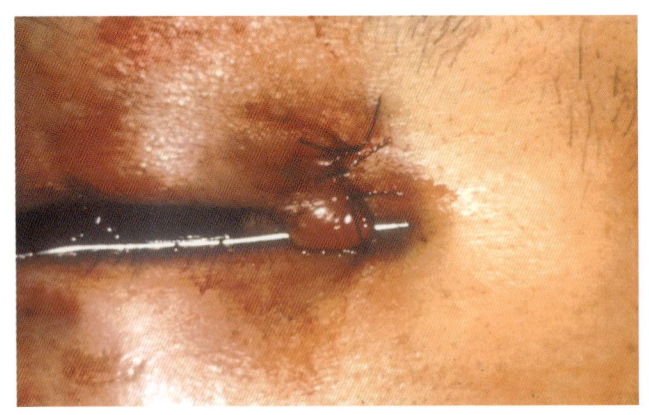

図 24 - 8　涙小管断裂
涙小管が断裂しブジーが断裂部より観察される．

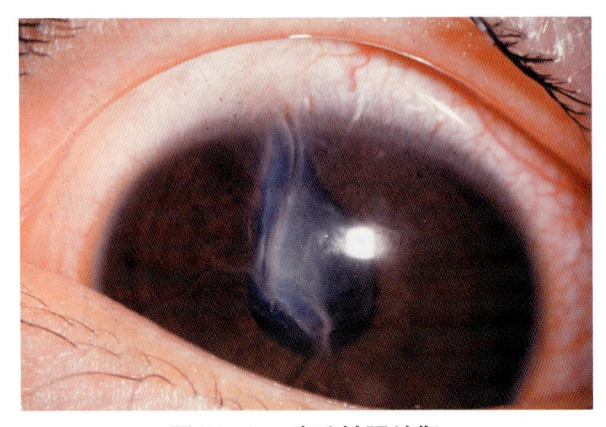

図 24 - 9　穿孔性眼外傷
はさみにより角膜・水晶体を穿孔している．

24-3. 眼異物 foreign body in the eye

1. 結膜異物，角膜異物，眼内異物，眼球鉄症，眼球銅症などがある．
2. 眼表面の異物には異物感を訴えるが，眼内や眼窩内へ入った異物は，異物感を訴えないことが多い．

● **結膜異物** conjunctival foreign body
病態：結膜に異物が入った状態．
症状：異物感，流涙などを訴える．
所見：眼瞼を翻転し，細隙灯顕微鏡で異物を観察．
治療：点眼麻酔下に異物を除去．

● **角膜異物** corneal foreign body
病態：角膜に異物が入った状態．
症状：異物感，流涙などを訴える．
所見：細隙灯顕微鏡で異物を観察．
治療：点眼麻酔下に異物を除去．

● **眼内異物** intraocular foreign body（図 24-10）
病態：何らかの機序により異物が眼内に入った状態．多くは異物の飛入による．
症状：異物の大きさ，飛入部位などにより異なるが，軽微な異物の飛入の場合，違和感程度のもの，熱い涙がこぼれる感じ（房水漏出）から，視力障害までさまざま．
所見：異物の侵入した部位を検索するが，角膜以外は，術前にはわかりにくい．
・角膜では，侵入した部位より房水の漏出を認めることがある．

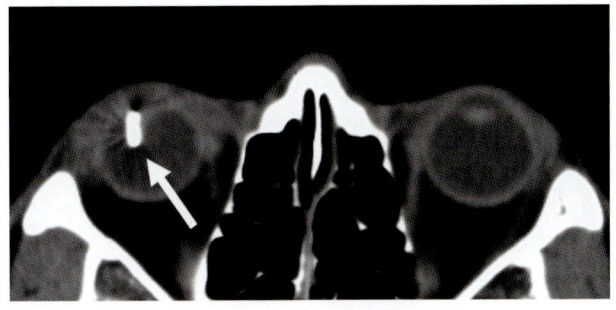

図 24-10 眼内異物
CT 像に眼内の異物が観察される（矢印）．

・異物が直接虹彩上などに認められる場合から，硝子体内，網膜に達し CT, MRI で確認されることもある．
治療：眼内手術（白内障手術や硝子体手術など）により除去．

● **眼球鉄症** ocular siderosis（図 24 - 11）
病態：眼内に入った鉄片より遊離した鉄イオンにより，虹彩，隅角，水晶体および網膜の細胞が障害される．
症状：視力低下．
所見：緑内障，白内障，虹彩の着色，網膜変性．
治療：外科的に鉄片を除去．

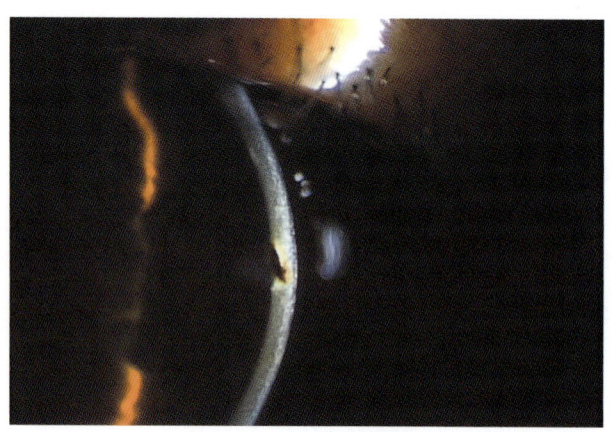

図 24 - 11　眼球鉄症
角膜に鉄片が刺さり，周囲がさびにより褐色を呈している．

● **眼球銅症** ocular chalcosis
病態：眼内に入った銅が眼内に沈着するとともに強い炎症を惹起する．
症状：炎症に伴う視力障害，充血など．
所見：ひまわり状白内障，カイザー・フライシャー（Kayser-Fleischer）角膜輪（角膜への銅の沈着），網膜への銅の沈着など．
治療：外科的に銅を除去．

24-4. 化学損傷 chemical burn

1. 酸・アルカリによる障害である．
2. アルカリ性のもののほうが浸透しやすく予後が悪い．
3. できるだけ速やかに洗浄を行うことが何よりも重要．

● **酸外傷** acid burn
- 病態：酸性物質により蛋白質が凝固変性する．凝固した蛋白質がブロックして更なる浸透を防ぐ．
- 症状：眼痛，充血，視力低下など．
- 所見：結膜充血，結膜壊死，角膜上皮剥離，前房内炎症所見など．
- 治療：初期には，生理的食塩水などによりよく洗眼し原因物質の除去に努める．
  - 障害の程度に応じ，ステロイド薬による消炎を考慮．

● **アルカリ外傷** alkali burn（図24-12）
- 病態：アルカリ性物質により細胞膜の脂質のけん化による融解が起こり，細胞が融解壊死するとともに，浸潤性に組織を浸透していく．
- 症状：眼痛，充血，視力低下など．
- 所見：結膜充血，結膜壊死，角膜上皮剥離，前房内炎症所見など．
- 治療：初期には，生理的食塩水などによりよく洗眼し原因物質の除去に努める．
  - 障害の程度に応じ，ステロイド薬による消炎を考慮する．瘢痕形成に至ると，角膜移植や輪部移植を行う場合がある．

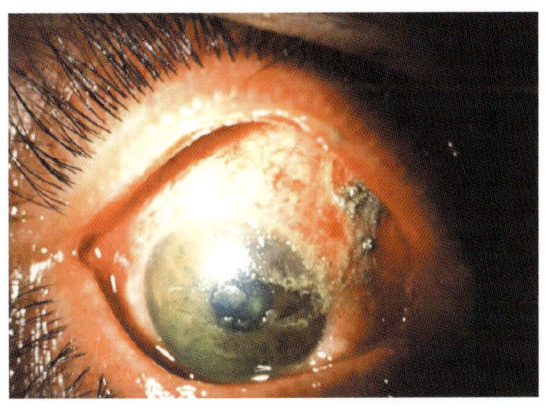

図24-12　アルカリ外傷
セメントが眼に入っており，角膜上皮が剥離している．

24-5. 光線性眼障害 eye injury by rays

1. さまざまな光により眼は障害を受ける．
2. 眼球には，これらの障害に対する防御機構が備わっているが，過度になると障害を引き起こす．

● 紫外線障害（電光性眼炎・雪眼炎） ultraviolet injury （図 24-13）
　病態：紫外線は角膜上皮細胞に吸収されやすく，核の破壊，蛋白質の変性などを起こし，角膜上皮の障害を起こす．
　症状：紫外線曝露後数時間後より生じる激しい眼痛．
　所見：点状表層角膜症や角膜びらんを生じる．
　治療：経過とともに自然治癒するが，眼痛に対し鎮痛剤の投与，圧迫眼帯が行われる．

● 赤外線障害 infrared injury
　病態：熱による眼瞼皮膚・結膜・角膜上皮障害と角膜を透過し水晶体などへの障害．
　症状：眼痛・異物感・視力障害．
　所見：角膜上皮障害，白内障，網膜障害など．
　治療：白内障手術など．

● 放射線障害 radiation injury
　病態：放射線による角膜上皮・水晶体上皮・網膜血管内皮障害．
　症状：眼痛・視力障害．
　所見：角膜上皮障害，白内障，網脈絡膜血管閉塞に伴う網膜出血，硬性白斑，軟性白斑など．
　治療：白内障手術，網膜光凝固など．

● 日光網膜症 solar retinitis
　病態：太陽光（青色光）による脂質過酸化反応による網膜障害．
　症状：霧視，変視症や暗点．
　所見：障害部位の網膜の浮腫・出血など．
　治療：ステロイド薬の投与など．

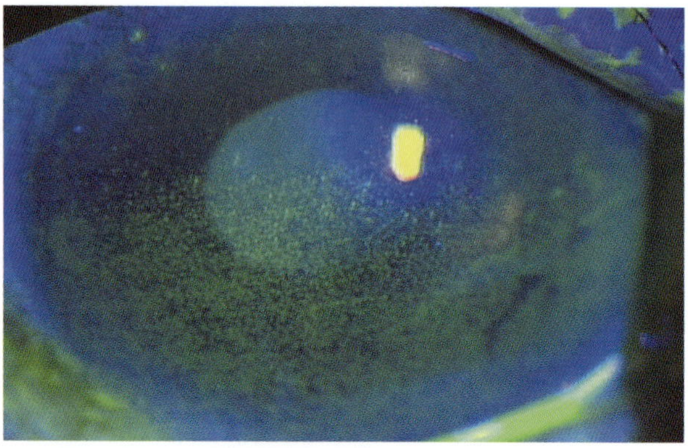

図 24-13　紫外線障害（電光性眼炎・雪眼炎）
フルオレセインにて角膜を染色すると障害部に一致して点状に角膜が染色される．

25章　ロービジョン low vision

● 定　義
1) 明確な定義は定まっていないが，日常生活，社会生活，小児の成長が障害されている視機能障害の状況を指す．
2) 盲または失明は，眼科的には光覚無しを意味するが，社会的盲では，各国（日本の厚労省の定義では指数弁以下），WHO（両眼矯正視力が 0.05 未満またはそれに相当する視野障害〔10 度以内〕）などにより基準が異なる．
3) ロービジョンの定義は，WHO では視力 0.3 以下 0.05 以上であるが，ロービジョンケアでは，視力 0.3 以下で光覚以上，または，視野障害（10 度以内）となる．日本を含め各国でも定義はまだ統一されていない．

● 原因疾患
1) 小児期から視機能障害を起こす先天性疾患（先天白内障，先天緑内障など）．
2) 成長期以後に視機能障害を起こす先天性疾患（網膜色素変性など）．
3) 視機能障害を起こす後天性眼疾患（糖尿病網膜症など）．

● ロービジョンケアの概念
1) 残存する視機能を最大限に利用し，視機能の質を高め，さらには，日常生活や社会活動しやすいように周囲の状況を改善すること．

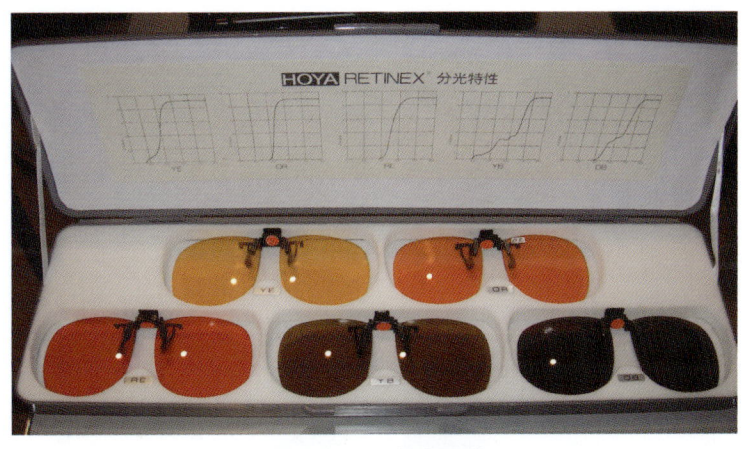

図 25-1　遮光眼鏡

194　25章　ロービジョン

表 25-1　ロービジョンケアの実際

1. ケアの過程
    - 生活上の問題点の把握
    - 視機能評価
    - 問題解決方法の提示
    - 問題解決への取り組み

2. 問題解決のための手法
    - 眼鏡処方：ハイパワープラス眼鏡，遮光眼鏡（図 25-1）
    - 読書用補助具：ルーペ（図 25-2），拡大読書器（図 25-3）
    - 眼球運動訓練
    - 移動の補助具：白杖，廊下や道路環境（手すり，点状ブロックなど）
    - 日常生活動作訓練
    - 介助者の訓練
    - 福祉制度（障害年金，身体障害者認定）
    - 盲学校
    - 住環境デザイン
    - リハビリテーションセンター

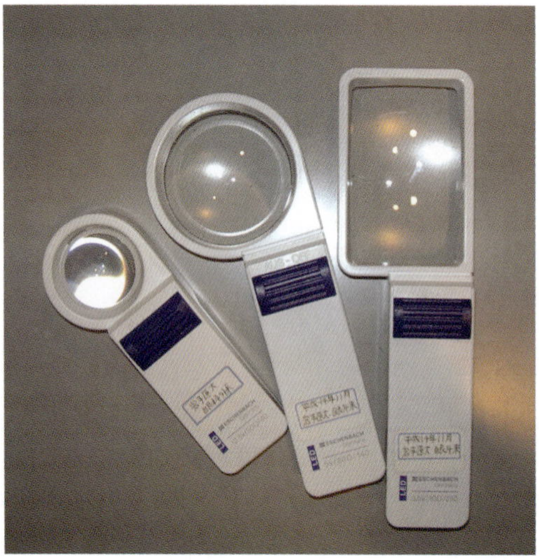

図 25-2　ルーペ

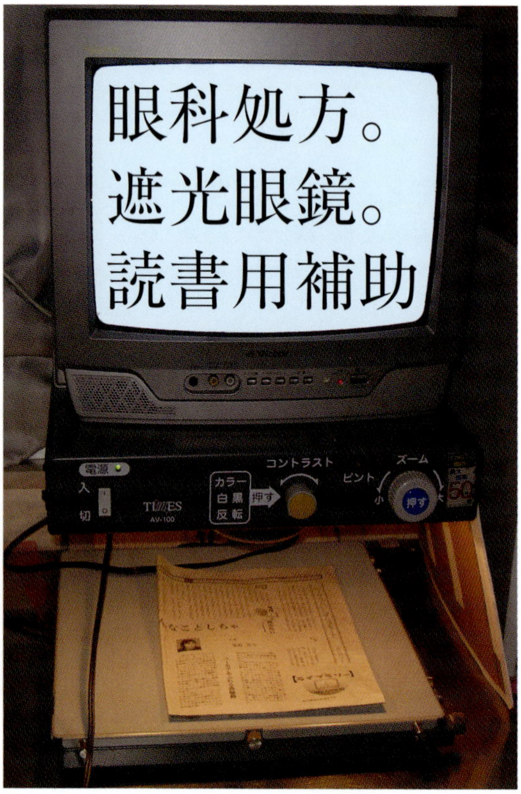

図 25-3　拡大読書器

26章 眼症状を伴う全身疾患

● 代謝障害

	疾患名	眼所見	眼以外の所見・その他	
アミノ酸代謝異常	白子症	虹彩低色素（灰色または青色） **眼底色素欠損**（脈絡膜血管が透見） **黄斑部低形成**（視力障害） 眼振 羞明	皮膚・毛髪の色素欠損	
	ホモシスチン尿症	**水晶体偏位**（下方） **緑内障**	知能障害 Marfan症候群様所見（高身長・くも状指） 血栓症	
	高オルニチン血症	**脳回状脈絡網膜萎縮** 夜盲 強度近視		
	Lowe症候群 （眼脳腎症候群）	**白内障** **緑内障**（牛眼・角膜混濁） 縮瞳 眼振	知能障害 くる病	腎障害 筋緊張低下
糖質代謝異常	ガラクトース血症	**白内障**	知能障害 肝機能障害	肝腫大
	糖原病Ia型 （von Gierke病）	**角膜輪部混濁**（グリコーゲン沈着） 網膜のドルーゼン様黄白色斑	肝・腎腫大 人形様顔貌	低血糖 低身長
ムコ多糖類代謝異常	Hurler症候群 (Mucopolysaccharoidosis ;MPS I-H)	**角膜混濁** **網膜色素変性**	知能障害 難聴 関節拘縮 心障害	ガーゴイル顔貌 肝脾腫 骨格異常
	Scheie症候群（MPS I-S）	**角膜混濁** **網膜色素変性**	ガーゴイル顔貌 関節拘縮 心障害	肝脾腫 骨格異常
	Hunter症候群（MPS II）	**網膜色素変性**	知能障害 難聴 関節拘縮 心障害	ガーゴイル顔貌 肝脾腫 骨格異常
	Morquio症候群（MPS IV）	**角膜混濁**	低身長 肝脾腫	骨格異常 心障害
	Maroteaux-Lamy症候群 （MPS VI）	**角膜混濁** 視神経萎縮	低身長 大きな頭	骨格異常
脂質代謝異常	GM$_1$-ガングリオシドーシス	**cherry-red spot** 視神経萎縮	知能障害 肝脾腫	精神運動障害 骨変化
	GM$_2$-ガングリオシドーシス Tay-Sachs病（I型）	**cherry-red spot** 視神経萎縮 眼振 斜視	知能障害 筋緊張低下 痙攣	精神運動障害 聴覚過敏

		疾患名	眼所見	眼以外の所見・その他	
		Sandhoff 病（Ⅱ型）	cherry-red spot	知能障害	精神運動障害
		Gaucher 病	黄褐色瞼裂斑 斜視 眼球運動障害	肝脾腫	骨変化
		Niemann-Pick 病	cherry-red spot macula halo 視神経萎縮	知能障害 肝脾腫	てんかん リンパ節腫大
		Fabry 病	渦巻状角膜混濁 結膜・網膜血管拡張 白内障	四肢の疼痛 腎障害 高血圧	皮膚血管拡張 心障害
		Refsum 症候群	角膜混濁 白内障 網膜色素変性	多発性神経炎	小脳性運動失調
代謝異常	無機質	Wilson 病	Kayser-Fleischer 角膜輪 ひまわり白内障	肝障害 ・肝脾腫 ・肝硬変 腎障害 錐体外路系神経症状	

● 内分泌障害

疾患名	眼所見	眼以外の所見・その他	
甲状腺機能亢進症 (Basedow 病, Graves 病)	眼球突出 上眼瞼後退 眼瞼浮腫 外眼筋腫大による眼球運動障害・斜視 眼圧上昇 角膜障害 視神経障害	甲状腺腫大 心房細動 消化器症状	頻脈 精神症状
甲状腺機能低下症	白内障 眼瞼浮腫	倦怠 低体温 粘液水腫	徐脈 便秘
Laurence-Moon-Biedle 症候群	網膜色素変性	肥満 知能障害 指趾の奇形 ・多指 ・合指 ・短指	性腺機能低下 腎障害

● 血液疾患

疾患名	眼所見	眼以外の所見・その他
貧血	貧血網膜症 ・網膜や視神経乳頭の色調蒼白 ・網膜出血 ・硬性白斑 ・軟性白斑 ・Roth 斑様出血	皮膚蒼白　　頻脈 心雑音　　　悪心 嘔吐　　　　倦怠 易疲労性　　呼吸困難 頭痛
白血病	白血病網膜症 ・網膜血管の拡張・蛇行 ・網膜出血 ・Roth 斑（中央が白色の出血） ・軟性白斑 白血病細胞の浸潤病変 ・眼窩腫瘤 ・虹彩炎様症状 ・硝子体混濁 ・漿液性網膜剥離 ・乳頭腫脹	貧血　　　　易感染性 易出血性　　リンパ節腫脹 肝脾腫　　　皮疹 髄膜炎
悪性リンパ腫	**結膜腫瘍（サーモンパッチ状）** 眼窩腫瘍 硝子体混濁 乳頭腫脹	リンパ節腫脹　貧血 易感染性　　　脾腫 皮疹
多発性骨髄腫	**過粘稠症候群による網膜血管の拡張・蛇行** 網膜出血 角膜結晶沈着	骨病変（腰・背部痛，病的骨折） 貧血　　　　　易感染性 腎障害　　　　血液粘稠度亢進
Hand-Schüller-Christian 病	**眼球突出**（組織球の眼窩浸潤） 乳頭腫脹	**尿崩症**　　　**多発性頭蓋骨欠損** 皮膚黄色腫　　肺線維症

● 膠原病とその類縁疾患

疾患名	眼所見	眼以外の所見・その他
関節リウマチ	**乾性角結膜炎** **上強膜炎** 強膜炎	関節症状 ・関節炎 ・関節痛 ・変形 関節外症状 ・皮下結節 ・間質性肺炎 ・心血管病変 ・腎障害 ・多発性神経炎
若年性関節リウマチ（Still 病）	**虹彩毛様体炎** 帯状角膜変性 白内障 緑内障	関節炎　　　　発熱 発疹　　　　　リンパ節腫脹 心膜炎　　　　肝脾腫 胃腸障害

強直性脊椎炎	虹彩毛様体炎	脊椎・関節の炎症・硬直 竹節状脊椎 HLA-B27 陽性
Reiter 病	膿性結膜炎 前部ぶどう膜炎 上強膜炎 強膜炎 角膜炎	関節炎　　　　尿道炎 皮膚症状　　　HLA-B27 陽性
シェーグレン症候群 (Sjögren 症候群)	乾性角結膜炎 涙液分泌減少	口腔乾燥 涙腺・唾液腺のリンパ球浸潤 抗 SS-B 抗体陽性 関節リウマチ 腺外症状 　・間質性肺炎 　・腎炎 　・甲状腺炎 　・悪性リンパ腫など 膠原病 　・全身性エリテマトーデス 　・皮膚筋炎など
全身性エリテマトーデス (systemic lupus erythematosus；SLE)	乾性角結膜炎 虹彩毛様体炎 上強膜炎 強膜炎 網膜症（出血，軟性白斑）	関節炎　　　　発熱 顔面紅潮　　　ループス腎炎
皮膚筋炎	眼瞼浮腫状紅斑（ヘリオトロープ疹） 網膜症（出血，軟性白斑）	四肢筋力低下 嚥下困難 指関節背面の扁平隆起性病変 　・Gottron 徴候 悪性腫瘍
結節性多発動脈炎	辺縁角膜潰瘍 上強膜炎 ぶどう膜炎 網膜血管炎 脈絡膜虚血（Elschnig 斑） 網膜動脈閉塞 虚血性視神経症	壊死性血管炎症状 　・関節・筋病変 　・皮膚病変 　・腎障害 　・虚血性心疾患 　・神経炎 　・呼吸器病変 　・消化器病変
巨細胞性動脈炎（側頭動脈炎）	虚血性視神経症 網膜動脈閉塞 外眼筋麻痺	拍動性頭痛　　　側頭動脈の怒張 顎跛行（咀嚼時の疼痛） リウマチ性筋痛 発熱

サルコイドーシス (sarcoidosis)	**ぶどう膜炎** ・豚脂様角膜後面沈着物 ・隅角結節 ・雪玉状硝子体混濁 網膜血管周囲炎 乳頭腫脹 結膜・視神経の肉芽腫 涙腺腫脹	両側肺門リンパ節腫脹 皮下結節 唾液腺腫脹 神経系・肝・骨・脾・筋・腎・胃病変
アミロイドーシス (amyloidosis)	**格子状角膜変性** 膠様滴状角膜変性 硝子体混濁 眼瞼結節	腎障害　　　末梢神経障害 皮膚病変　　肝脾腫 心病変　　　消化器病変
Wegener 肉芽腫症	**眼窩偽腫瘍** 辺縁角膜潰瘍 壊死性強膜炎 ぶどう膜炎 乳頭腫脹	上・下気道の壊死性肉芽腫性病変 壊死性糸球体腎炎 全身の壊死性血管炎

● 母斑病

疾患名	眼所見	眼以外の所見・その他
von Recklinghausen 病 （神経線維腫症）	**虹彩結節** **視神経膠腫** **網膜過誤腫** 角膜有髄神経 先天緑内障	皮膚のカフェオレ斑 皮膚・末梢神経の神経線維腫 骨病変 聴神経腫瘍 髄膜腫 神経膠腫
von Hippel-Lindau 病	網膜血管腫 網膜剥離 続発緑内障	小脳・延髄・脊髄の血管腫 てんかん 腎腫瘍
Sturge-Weber 症候群	**先天緑内障** **脈絡膜血管腫**	顔面血管腫　　てんかん 知能障害　　　片麻痺
Bourneville-Pringle 病 （結節性硬化症）	**網膜過誤腫**	皮脂腺腫　　　てんかん 知能障害　　　脳・心・腎腫瘍
Wyburn-Mason 病	網膜血管奇形 ・**蔓状動静脈吻合** ・**蔦状血管腫** 眼窩血管腫	脳動静脈奇形　　顔面血管腫 精神症状

● 結合組織疾患

疾患名	眼所見	眼以外の所見・その他
Marfan 症候群	水晶体偏位（外上方） 球状水晶体 網膜剥離 強度近視	高身長　　　長い四肢 くも状指　　漏斗胸 解離性大動脈瘤
Marchesani 症候群	球状水晶体 水晶体偏位（下方） 緑内障 強度近視	短躯　　　　短指 心血管病変
Ehlers-Danlos 症候群	青色強膜 水晶体偏位 網膜色素線条 網膜剥離	皮膚・関節過伸展　心血管病変
van der Hoeve 症候群 （骨形成不全症）	青色強膜 球状角膜	骨形成不全（骨脆弱） 難聴 関節過伸展
Grönblad-Strandberg 症候群	網膜色素線条 梨子地眼底	弾力線維性仮性黄色腫

● 頭蓋骨・顔面骨形成異常

疾患名	眼所見	眼以外の所見・その他
Apert 症候群	両眼隔離 眼球突出（Crouzon 病ほどではない） 視神経萎縮 外斜視	尖頭　　　　合指症
Crouzon 病	両眼隔離 眼球突出 視神経萎縮 外斜視	尖頭　　　　上顎骨形成不全 知能障害
Goldenhar 症候群	瞼裂の外下方傾斜 眼瞼欠損 角結膜類皮腫	耳介異常　　脊椎異常 顔面形成不全　心血管奇形
Treacher-Collins 症候群	瞼裂の外下方傾斜 眼瞼欠損 涙点欠損	頬骨・下顎骨形成不全 鳥様顔貌　　耳介異常 難聴
Pierre-Robin 症候群	小眼球 眼瞼下垂 内斜視 緑内障 網膜剥離	小顎症　　　鳥様顔貌 高口蓋　　　舌根沈下 呼吸困難 ・吸気性気道閉塞

● 染色体異常

疾患名	眼所見	眼以外の所見・その他
Down 症候群（21 トリソミー）	Down 症様顔貌 ・内眼角贅皮 ・瞼裂外上方傾斜 ・内斜視 睫毛内反 眼振 強度近視 円錐角膜 白内障	知能障害　　てんかん 肥満　　　　骨格異常 心奇形　　　白血病
Patau 症候群（13 トリソミー）	両眼隔離 小眼球（無・単眼球の場合も） 角膜混濁 隅角異常 虹彩・脈絡膜・乳頭欠損 白内障 第1次硝子体過形成遺残 網膜異形成	小頭症　　　口唇・口蓋裂 耳介低位　　多指症 心奇形　　　重度の全身奇形

本書で使用した略語一覧

A
AIDS（aquired immunodeficiency syndrome）：エイズ，後天性免疫不全症候群 ……… 109
AION（anterior ION）：前部虚血性視神経症 165
AMD（age-related macular degeneration）：加齢黄斑変性 …………………………… 129
ARN（acute retinal necrosis）：急性網膜壊死 …………………………………………… 108
AZOOR（acute zonal occult outer retinopathy）：急性帯状潜在性網膜外層症 ……… 65, 134

B
BHL（bilateral hilar lymphadenopathy）：肺門部リンパ節腫脹 ………………………… 106
BHTT（Bielschowski head tilt test）：ビールショウスキー（Bielschowski）頭部傾斜試験 … 39
BRAO（branch retinal artery occlusion）：網膜分枝動脈閉塞症 …………………………… 120
BRVO（branch retinal vein occlusion）：網膜分枝静脈閉塞症 …………………………… 122
BUT（tear film breakup time）：涙液層破壊時間 ………………………………………… 45

C
CAR（cancer-associated retinopathy）：癌関連網膜症 …………………………………… 134
CCF（carotid cavernous fistula）：内頸動脈海綿静脈洞瘻 ……………………………… 181
CFF（critical fusion frequency）：臨界融合頻度 ………………………………………… 32
CL（contact lens）：コンタクトレンズ ……… 72
CME（cystoid macular edema）：嚢胞様黄斑浮腫 ……………………………………… 132
CMV retinitis（cytomegalovirus retinitis）：サイトメガロウイルス網膜炎 …………… 109
CPEO（chronic progressive external ophthalmoplegia）：慢性進行性外眼筋麻痺 …… 156
CRAO（central retinal artery occlusion）：網膜中心動脈閉塞症 ………………………… 120
CRVO（central retinal vein occlusion）：網膜中心静脈閉塞症 ………………………… 121
CSC（central serous chorioretinopathy）：中心性漿液性脈絡網膜症 ………… 129, 130, 131
CT（computed tomography）：コンピュータ断層撮影 ………………………………… 60

D
DVD（dissociated vertical deviation）：交代性上斜位 …………………………………… 149

E
EKC（epidemic keratoconjunctivitis）：流行性角結膜炎 ………………………………… 74
EOG（electro-oculogram）：眼球電図 ……… 55
ERG（electroretinogram）：網膜電図 ……… 54
ERM（epiretinal membrane）：網膜上膜 …… 137
ET（esotropia）：内斜視 …………………… 147

F
FA（fluoresein fundus angiography）：フルオレセイン蛍光眼底造影 ………………… 56
FDT（forced duction test）：牽引試験 ……… 43

G
GPC（giant papillary conjunctivitis）：巨大乳頭結膜炎 ……………………………… 76

I
IA（indocyanine green fundus angiography）：インドシアニングリーン蛍光眼底造影 … 57
ICPC（internal carotid-posterior communicating）aneurysm：内頸動脈・後交通動脈分岐部動脈瘤 ……………………………… 176
INC（interstitial nucleus of Cajal）：カハール間質核 ……………………………………… 154
INO（internuclear ophtalmoplegia）：核間麻痺 ………………………………………… 154
ION（ischemic optic neuropathy）：虚血性視神経症 ……………………………………… 165
IVH（intravenous hyperalimentation）：中心静脈栄養 …………………………………… 110

L

LASIK(laser in situ keratomileusis)：レーザー角膜内切削形成術 ……………72, 73
LHON(Leber hereditary optic neuropathy)：レーベル遺伝性視神経症 …………170

M

MG(myasthenia gravis)：重症筋無力症 ……155
MLF(median longitudinal fasciculus)：内側縦束，MLF 症候群 ………………154
MRD(margin reflex distance)：瞼縁・角膜反射間距離 ………………143
MRI(magnetic resonance imaging)：磁気共鳴画像法 ……………60, 164

O

OCSV(optociliary shunt vessel)：乳頭毛様短絡血管 ………………167, 171
OCT(optical coherence tomograph)：光干渉断層計 ………………5, 59

P

PACG(primary angle closure glaucoma)：原発閉塞隅角緑内障 ………………98
PAS(peripheral anterior synechia)：周辺虹彩前癒着 ………………101
PCR(polymerase chain reaction)：ポリメラーゼ連鎖反応 ……………75, 82, 109
PCV(polypoidal choroidal vasculopathy)：ポリープ状脈絡膜血管症 ………………130
PDT(photodynamic therapy)：光線力学療法 ………………130
PHPV(persistent hyperplastic primary vitreous)：第 1 次硝子体過形成遺残 ………135, 138
PION(posterior ION)：後部虚血性視神経症 ………………165
PL(preferential looking)法 ………………27
POAG(primary open-angle glaucoma)：原発開放隅角緑内障 ………………97
PPM(persistent pupillary membrane)：瞳孔膜遺残 ………………112
PPRF(paramedian pontine reticular formation)：傍正中橋網様体 ………………154
PRK(photorefractive keratectomy)：レーザー屈折矯正角膜切除術 ………………73
PVR(proliferative vitreoretinopathy)：増殖硝子体網膜症 ………………138

R

RAP(retinal angiomatous proliferation)：網膜血管腫状増殖 ………………130
RAPD(relative afferent pupillary defect)：相対的求心性瞳孔異常 ………68, 120, 164, 166, 169, 173, 177
RD(retinal detachment)：網膜剥離 ………127
riMLF(rostral interstitial nucleus of median longitudinal fasciculus)：内側縦束吻側間質核 ………………154

S

SLE(systemic lupus erythematosus)：全身性エリテマトーデス ………………198
SLO(scanning laser ophthalmoscope)：走査型レーザー検眼鏡 ………………57
SPK(superficial punctate keratitis)：点状表層角膜炎 ………………74
SPP(standard pseudoisochromatic plates)：標準色覚検査表 ………………33
STD(sexually transmitted disease)：性行為感染症 ………………75

T・U

TSH(thyroid stimulating hormone)：甲状腺刺激ホルモン ………………178

UBM(ultrasound biomicroscope)：超音波生体顕微鏡 ………………51
UBM(ultrasound biomicroscopy)：超音波生体顕微鏡検査 ………………58

V

VDT(visual display terminal)症候群 …………63
VEGF(vascular endothelial growth factor)：血管内皮増殖因子 ………………121
VEP(visual evoked potential)：視覚誘発電位 ………………55, 164
VKH(Vogt-Koyanagi-Hrada)disease：フォークト・小柳・原田病 ………………107
VZV(varicella-zoster virus)：水痘帯状疱疹ウイルス ………………81, 108, 109

X

XT(exotropia)：外斜視 ………………148

日本語索引

①五十音順に分類し，カタカナ，ひらがな〔清・濁・半濁音〕，漢字の順に配列した．②漢字は同一漢字をまとめ，頭初の文字の読みの単音，複音の順とし，さらにその中では画数の少ない文字の順に配列した〔例：開，外，角，拡，汗，間の順〕．

1色覚 …………………………………17, 62
2色覚 ……………………………17, 33, 62
3色覚 ………………………………………17
9方向眼位 ……………………………23, 42
13トリソミー ……………………………201
21トリソミー ……………………………201

あ

アーガイルロバートソン瞳孔 Argyll Robertson pupil ……………………………68, 177
アイステスト ……………………………155
アカントアメーバ角膜炎 acanthamoeba keratitis ……………………………81, 83
アクセンフェルト奇形 Axenfeld anomaly ……86
アコモドメーター …………………………30
アシクロビル …………………81, 82, 108, 109
アセチルコリン ……………………………4
アセチルスピラマイシン …………………110
アッシャー(Usher)症候群 ………………133
アディー(Adie)症候群 …………………176
アデノウイルス ……………………………74
アトピー性皮膚炎 ……………………77, 93
アドレナリン作動神経刺激薬 ………………4
アトロピン …………………4, 68, 158, 176, 177
アノマロスコープ anomaloscope …………34
アベリノ(Avellino)角膜変性 ………………84
アヘンアルカロイド …………………68, 177
アポクリン腺 ………………………………8
アポトーシス ………………………………5
アマクリン細胞 ………………………5, 6, 54
アミノ酸代謝異常 …………………………195
アミロイド …………………………………85
アミロイドーシス amyloidosis ………138, 199
アルカリ外傷 alkali burn ………………191
アルポート(Alport)症候群 ………………92
アレルギー性眼瞼炎 ………………………144
アレルギー性結膜炎 allergic conjunctivitis …76

アントン(Anton)徴候 ……………………174
悪性リンパ腫 malignant lymphoma ……………………………80, 114, 180, 197
悪性黒色腫 malignant melanoma …80, 87, 113, 146
悪性緑内障 ………………………………101
朝顔症候群 morning glory syndrome ……161, 162
圧入眼圧計 …………………………………52
圧平眼圧計 …………………………………52
暗順応 ……………………………18, 35, 55, 62
暗順応曲線 …………………………………35
暗順応検査 …………………………………35
暗順応障害(夜盲) ………………………117

い

イートン・ランバート(Eaton-Lambert)症候群 ……………………………155
イールズ病 Eales disease ………………125
イエローレンズ ……………………………95
イソプタ(等感度曲線) ……………………31
インドシアニングリーン蛍光眼底造影 indocyanine green fundus angiography (IA) …57
易疲労性 …………………………………155
異常3色覚 ………………………17, 33, 62
異常神経支配 ……………………………156
萎縮型加齢黄斑変性 ……………………129
石垣状乳頭増殖 …………………………76
石原式色盲表 ……………………………33
苺状血管腫 ………………………………146
咽頭結膜熱 ………………………………75

う

ウイルス性角膜炎 viral keratitis …………81
ウイルス性眼瞼炎 ………………………144
ウイルス性結膜炎 viral conjunctivitis ……74
ウィルムス腫瘍 Wilms tumor ……………111
ウェーバー(Weber)症候群 ……………151, 175
ウェルナー(Werner)症候群 ………………93

ウォルフリング腺 gland of Wolfring ……9
うっ血性心不全 ……145
うっ血乳頭 papilledema, choked disc ……167
腕-網膜時間 ……56

え

エキシマレーザー ……73
エタンブトール ……169
エディンガー・ウェストファル（Edinger-Westphal）核 ……12, 25
壊死性角膜炎 ……81
壊死性強膜炎 necrotizing scleritis ……90
円錐角膜 keratoconus ……30, 70, 88
円柱レンズ ……27, 72
円板状角膜炎 ……81
炎性視神経萎縮 ……165, 168
塩化エドロホニウム ……155
遠見視力 ……15
遠視 hyperopia ……19, 70
遠心性線維 ……6

お

オフサグリーン ……57
オルニチンアミノトランスフェラーゼ ……117
小口病 Oguchi disease ……36, 62, 134
凹レンズ ……27
凹球面レンズ ……72
桜実紅斑 cherry-red spot ……120
黄斑 ……7
黄斑円孔 macular hole ……5, 129, 131, 137
黄斑回避 ……174
黄斑ジストロフィ ……129
黄斑上膜 epimacular membrane ……5, 129, 131
黄斑浮腫 ……5, 121
黄斑部 macula ……7
黄斑部疾患 macular disorders ……61, 129
横紋筋肉腫 rhabdomyosarcoma ……180
大型弱視鏡 ……42
太田母斑 ……91

か

カーンズ・セイヤー（Kearns-Sayer）症候群 ……133
カイザー・フライシャー（Kayser-Fleischer）角膜輪 ……190
カバー・アンカバーテスト ……148
カハール間質核 interstitial nucleus of Cajal（INC） ……154
ガスタンポナーデ ……131
ガラクトース血症 ……195
ガンシクロビル ……109
下丘 ……12
下眼窩裂 inferior orbital fissure ……10
下眼静脈 ……10
下斜筋 inferior oblique muscle ……10, 12, 24
下斜筋過動症 overaction of inferior oblique muscle ……149, 152
下直筋 inferior rectus muscle ……10, 12, 24
下転 ……24
下鼻道 ……9
化学損傷 chemical burn ……191
化学療法 ……114
仮面症候群 ……114
加齢黄斑変性 age-related macular degeneration（AMD）……95, 129, 132
加齢白内障 age-related cataract ……7
家族歴 ……26
渦静脈 ……13
顆粒状角膜変性 granular corneal dystrophy ……84
介在ニューロン ……25
回旋斜視 cyclotropia ……150
回旋点 ……24
海綿状血管腫 ……146
海綿静脈洞 ……13, 181
海綿静脈洞血栓症 cavernous sinus thrombosis ……179
海綿静脈洞症候群 cavernous sinus syndrome ……176, 182
開瞼 lid opening ……12, 25
開散 divergence ……22
開散麻痺 divergence palsy ……22, 154
外顆粒層 outer nuclear layer ……5, 6
外眼角 ……8
外眼筋 extraocular muscle ……8, 10, 24
外眼筋付着部 ……3
外境界膜 outer limiting membrane ……5, 6
外斜視 exotropia ……23, 148
外傷性黄斑円孔 traumatic macular hole ……185
外傷性視神経症 traumatic optic neuropathy ……169
外傷性白内障 traumatic cataract ……7, 92, 184
外傷性緑内障 traumatic glaucoma ……100, 183
外側眼瞼靭帯 lateral palpebral ligament ……8
外側膝状体 ……11, 173
外直筋 lateral rectus muscle ……10, 12, 24

外直筋後転術 …………………………148
外直筋短縮術 ……………………147, 153
外転 ……………………………………24
外転神経 ………………………10, 12, 156
外転神経麻痺 abducens palsy ……123, 147, 153
外麦粒腫 ………………………………144
外方回旋 ………………………………24
外方回旋斜視 excyclotropia ……………150
外膜 outer coat …………………………2, 3
外網状層 outer plexiform layer …………5, 6
角膜 cornea …………………………2, 3, 4
角膜移植術 ……………………………84
角膜異物 corneal foreign body …………189
角膜過誤腫 ……………………………199
角膜感染症 corneal infectious diseases …81
角膜形状解析装置 ……………………29
角膜ジストロフィ corneal dystrophies …84
角膜周擁充血 …………………………66
角膜腫瘍 ………………………………87
角膜切除術 ……………………………84
角膜知覚 ………………………………3
角膜内皮炎 ……………………………81
角膜内皮細胞 …………………………3
角膜の先天異常 congenital corneal anomalies …86
角膜反射法 …………………………39, 40
角膜プラーク …………………………76
角膜フリクテン corneal phlyctenule …88, 89
角膜ヘルペス …………………………81
角膜変性症 corneal degenerations ………84
拡大読書器 ……………………………194
核間麻痺 internuclear ophtalmoplegia (INO) ……154
滑車神経 ……………………………10, 12
滑車神経麻痺 trochlear palsy ……149, 150, 152
滑動性運動系 …………………………24
汗腺 ……………………………………144
杆体 ………………………………5, 11, 18
杆体細胞 ………………………………6
杆体順応 ………………………………35
杆体反応 ………………………………54
間欠性外斜視 intermittent exotropia ……148
間接型隅角検査法 ……………………51
間接照明法 ……………………………50
間接対光反射 …………………………25
関節リウマチ …………………………197
感染性結膜炎 infectious conjunctivitis ……74
感染性ぶどう膜炎 infectious uveitis ……108

管状視野 ………………………………16
眼圧計 …………………………………52
眼圧検査 ………………………………52
眼圧正常値 ……………………………52
眼位 eye position ………………………23
眼位検査 ………………………………39
眼異物 foreign body in the eye …………189
眼窩 orbit ……………………………8, 10
眼窩炎症症候群 orbital inflammatory syndrome ………………………………179
眼窩下孔 ………………………………10
眼窩下神経 ……………………………10
眼窩下動脈 ……………………………10
眼窩隔膜 ……………………………8, 10
眼窩偽腫瘍 orbital pseudotumor ……179, 199
眼窩減圧術 ……………………………178
眼窩腫瘍 orbital tumors ………………180
眼窩上神経 ……………………………10
眼窩上静脈 ……………………………10
眼窩上切痕 ……………………………10
眼窩上動脈 ……………………………10
眼窩静脈瘤 orbital varix ………………181
眼窩先端部症候群 orbital apex syndrome ……182
眼窩底吹き抜け骨折 …………………8, 10
眼窩吹き抜け骨折 orbital blowout fracture ……186
眼窩蜂巣炎（眼窩蜂窩織炎）orbital cellulitis ……179
眼乾燥症候群（ドライアイ）dry eye syndrome …78
眼球 eye ball ……………………………2
眼球運動 ocular motility, eye movement ……12, 24
眼球運動検査 …………………………42
眼球陥凹 enophthalmos ………………66
眼球結膜 bulbar conjunctiva …………9
眼球鉄症 ocular siderosis ……………36, 190
眼球電図 electro-oculogram (EOG) ……54, 55
眼球銅症 ocular chalcosis ……………190
眼球突出 exophthalmos, proptosis ………66
眼球突出度測定 ………………………47
眼球付属器 ocular adnexa ………………8
眼球マッサージ ………………………120
眼鏡 spectacles, eyeglasses …………15, 72
眼鏡処方 ………………………………72
眼筋移動術 ……………………………153
眼筋麻痺 ………………………………42
眼筋麻痺性片頭痛 ……………………176
眼瞼 eye lid ……………………………8
眼瞼炎 blepharitis ………………………144

眼瞼黄色腫 xanthelasma ·················146
眼瞼外反 ectropion ······················141
眼瞼下垂 blepharoptosis, ptosis
　　　　　　·········8, 12, 25, 67, 143, 151, 155, 156
眼瞼挙筋·····························8, 12
眼瞼痙攣 blepharospasm ············141, 142
眼瞼結膜 palpebral conjunctiva ···········8, 9
眼瞼腫瘍 eyelid tumors ···················146
眼瞼内反 entropion ·······················141
眼瞼皮下出血 subcutaneous hemorrhage of eyelid
　　　　　　························183
眼瞼浮腫 eyelid edema ····················145
眼瞼裂傷 laceration of the eyelid ··········187
眼脂 discharge ····························66
眼軸長·····································2
眼静脈····································13
眼振 nystagmus ······················55, 159
眼神経···································12
眼精疲労 eye fatigue, asthenopia ···········63
眼痛 eye pain ·····························63
眼底検査·································53
眼底白点症 fundus albipunctatus ·····36, 62, 133
眼動脈·································10, 13
眼内異物 intraocular foreign body ········189
眼内レンズ挿入術························93
眼脳腎症候群·····························195
眼杯····································14
眼杯裂··································111
眼杯裂閉鎖不全···············111, 160, 161
眼部帯状ヘルペス·······················144
眼胞····································14
眼輪筋·····························8, 12, 25
癌関連網膜症 cancer-associated retinopathy（CAR）
　　　　　　····················62, 134
顔面神経 facial nerve ················8, 12, 25
顔面神経麻痺························25, 142

き

キース・ワグナー（Keith-Wagener）分類········118
ギフォード（Gifford）徴候···············178
既往歴···································26
基礎分泌·································45
基底細胞癌 basal cell carcinoma ···········146
機能的視野障害··························16
偽樹枝状角膜炎···························81
偽多瞳孔····························86, 101
偽内斜視·································141
逆行····································29
逆内眼角贅皮·····························141
求心性狭窄······························61
急性原発閉塞隅角緑内障··················98
急性帯状潜在性網膜外層症 acute zonal occult
　　　　outer retinopathy（AZOOR）·········134
急性閉塞隅角緑内障·················63, 176
急性網膜壊死 acute retinal necrosis（ARN）···108, 109
急性涙腺炎 acute dacryoadenitis···········139
急性涙嚢炎 acute dacryocystitis ············140
球結膜····································4
球後······································2
球後視神経炎 retrobulbar neuritis ·······2, 163
球状水晶体 spherophakia ··················14
球面レンズ································27
牛眼 buphthalmos ························99
巨細胞性動脈炎·····················165, 198
巨大乳頭結膜炎 giant papillary conjunctivitis
　　　　（GPC）····························76
虚血性視神経症 ischemic optic neuropathy（ION）
　　　　　　····················165, 198
鋸状縁····································2
共同運動·································24
共同性斜視·······························23
狭義先天性停止性夜盲····················36
狭隅角··································98
胸腺摘出·································155
強直性脊椎炎····························198
強膜 sclera ·························2, 3, 4
強膜炎 scleritis ···························90
強膜ぶどう腫 scleral staphyloma ···········91
強膜メラノーシス scleral melanosis ··········91
強膜開窓術·····························116
強膜内陥術·······················127, 128
頬骨····································10
橋·······································12
橋障害·································153
橋性縮瞳 pontine miosis ··············68, 177
矯正視力······························15, 27
鏡面反射法·························49, 50
近視 myopia ························19, 70
近見視力································15
近見反応·································22
近点計···································30
筋緊張性ジストロフィ·················93, 155

筋電図 …………………………………………155
筋無力症様症候群 ……………………………155
銀線動脈 ………………………………………118

く

クラウゼ腺 gland of Krause ……………………9
クラミジア結膜炎 chlamydial conjunctivitis…74, 75
クリスタリン ……………………………………7
クロスシリンダ cross cylinder …………………29
グラデニーゴ(Gradenigo)症候群 ……………153
グルストランド(Gullstrand)模型眼 ……………19
グレーフェ(Graefe)徴候 ………………………178
隅角 ………………………………………………51
隅角開大度 ………………………………………51
隅角鏡 ……………………………………………51
隅角後退 ………………………………………184
隅角切開術 ………………………………………99
隅角閉塞 …………………………………183, 184
屈折 refraction ……………………………7, 19
屈折異常 …………………………………………70
屈折異常弱視 ametropic amblyopia …………157
屈折矯正手術 refractive surgery ………………73
屈折検査 …………………………………………29
屈折性遠視 refractive hypermetropia …………70
屈折性近視 refractive myopia …………………70
屈折率 ……………………………………………19
屈折力 ……………………………………………19

け

ケッペ(Koeppe)レンズ …………………………51
ケラトメーター keratometer ……………………29
形態覚遮断弱視 form vision deprivation amblyopia
 …………………………………………………157
経強膜手術 ………………………………127, 128
経線弱視 meridional amblyopia ………………157
経瞳孔温熱療法 ………………………………130
蛍光眼底造影検査 ………………………………56
傾斜乳頭症候群 tilted disc syndrome ………160
頸静脈 ……………………………………………13
血液網膜柵 ………………………………………56
血管拡張症 telangiectasia ……………………125
血管系 ……………………………………………13
血管雑音 ………………………………………181
血管腫 hemangioma …………………………146, 180
血管新生緑内障 …………………………101, 121, 124
血管内皮増殖因子 vascular endothelial growth
 factor(VEGF) ………………………………121
血管膜 ……………………………………………14
結節性硬化症 ……………………………135, 199
結節性多発動脈炎 ……………………………198
結膜 conjunctiva …………………………………9
結膜異物 conjunctival foreign body …………189
結膜円蓋 conjunctival fornix ……………………9
結膜下出血 subconjunctival hemorrhage ……79, 183
結膜結石 conjunctival concretion ……………79
結膜腫瘍 …………………………………………80
結膜充血 …………………………………………66
健眼遮閉 ………………………………………158
牽引試験 forced duction test(FDT) …………43
牽引性網膜剥離 tractional retinal detachment
 ……………………………………123, 127, 128
検影器 ……………………………………………29
検影法 ……………………………………………29
検眼鏡 ……………………………………………53
瞼縁・角膜反射間距離 margin reflex distance
 (MRD) ………………………………………143
瞼球癒着 symblepharon …………………141, 142
瞼板 ………………………………………………8
瞼板筋 ……………………………………8, 12, 25
瞼板腺 ………………………………………8, 144
瞼裂狭小症候群 ………………………………142
瞼裂斑 pinguecula ………………………………79
瞼裂斑炎 …………………………………………79
原発開放隅角緑内障 primary open-angle
 glaucoma(POAG) …………………………96, 97
原発閉塞隅角緑内障 primary angle-closure
 glaucoma(PACG) …………………………96, 98
原発緑内障 ………………………………………96
現病歴 ……………………………………………26
減圧シャント術 ………………………………167

こ

コーガン・リース(Cogan-Reese)症候群 ………86
コーツ病 Coats disease ………………………125
コールラウシュ(Kohlrausch)屈曲点 …………35
コラーゲン線維 …………………………………7
コリン作動性神経遮断薬 ………………………4
コルヒチン ………………………………104, 105
コレステロール結晶 …………………………138
コロイデレミア choroideremia ………………117
コロボーマ coloboma …………………………111
コンタクトレンズ contact lens(CL) …………15, 72

ゴールドマン眼圧計······················52
ゴールドマン（Goldmann）三面鏡 ·····49
ゴールドマン（Goldmann）視野計 ·····31
ゴールドマン（Goldmann）二面鏡 ·····51
ゴールドマン・ウィーカース
　　（Goldmann-Weekers）暗順応計 ······35
ゴールドマン・ファーブル（Goldmann-Favre）症
　　候群····································36
ゴマ塩状網膜···························133
固定内斜視 strabismus fixus ············147
口蓋骨··································10
甲状腺関連自己抗体····················178
甲状腺機能亢進症················145, 196
甲状腺機能低下症······················196
甲状腺眼症 thyroid ophthalmopathy
　　······························145, 149, 150, 178
甲状腺刺激ホルモン受容体抗体·······178
交感神経······················4, 8, 10, 12, 25
交感神経α1遮断薬····················102
交感神経β遮断薬······················102
交感神経刺激薬····················7, 102
交感性眼炎 sympathetic ophthalmia ······108
交互点滅対光反射試験 swinging flashlight test
　　····························44, 164, 166, 169, 177
交叉現象······························118
交叉性複視····························148
交代遮閉······························158
交代性外斜視·························148
交代性上斜位 dissociated vertical deviation
　　（DVD）······························149
光覚 light perception, light sense ··········18
光覚弁································27
光視症 photopsia···················65, 127
光線性眼障害 eye injury by rays ········192
光線力学療法 photodynamic therapy（PDT）
　　····································129, 130
抗 VEGF 抗体·························130
抗アセチルコリン受容体抗体···········155
抗血管内皮増殖因子 vascular endothelial
　　growth factor（VEGF）治療····121, 122, 129, 132
抗甲状腺刺激ホルモン受容体抗体······178
抗コリンエステラーゼ剤················155
抗網膜抗体····························134
抗リカバリン抗体·····················134
後天眼振 acquired nystagmus ···········159
後頭葉························11, 55, 174

後嚢···································7
後嚢切開術····························93
後発白内障　aftercataract···············93
後部虚血性視神経症 posterior ION（PION）···165
後部硝子体剥離 posterior hyaloid detachment,
　　posterior vitreous detachment ······65, 136
後部胎生環····························86
後部ぶどう膜炎·······················105
後房 posterior chamber··············2, 4, 7
恒常性外斜視·························148
恒常性内斜視·························147
虹彩 iris····························2, 4, 7
虹彩角膜内皮症候群 iridocorneal endothelial
　　（ICE）syndrome ··············68, 86, 101
虹彩括約筋 iris sphincter muscle·········4
虹彩筋·································4
虹彩欠損······························68
虹彩後癒着·····················104, 105
虹彩索状物····························86
虹彩散大筋 iris dilator muscle············4
虹彩腫瘍······························68
虹彩付きコンタクトレンズ·············112
虹彩動脈輪····························13
虹彩毛様体炎·························105
虹輪視································98
格子状角膜変性 lattice corneal dystrophy
　　·····························84, 85, 199
格子状変性 lattice degeneration ··········134
高オルニチン血症·················117, 195
高眼圧症······························97
高血圧 hypertension···················118
高血圧網膜症 hypertensive retinopathy·····119
高浸透圧薬···························102
高度近視·····························147
高濃度酸素投与·······················126
膠様滴状角膜変性 gelatinous drop-like corneal
　　dystrophy····························85, 199
合眼症·································14
骨形成不全症·························200
骨小体様色素沈着·····················133

さ

サイトメガロウイルス網膜炎
　　cytomegalovirus retinitis（CMV retinitis）···109
サリン···························68, 177
サルコイドーシス sarcoidosis ···105, 106, 139, 199

詐病 …………………………………………55
再発性角膜びらん recurrent corneal erosion ……88
細菌性角膜炎 bacterial keratitis ………………81
細菌性眼瞼炎 ………………………………144
細菌性結膜炎 bacterial conjunctivitis …………74
細隙灯顕微鏡 ………………………………49
細隙灯顕微鏡検査 …………………………49
最小視認閾 …………………………………15
最小認識閾 …………………………………15
最小分離閾 …………………………………15
三叉神経 trigeminal nerve …………3, 9, 10, 12, 144
蚕食性角膜潰瘍 …………………………88, 89
散瞳 …………………………………12, 25, 151, 177
散瞳剤 …………………………………………4
酸外傷 acid burn …………………………191
霰粒腫 chalazion ……………………8, 144, 146

し

シーソー眼振 ………………………………159
シェイエ(Scheie)分類 …………………51, 118
シェーグレン(Sjögren)症候群 ………78, 139, 198
シェーファー(Shaffer)分類 …………………51
シェッツ(Schiötz)眼圧計 ……………………52
シクロスポリン ……………………………77, 104
シノプトフォア ………………………………42
シュタルガルト病 Stargardt disease …………132
シュテルバーク(Stellwag)徴候 ……………178
シュレム管 …………………………………4, 7
シュワルツ(Schwartz)症候群 ………………100
シルマー試験 Schirmer test ………………45, 78
シンナー(トルエン) ………………………170
ジアテルミー凝固 ………………………127, 128
ジオプトリー ……………………………20, 27
指圧法 ………………………………………52
指数弁 ………………………………………27
脂質代謝異常 ………………………………195
脂腺 ……………………………………………8
脂腺癌 sebaceous cell carcinoma ……………146
脂漏性眼瞼炎 ………………………………144
視蓋前域 ……………………………………25
視蓋瞳孔 tectal pupil ……………………68, 177
視角 …………………………………………15
視覚情報 ……………………………………26
視覚誘発電位 visual evoked potential(VEP)
　　　　　　　　　　　　　　…………54, 55, 164
視紅 …………………………………………18

視交叉 ……………………………11, 172, 173
視交叉部 ……………………………………11
視細胞 …………………………………5, 6, 11
視細胞層 visual cell layer ……………………5, 6
視索 ………………………………11, 172, 173
視色素 ………………………………………18
視神経 ……………………………2, 10, 11, 173
視神経萎縮 optic atrophy ……………164, 168, 173
視神経炎 optic neuritis ……………………61, 163
視神経管 optic canal ………………………10
視神経管骨折 fracture of the optic canal …169, 186
視神経膠腫 optic nerve glioma ……………170, 199
視神経疾患 …………………………………55
視神経腫瘍 …………………………………170
視神経鞘髄膜腫 optic nerve sheath meningioma
　　　　　　　　　　　　　　………………170
視神経脊髄炎 ………………………………163
視神経線維 …………………………………6
視神経低形成 optic nerve hypoplasia …………160
視神経乳頭欠損 optic disc coloboma …14, 160, 162
視神経乳頭黒色細胞腫 melanocytoma of the optic
　　nerve head………………………………171
視神経乳頭小窩 optic disc pit ………………161
視神経乳頭ドルーゼン optic disc drusen ………161
視診 …………………………………………26
視中枢 ………………………………55, 172, 174
視放線 ……………………………11, 172, 173, 174
視野 visual field ……………………………16
視野異常 visual field defect …………………61
視野検査 ……………………………………31
視力 visual acuity …………………………15
視力検査 ……………………………………27
視力検査表 …………………………………15
視力障害 visual impairment …………………61
視力の記載例 ………………………………28
視路 visual pathway ………………………11
視路障害 ……………………………………61
紫外線障害(電光性眼炎・雪眼炎)ultraviolet
　　injury …………………………………192
篩骨 …………………………………………10
字づまり視力 ………………………………15
字づまり視力表 ……………………………28
字ひとつ視力 ………………………………15
字ひとつ視力表 ……………………………28
耳前リンパ節腫脹 ……………………………74
耳側視野 ……………………………………11

自動視野計	32
自発蛍光	161
色覚 color vision, color sensation	17
色覚異常 color deficiency, dyschromatopsia	17, 33, 62
色覚検査	33
色覚検査表	33
色覚中枢	62
色弱	17
色相	17
色相配列検査	34
色盲	17
軸性遠視 axial hypermetropia	70
軸性近視 axial myopia	70
斜位	23, 39
斜頸	152
斜視	23, 39, 42
斜視角	42
斜視弱視 strabismic amblyopia	157
斜照法	48
斜乱視	70
遮眼子	27
遮眼板	27
遮光眼鏡	133, 194
遮閉試験 cover test	39, 40
弱視 amblyopia	157
若年性関節リウマチ	197
主訴	26
手動弁	27
樹枝状角膜炎	81
周辺虹彩切除術	98
周辺虹彩前癒着 peripheral anterior synechia (PAS)	101, 106
周辺部角膜潰瘍 peripheral corneal ulcer	88, 89
集合管	7
羞明 photophobia	64, 92
充血 injection, hyperemia	66
重症筋無力症 myasthenia gravis (MG)	143, 149, 155
重粒子線照射	113
縦走線維	4
縮瞳 miosis	4, 12, 25, 177
術後眼内炎 postoperative endophthalmitis	110
春季カタル vernal catarrh	76, 77
小角膜 microcornea	14
小眼球	138
小乳頭	160, 161, 165
松果体腫瘍	154, 177
硝子体 vitreous	2, 7, 136
硝子体黄斑牽引症候群	129
硝子体基底部	7, 136, 137
硝子体混濁	104
硝子体疾患 vitreous disorders	136
硝子体手術	104, 108, 110, 122, 124, 126, 127, 128, 129, 131, 132, 138
硝子体出血 vitreous hemorrhage	104, 123, 137
硝子体閃輝性融解 synchysis scintillans	138
硝子体注射	110
硝子体ポケット	136
硝子体膜	136
硝子体網膜界面症候群	129
睫毛	8
睫毛内反	141
睫毛抜去	142
睫毛皮脂腺	144
睫毛乱生 trichiasis	141, 142
衝動性運動系	24
漿液性網膜剝離	107, 129, 130, 131
上顎骨	10
上顎神経	12
上眼瞼挙筋	8, 12, 25
上眼瞼挙筋能	143
上眼瞼後退症	145
上眼窩裂 superior orbital fissure	10, 12
上眼窩裂症候群 superior orbital syndrome	176, 182
上眼静脈	10
上丘	12
上強膜 episclera	3
上強膜炎 episcleritis	4, 90
上下斜視	23
上四半盲	173, 174
上斜筋 superior oblique muscle	10, 12, 24
上斜筋前部前転術	150, 152
上斜筋麻痺 superior oblique palsy	41, 152
上斜視 hypertropia	149, 152
上直筋 superior rectus muscle	10, 12, 24
上直筋麻痺	150
上転	24
常存電位	55
静脈周囲炎	106
触診	26
白子症 albinism	111, 112, 195

心因性視力障害 psychogenic visual disturbance
　　　　　　　　　　　　　　　　　55, 158
神経外杯葉　　　　　　　　　　　　　14
神経ガス　　　　　　　　　　　　　 177
神経筋接合部　　　　　　　　　　　 155
神経系　　　　　　　　　　　　　　　12
神経鞘腫 neurilemoma 　　　　　　　 180
神経節細胞　　　　　　　　　　　5, 6, 11
神経節細胞層 ganglion cell layer 　　　　5
神経線維腫 neurofibroma 　　　　　　 180
神経線維腫症 neurofibromatosis 　146, 170, 199
神経線維層 nerve fiber layer 　　　　　5, 6
神経線維層欠損　　　　　　　　　　　5
神経線維層厚　　　　　　　　　　　　5
神経堤間葉　　　　　　　　　　　　　14
神経梅毒　　　　　　　　　　　　　 177
真菌性角膜炎 fungal keratitis 　　　　81, 82
真菌性眼内炎 fungal endophthalmitis 　 110
進行性先天性虹彩萎縮　　　　　　　　86
診察手順　　　　　　　　　　　　　　26
新生児涙囊炎　　　　　　　　　　　8, 9
新福田分類　　　　　　　　　　　　 123
滲出型加齢黄斑変性 exudative AMD 　 129
滲出性網膜剝離 exudative retinal detachment
　　　　　　　　　　　 114, 125, 127, 128
人工涙液　　　　　　　　　　　　　　78
腎性網膜症 renal retinopathy 　　　　　 119
腎不全　　　　　　　　　　　　　　 145

す

スキアスコピー（検影法）　　　　　　29
スクレラルスキャター法　　　　　 49, 50
スコット（Scott）分類　　　　　　　 123
スタージ・ウェーバー（Sturge-Weber）症候群
　　　　　　　　　　　　 114, 115, 146
スチーブンス・ジョンソン（Stevens-Johnson）
　症候群　　　　　　　　　　79, 80, 142
ステロイド　104, 106, 108, 109, 155, 166, 169, 178
ステロイド局所投与　　　　　　 121, 122
ステロイド白内障 steroid cataract 　　　93
ステロイドパルス療法　　　　　 108, 164
ステロイド緑内障　　　　　　　　　 100
スペキュラーマイクロスコープ　　　　3
スリット法　　　　　　　　　　　49, 50
水晶体 lens 　　　　　　　　　　　2, 4, 7
水晶体亜脱臼　　　　　　　　　　　　95

水晶体血管膜　　　　　　　　　　　 112
水晶体上皮　　　　　　　　　　　　　7
水晶体線維　　　　　　　　　　　　　7
水晶体脱臼 lens luxation 　　　　　 95, 184
水晶体乳化吸引術　　　　　　　　　　93
水晶体偏位　　　　　　　　　 95, 195, 200
水晶体融解緑内障　　　　　　　　　 100
水痘　　　　　　　　　　　　　　　　81
水痘帯状疱疹ウイルス varicella-zoster virus
　（VZV）　　　　　　　　 81, 108, 109
水平移動術　　　　　　　　　　 150, 152
水平細胞　　　　　　　　　　　　　5, 6
水平性複視　　　　　　　　　　　　 153
水平注視麻痺 horizontal gaze palsy 　　 154
水平半盲　　　　　　　　　　　　　 165
水疱性角膜症 bullous keratopathy 　　　　3
垂直眼振 vertical nystagmus 　　　　　 159
垂直注視麻痺 vertical gaze palsy 　　　 154
錐体　　　　　　　　　　　　　5, 11, 18
錐体応答　　　　　　　　　　　　　　54
錐体骨尖端部症候群　　　　　　　　 153
錐体細胞　　　　　　　　　　　　　　6
錐体ジストロフィ cone dystrophy 　 36, 62
錐体順応　　　　　　　　　　　　　　35
髄膜腫 menigioma 　　　　　　　　　 180

せ

正位　　　　　　　　　　　　　　　　23
正視　　　　　　　　　　　　　　　　19
正常眼圧緑内障　　　　　　　　　　　97
正常視野　　　　　　　　　　　　　　16
正乱視　　　　　　　　　　　　　19, 70
生理的瞳孔不同 physiologic（essential）anisocoria
　　　　　　　　　　　　　　　 68, 175
生理的飛蚊症　　　　　　　　　　　　64
性行為感染症 sexually transmitted disease（STD）
　　　　　　　　　　　　　　　　　75
青視症　　　　　　　　　　　　　　　95
青色強膜 blue sclera 　　　　　　　91, 200
青錐体　　　　　　　　　　　　　　　33
星状硝子体症 asteroid hyalosis 　　　　 138
静的視野　　　　　　　　　　　　　　16
静的視野測定　　　　　　　　　　31, 32
赤外線障害 infrared injury 　　　　　　 192
赤錐体　　　　　　　　　　　　　　　33
脊髄癆　　　　　　　　　　　　　　 177

接合部暗点 junctional scotoma ……………172
雪眼炎 ……………………………………192
絶対性瞳孔強直 absolute papillary rigidity…175, 176
先天眼振 congenital nystagmus ……………159
先天上斜筋麻痺 ……………………………149
先天性筋無力症候群 ………………………155
先天全色盲…………………………………36
先天停止夜盲 ………………………133, 134
先天内斜視 congenital esotropia …………147
先天白内障 congenital cataract ……………7, 92
先天緑内障 ………………………96, 99, 199
浅前房………………………………………98
穿孔性眼外傷 penetrating ocular injury ……188
閃輝暗点……………………………………65
潜伏眼振 latent nystagmus …………………159
線維柱帯 ……………………………………7
線維柱帯切開術 ………………99, 102, 103
線維柱帯切除術 ………………………102, 103
全遠視矯正眼鏡 ……………………………147
全外眼筋麻痺 ………………………………156
全身性エリテマトーデス systemic lupus
    erythematosus（SLE）………………198
前後転術 ……………………………………152
前増殖網膜症 ………………………………123
前置レンズ…………………………………49
前頭骨 ………………………………………10
前脳 …………………………………………14
前囊 …………………………………………7
前部虚血性視神経症 anterior ION（AION）……165
前部神経炎 …………………………………163
前部ぶどう膜炎 ……………………………105
前房 anterior chamber ………………………2, 4, 7
前房隅角 anterior chamber angle …………4, 7
前房隅角検査………………………………51
前房出血 hyphema …………………………183
前房穿刺 ……………………………………120
前房蓄膿 ……………………………………105
前毛様（体）動脈 ……………………………9, 13
漸減現象 waning ……………………………155

そ

ソフトコンタクトレンズ……………………72
双眼倒像鏡…………………………………53
双極細胞 ……………………………5, 6, 11, 54
走査型レーザー検眼鏡 scanning laser
    ophthalmoscope（SLO）………………57

相対的求心性瞳孔異常 relative afferent pupillary
    defect（RAPD）………………44, 68, 120, 164,
                    166, 169, 173, 177, 186
相対的瞳孔ブロック ……………………96, 98
蒼白腫脹 ……………………………………165
増殖硝子体網膜症 proliferative vitreoretinopathy
    （PVR）……………………………127, 138
増殖糖尿病網膜症 …………………128, 137
増殖網膜症 …………………………………123
側頭動脈炎 ………………………………165, 198
続発脈絡膜剥離 ……………………………116
続発緑内障 secondary glaucoma ………96, 100

た

ダウン（Down）症候群 ……………………92, 93
ダルリンプル（Dalrymple）徴候 ……………178
多局所網膜電図……………………………55
多発性硬化症 ………………………………163
多発性骨髄腫 ………………………………197
対光－近見反応解離 light-near dissociation
    ………………………………68, 176, 177
対光反射 ……………………………………25, 44
対座法………………………………………31
胎生裂閉鎖不全………………………………14
帯状疱疹……………………………………81
大動脈炎症候群 aortitis syndrome …………125
大脳性色覚異常……………………………62
代償不全 ……………………………………152
第1眼位 ……………………………………23
第1次硝子体 ………………………………14
第1次硝子体過形成遺残 persistent hyperplastic
    primary vitreous（PHPV）…………14, 135, 138
第1ニューロン ……………………………6, 11
第2眼位 ……………………………………23
第2次硝子体 ………………………………14
第2ニューロン ………………………5, 6, 11
第3眼位 ……………………………………23
第3ニューロン ………………………5, 6, 11
第3脳神経 …………………………………151
第4ニューロン ……………………………11
第4脳神経 …………………………………152
第6脳神経 …………………………………153
高安病 ………………………………………125
単眼運動 ……………………………………24
単眼症 cyclopia ……………………………14
単眼性複視…………………………………64

単純ヘルペス ……………………………144
単純ヘルペスウイルス ……………81, 108, 109
単性視神経萎縮 ………………165, 168, 169
炭酸脱水酵素阻害薬 ………………7, 102, 132
短後毛様(体)動脈 ……………………5, 13
弾力線維性仮性黄色腫 pseudoxanthoma elasticum
　　　　　　　　　　　　　……………134, 200

ち

チトマス(Titmus)ステレオテスト ……………37
チャンドラー(Chandler)症候群 ……………86
チン小帯(毛様小帯) ……………………2, 4, 7
地図状角膜炎 ……………………………81
中間部ぶどう膜炎 ………………………105
中心暗点 ……………………………61, 163
中心窩 fovea ……………………………2, 7
中心性漿液性脈絡網膜症 central serous
　chorioretinopathy(CSC) ………129, 130, 131
中心性同名半盲 …………………………174
中枢性眼球運動障害 central ocular motility
　disorders ……………………………154
中毒性視神経症 toxic optic neuropathy ……169
中脳 ………………………………………12
中脳視蓋 …………………………………177
中脳障害 …………………………………151
中脳背側 …………………………………154
中杯葉 ……………………………………14
中膜 middle coat …………………………2
中和 ………………………………………29
昼盲 day blindness ……………………62, 92
注視麻痺 gaze palsy ……………………154
長後毛様(体)動脈 ……………………5, 13
鳥距溝 ……………………………………11
超音波検査 ………………………………58
超音波生体顕微鏡 ultrasound biomicroscope
　(UBM) …………………………………51
超音波生体顕微鏡検査 ultrasound biomicroscopy
　(UBM) ……………………………57, 58
蝶形骨 ……………………………………10
蝶形骨海綿静脈洞症候群 sphenocavernous
　syndrome ……………………………182
調節 accommodation ……………………4, 7, 20
調節異常 accommodation abnormalities ……70, 71
調節痙攣 accommodative spasm ………20, 71
調節検査 …………………………………29
調節衰弱 …………………………………30

調節性内斜視 accommodative esotropia ………147
調節性輻湊/調節比 ………………………22
調節不全 accommodative insufficiency ………71
調節麻痺 accommodative paralysis ……20, 30, 71
調節麻痺剤 ………………………………72
調節力 …………………………………20, 71
直接型隅角検査法 ………………………51
直接対光反射 ……………………………25
直像鏡 ……………………………………53
直像鏡検査 ………………………………53
直乱視 ……………………………………70

つ

ツァイス(Zeis)腺 ……………………8, 144
通水テスト ………………………………140
筒状視野 …………………………………158

て

テノン囊 Tenon capsule …………………3
テノン囊下注射 ……………………104, 106
テルソン(Terson)症候群 ………………137
テンシロンテスト …………………143, 155
ディスタントメータ distant meter ………47
ディフューザー法 ……………………49, 50
デービス(Davis)分類 ……………………123
デスメ膜 Descemet membrane ……………3
デビック(Devic)病 ………………………163
デュアン(眼球後退)症候群 Duane retraction
　syndrome ……………………………156
デルモイド ………………………………87
徹照法 …………………………48, 49, 50
点状表層角膜症 superficial punctate keratitis(SPK)
　……………………………………………74
転移性眼窩腫瘍 metastatic orbital tumor ……180
転移性腫瘍 metastatic tumor ……………113
電気生理学的検査 ………………………54
電光性眼炎 ………………………………192
電車軌道様所見(tram-track sign) ………171

と

トーリックコンタクトレンズ ……………72
トキソプラズマ症 toxoplasmosis …………110
トラコーマ trachoma ……………………75
トラベクレクトミー trabeculectomy(線維柱帯切
　除術) …………………………………102
トラベクロトミー trabeculotomy(線維柱帯切開術)

....102
トルエン（シンナー）..170
トロサ・ハント症候群 Tolosa-Hunt syndrome
　..176, 182
トロピカミド..4
ドライアイ..46
ドライスポット..45
兎眼 lagophthalmos.......................................8, 143
兎眼角膜炎..143
兎眼角膜症 exposure keratopathy..........................89
倒像鏡...53
倒像鏡検査..53
倒乱視...70
等感度曲線（イソプタ）.......................................31
橙赤色隆起病巣...130
糖原病 Ia 型（von Gierke 病）.............................195
糖質代謝異常..195
糖尿病網膜症 diabetic retinopathy..............101, 123
頭蓋内圧亢進..167
同行..29
同時視...21
同側性複視..147
同名半盲................................11, 16, 172, 173, 174
動眼神経...4, 8, 10, 12, 25
動眼神経麻痺 oculomotor palsy
　.....................................8, 68, 123, 143, 151, 175
動的視野..16
動的視野測定..31
動脈炎性虚血性視神経症 arteritic ION..............165
動脈硬化 arteriosclerosis................................118
動揺視..159
銅線動脈..118
瞳孔 pupil...4, 25
瞳孔異常 abnormalities of the pupil..................68
瞳孔運動線維..151
瞳孔回避..151
瞳孔回避型動眼神経麻痺................................151
瞳孔括約筋....................................4, 12, 25
瞳孔緊張症 tonic pupil...................68, 175, 176
瞳孔径..44
瞳孔計..44
瞳孔検査..44
瞳孔散大筋....................................4, 12, 25
瞳孔反射 pupillary reflex.....................25, 44
瞳孔不同 anisocoria.............................175, 176
瞳孔ブロック...96, 98

瞳孔膜遺残 persistent pupillary membrane（PPM）
　..14, 68, 111, 112
特発性脈絡膜新生血管..................................129
凸レンズ...27
凸球面レンズ..72
鳥目..62
豚脂様角膜後面沈着物..................106, 108, 109
鈍的眼外傷 blunt ocular trauma......................183

な

ナーゲル（Nagel）暗順応計.............................35
内眼角...8
内眼角贅皮 epicanthus..........................141, 142
内境界膜 internal limiting membrane..............5, 6
内境界膜下出血..125
内境界膜剥離術....................................129, 131
内頸動脈..................................13, 176, 181
内頸動脈海綿静脈洞瘻 carotid cavernous fistula
　（CCF）..153, 181
内頸動脈・後交通動脈分岐部動脈瘤 internal
　carotid-posterior communicating（ICPC）
　aneurysm..176
内斜視 esotropia.........................23, 147, 153
内側眼瞼靱帯 medial palpebral ligament............8
内側縦束 median longitudinal fasciculus（MLF）...154
内側縦束吻側間質核 rostral interstitial nucleus
　of median longitudinal fasciculus（riMLF）...154
内直筋 medial rectus muscle.............10, 12, 24
内直筋後転術..................................147, 153
内直筋短縮術..148
内転..24
内麦粒腫 internal hordeolum....................8, 144
内方回旋..24
内方回旋斜視 incyclotropia..........................150
内膜 inner coat..2
内網状層 inner plexiform layer.....................5, 6
内顆粒層 inner nuclear layer........................5, 6
軟性白斑..5

に

二重焦点レンズ..72
肉芽腫性炎症...144
肉芽腫性ぶどう膜炎 glanulomatous uveitis......105
日間変動..155
日光網膜症 solar retinitis............................192
日内変動..155

乳児内斜視 infantile esotropia ……………147
乳頭 ……………………………………2
乳頭炎 …………………………………163
乳頭腫 ……………………………………87
乳頭腫脹 disc swelling ………………167
乳頭浮腫 ………………………………118
乳頭毛様短絡血管 optociliary shunt vessel（OCSV）
　………………………………167, 171

ね
ネオスチグミンテスト …………………143
ネフローゼ ………………………………145
粘膜皮膚症候群…………………………80

の
脳回状脈絡網膜萎縮 gyrate chorioretinal atrophy
　………………………………117, 195
脳幹………………………………………12
脳動脈瘤………………………………151
嚢胞様黄斑浮腫 cystoit macular edema（CME）
　………………………………122, 132, 133

は
ハードコンタクトレンズ …………72, 88, 143
ハーブ（Haab）の瞳孔計 ………………44
ハスナー弁 valve of Hasner ……………8, 9
バゴリーニ（Bagolini）線条レンズテスト ………37
バセドウ（Basedow）病 ………………145
バッセン・コーンツバイク（Bassen-Kornzweig）
　症候群 …………………………133
パークス・ビールショウスキー
　（Parks-Bielschowski）3 段階試験 …39, 41
パターン刺激 ……………………………55
パネル D-15 検査 ………………………34
パリノー（Parinaud）症候群 ……………22
パンコースト（Pancoast）症候群 ………175
杯細胞 goblet cell ………………………9
肺門部リンパ節腫脹 bilateral hilar
　lymphadenopathy（BHL）…………106
白血病 …………………………………197
白血病網膜症 …………………………197
白色瞳孔 leukocoria …………………135, 138
白点状網膜症 retinitis punctata albescens …36, 134
白内障 cataract …………………62, 92, 123
麦粒腫 hordeolum ……………………144
発生………………………………………14

発達緑内障 developmental glaucoma………96, 99
原田病 Harada disease ………………107
反射性分泌………………………………45
半盲………………………………………61
汎ぶどう膜炎 …………………………105
汎網膜光凝固術 ………………………124
斑状角膜変性 macular corneal dystrophy ……84, 85

ひ
ヒアリン …………………………………84
ヒアルロン酸……………………………78
ヒステリー………………………………16
ヒルシュベルグ（Hirschberg）法…………39, 40
ビールショウスキー（Bielschowsky）頭部傾斜
　試験 ………………………………39, 152
ビタミン A 欠乏症 ………………36, 62
ピット黄斑症候群 pit-macular syndrome ………161
ピロカルピン ……………………………4
ひび割れ病変 lacquer crack lesion ……132
ひまわり状白内障 ……………………190
日置式暗順応計…………………………35
光干渉断層計 optical coherence tomograph
　（OCT）…………………………59
光干渉断層法……………………………59
皮脂腺 ……………………………………8
皮質盲 …………………………………174
皮膚筋炎 ………………………………198
皮膚針反応 ……………………………105
皮様嚢胞 dermoid cyst…………………180
肥厚性硬膜炎 pachymeningitis ………179, 182
非感染性結膜炎 non-infectious conjunctivitis ……76
非乾酪性類上皮肉芽腫 ………………106
非増殖網膜症 …………………………123
非動脈炎性虚血性視神経症 non-arteritic（ION）
　……………………………………165
非肉芽腫性ぶどう膜炎 non-glanulomatous uveitis
　……………………………………105
飛蚊症 floater, myodesopsia …………64
眉毛………………………………………8
鼻性視神経症 rhinogenous optic neuropathy ……169
鼻側視野…………………………………11
鼻涙管 ……………………………………9
鼻涙管チューブ留置術 ………………140
表皮外杯葉………………………………14
表皮様嚢胞 epidermoid cyst …………180
標準色覚検査表 standard pseudoisochromatic

plates（SPP）···33
貧血···197
貧血網膜症···197

ふ

ファン・デル・ヘーベ（van der Hoeve）症候群···91
フィッシャー（Fisher）症候群························176
フェニレフリン··4
フォビル（Foville）症候群·····························153
フォークト・小柳・原田病 Vogt-Koyanagi-Hrada
　　（VKH）disease··107
フォスカルネット··109
フォン・レックリンハウゼン（von Recklinghausen）
　　病··146
フライシャー輪 Fleischer ring························88
フラッシュ刺激···55
フリクテン結膜炎 phlyctenular conjunctivitis···76
フリッカ（flicker）視野検査·····················31, 32
フルオレセイン蛍光眼底造影 fluorescein fundus
　　angiography（FA）······································56
フルオレセイン（fluorescein）染色検査······45, 46
ブリュッケ（Brücke）筋··································4
ブルッフ膜 Bruch membrane···········6, 132, 134
プリズム眼鏡·····························147, 148, 152, 153
プルキンエ（Purkinje）現象····························18
プロスタグランジン関連薬·······················7, 102
プロワツェク小体··75
ぶどう膜 uvea··4
ぶどう膜炎 uveitis······························5, 101, 104
ぶどう膜欠損 coloboma uveae·················14, 111
ぶどう膜腫瘍 uveal tumors···························113
不正乱視··19, 30, 70
不同視弱視 anisometropic amblyopia···········157
封入体結膜炎 inclusion conjunctivitis············75
風疹··7, 92
副交感神経··4, 25
副交感神経作動薬···102
副交感神経刺激薬···7
副尺視力··15
副涙腺 accessory lacrimal gland······················9
複視 double vision, diplopia·····················21, 64
輻湊 convergence··22
輻湊遠点··22
輻湊近点··22
輻湊痙攣··22
輻湊反射··25, 44

輻湊麻痺 convergence palsy····················22, 154
振子様眼振 pendular nystagmus···················159

へ

ヘス（Hess）赤緑試験······································42
ヘリオトロープ疹···198
ヘリング（Hering）の法則·····························149
ヘルテル（Hertel）眼球突出計·························47
ヘルペスウイルス性虹彩毛様体炎 herpetic
　　iridocyclitis···109
ベーチェット病 Behçet disease····················105
ベネディクト（Benedikt）症候群············151, 175
ベラドンナアルカロイド·························68, 177
ベルクマイスター乳頭 Bergmeister papilla···14
ペータース奇形 Peters anomaly·····················86
平滑筋··8
平面鏡··29
併発白内障 complicated cataract············92, 104
閉瞼 lid closure··12, 25
片頭痛··65
変視症 metamorphopsia················122, 129, 130, 131
変性近視··129, 132
扁平上皮癌 squamous cell carcinoma···80, 87, 146
偏心固視···157

ほ

ホモシスチン尿症····································95, 195
ホルネル（Horner）症候群··········8, 67, 68, 143, 175
ボウマン膜 Bowman membrane······················3
ボツリヌス毒素······································68, 177
ボツリヌス毒素注射······································141
ポスナー・シュロスマン（Posner-Schlossman）
　　症候群··100
ポリープ状病巣··130
ポリープ状脈絡膜血管症 polypoidal choroidal
　　vasculopathy（PCV）·························130, 132
放射状筋··4
放射状線維···4
放射線照射···178
放射線障害 radiation injury··························192
放射線白内障 radiation cataract·····················93
放射線療法···114
飽和度··17
房水··7
房水産生···4, 7
房水静脈··7

房水流出 ………………………………………7
傍正中橋網様体 paramedian pontine reticular
　　formation(PPRF) ………………………154

ま

マーカスガン(Marcus Gunn)現象 …………143
マーカスガン(Marcus Gunn)瞳孔 ……177, 186
マイクロケラトーム ………………………………73
マイボーム(Meibom)腺………………8, 144, 146
マイボーム腺癌 ……………………………………144
マイヤー係蹄 Meyer loop ……………173, 174
マタス手技 …………………………………………181
マリオット盲点の拡大 …………………………167
マルケサニ(Marchesani)症候群 ………………95
マルファン(Marfan)症候群 ……………………95
麻痺性斜視 …………………………………………23
慢性原発閉塞隅角緑内障…………………………98
慢性進行性外眼筋麻痺 chronic progressive
　　external ophthalmoplegia(CPEO) ……155, 156
慢性涙腺炎 chronic dacryoadenitis…………139
慢性涙嚢炎 chronic dacryocystitis …………140

み

ミクリッツ病 Mikulicz disease ………………139
ミトコンドリア ……………………………156, 170
ミヤール・ギュブレール(Millard-Gubler)
　　症候群 …………………………………………153
ミュラー(Müller)筋 ………………………4, 8, 25
ミュラー細胞 ……………………………………5, 6
三田式万能計測器………………………………44
未熟児網膜症 retinopathy of prematurity ………126
水尾－中村現象 …………………………………134
脈なし病 pulseless disease ……………………125
脈絡膜 choroid……………………………4, 5, 6
脈絡膜蛍光 ……………………………………………56
脈絡膜血管腫 choroidal hemangioma ……114, 199
脈絡膜骨腫 choroidal osteoma ………………115
脈絡膜ジストロフィ choroidal dystrophies ……117
脈絡膜新生血管 ………………………129, 132, 134
脈絡膜剥離 choroidal detachment ……………116
脈絡膜破裂 choroidal rupture …………………185

む

ムコ多糖類代謝異常 ……………………………195
ムチン …………………………………………………46
むき運動………………………………………………24

無機質代謝異常 …………………………………196
無虹彩 aniridia …………………………68, 111

め

メタノール(メチルアルコール) ………………169
メトトレキセート …………………………………114
メビウス(Moebius)徴候………………………178
メラニン色素 …………………………………4, 5
明順応 ……………………………………18, 35, 55
明度 ……………………………………………………17
綿花様白斑 ……………………………………………5

も

モーレン角膜潰瘍 Mooren ulcer ………88, 89
モル(Moll)腺 ………………………………8, 144
モルヒネ ……………………………………68, 177
毛根電気分解 ……………………………………142
毛細血管腫 ………………………………………146
毛細血管瘤 microaneurysm …………………123
毛様充血 ……………………………………………7, 66
毛様小帯(チン小帯) …………………………2, 4, 20
毛様神経節 …………………………………………25
毛様体 ………………………………………………4, 7
毛様体筋 …………………………………………4, 7, 12
毛様体色素上皮 ……………………………………4
毛様体突起 ciliary process ……………………4, 7
毛様体ひだ部 pars plicata ………………………4
毛様体扁平部 pars plana …………………………4
毛様体無色素上皮 …………………………………4
毛様体輪状筋 ………………………………………20
毛様網膜動脈 cilioretinal artery ………13, 120
盲点 ……………………………………………………16
盲点中心暗点 ………………………………………163
網膜 retina ………………………………………2, 5
網膜異常対応…………………………………………21
網膜過誤腫 ……………………………………135, 199
網膜芽細胞腫 retinoblastoma …………………135
網膜格子状変性 ……………………………………127
網膜血管異常 retinal vascular anomalies ………125
網膜血管腫 …………………………………………135
網膜血管腫状増殖 retinal angiomatous
　　proliferation(RAP) ……………………………130
網膜血管閉塞症 retinal vessel occlusion ………120
網膜細動脈瘤 retinal arteriolar macroaneurysm
　　………………………………………………5, 125
網膜腫瘍 retinal tumors …………………………135

網膜色素上皮 retinal pigment epithelium ……… 5, 6
網膜色素上皮細胞 …………………………………… 55
網膜色素上皮剥離 ………………………………… 129
網膜色素線条 angioid streaks ………… 134, 200
網膜色素変性 retinitis pigmentosa
　　　　　　　………… 36, 61, 62, 133, 195, 196
網膜振盪 commotio retinae ……………………… 184
網膜新生血管 retinal neovascularization … 122, 123
網膜神経節細胞層 …………………………………… 6
網膜神経線維厚 ……………………………………… 59
網膜神経線維層 ……………………………………… 6
網膜硝子体出血 vitreoretinal hemorrhage ……… 185
網膜上膜 epiretinal membrane（ERM）……… 137
網膜静脈周囲炎 …………………………………… 125
網膜静脈相 ………………………………………… 56
網膜静脈閉塞症 retinal vein occlusion …… 120, 121
網膜性視神経萎縮 ………………………………… 168
網膜対応 ……………………………………… 21, 37
網膜中心静脈 ……………………………………… 13
網膜中心静脈閉塞症 central retinal vein occlusion
　　（CRVO）…………………………… 101, 121
網膜中心動脈 ……………………………………… 13
網膜中心動脈閉塞症 central retinal artery
　　occlusion（CRAO）………………………… 120
網膜電図 electroretinogram（ERG）…………… 54
網膜動静脈閉塞症 …………………………………… 61
網膜動脈相 ………………………………………… 56
網膜動脈閉塞症 retinal artery occlusion ……… 120
網膜内出血 intraretinal hemorrhage …………… 123
網膜白点症 ………………………………………… 134
網膜剥離 retinal detachment（RD）…… 61, 127, 185
網膜光凝固術 ………………… 122, 125, 126, 129, 130
網膜分枝静脈閉塞症 branch retinal vein occlusion
　　（BRVO）…………………………………… 122
網膜分枝動脈閉塞症 branch retinal artery
　　occlusion（BRAO）………………………… 120
網膜分離症 retinoschisis ………………………… 134
網膜変性疾患 retinaldegenerative disorders …… 133
網膜毛細血管相 …………………………………… 56
森実ドット視力表 ………………………………… 27
問診 ………………………………………………… 26

や

夜盲 night blindness ……………… 18, 62, 117, 133

ゆ

有機リン系毒物 …………………………… 68, 177
有水晶体眼内レンズ ……………………………… 73
有痛性外眼筋麻痺 painful opthalmoplegia …… 182
融像 ………………………………………… 21, 37
夕焼け状眼底 …………………………… 107, 108, 112
雪玉状硝子体混濁 snowball opacity …………… 106

よ

よせ運動 …………………………………………… 24
抑制 ………………………………………… 21, 37
翼状片 pterygium ………………………………… 79
陽子線照射 ………………………………………… 113

ら

ラング（Lang）ステレオテスト ………………… 37
ランドルト環 Landolt ring ……………… 15, 27
らせん状視野 …………………………… 16, 158
裸眼視力 ……………………………… 15, 27
落屑症候群 ………………………………………… 68
落屑緑内障 ……………………………………… 100
乱視 astigmatism ……………………… 19, 70
乱視表 ……………………………………………… 29
卵黄状黄斑ジストロフィ foveomacular vitelliform
　　dystrophy ………………………………… 55, 132

り

リーガー奇形 Rieger anomaly ………………… 86
離反運動 …………………………………………… 24
律動眼振 jerky nystagmus ……………………… 159
律動様小波 ………………………………………… 54
立体視 ……………………………………… 21, 37
流行性角結膜炎 epidemic keratoconjunctivitis
　　（EKC）…………………………………… 8, 74
流涙 lacrimation, epiphora …………………… 65
両眼運動 …………………………………………… 24
両眼隔離 hypertelorism ……………… 141, 142
両眼視 binocular vision ………………………… 21
両眼視検査 ………………………………………… 37
両眼性複視 ………………………………………… 64
両耳側半盲 ……………………… 11, 16, 172, 173
緑錐体 ……………………………………………… 33
緑内障 glaucoma ………… 5, 51, 52, 61, 96, 123
緑内障性視神経萎縮 ……………………………… 168
緑内障性視神経症 ………………………………… 96

緑内障発作 ……………………………… 96, 98
淋菌性結膜炎 …………………………………… 74
輪状暗点 ………………………………………… 61
輪状線維 ………………………………………… 4
臨界融合頻度 critical fusion frequency（CFF） …32
臨床的黄斑部 …………………………………… 7

る

涙液層 …………………………………………… 45
涙液層破壊時間 tear film break up time（BUT） …45
涙液分泌 ………………………………………… 45
涙液分泌不全 …………………………………… 78
涙器 lacrimal apparatus ……………………… 8, 9
涙器検査 ………………………………………… 45
涙丘 ……………………………………………… 8
涙湖 ……………………………………………… 9
涙骨 ……………………………………………… 10
涙三角 …………………………………………… 46
涙小管 …………………………………………… 9
涙小管断裂 laceration of the lacrimal canaliculus
　……………………………………………… 187
涙腺 lacrimal gland …………………………… 9
涙腺炎 dacryoadenitis ……………………… 139
涙点 ……………………………………………… 9
涙点プラグ ……………………………………… 78
涙点縫合 ………………………………………… 78
涙道 lacrimal passage ………………………… 9
涙道疾患 disorders of lacrimal passage …… 140
涙道通過試験 …………………………………… 45
涙道通水試験 ……………………………… 45, 46
涙道ブジー …………………………………… 140
涙囊 ……………………………………………… 9
涙囊周囲炎 …………………………………… 140
涙囊洗浄 ……………………………………… 140
涙囊摘出術 …………………………………… 140
涙囊鼻腔吻合術 ……………………………… 140

累進多焦点レンズ ……………………………… 72

れ

レイリー均等 Rayleigh equation …………… 34
レーザートラベクロプラスティ ……………… 102
レーザー角膜内切削形成術 laser in situ
　keratomileusis（LASIK） ………………… 73
レーザー屈折矯正角膜切除術 photorefractive
　keratectomy（PRK） ……………………… 73
レーザー虹彩切開術 ……………………… 98, 102
レーザー毛様体凝固術 ……………………… 102
レーベル遺伝性視神経症 Leber hereditary optic
　neuropathy（LHON） …………………… 170
レチノスコープ retinoscope ………………… 29
レフスム（Refsum）症候群 …………… 133, 196
レフラクトメーター refractometer ………… 29
レンズ交換法 …………………………… 27, 29
レンズ中和法 ………………………………… 158
冷凍凝固 ………………………………… 127, 128
冷凍凝固術 …………………………………… 125
裂孔原性網膜剝離 rhegmatogenous retinal
　detachment ……………………… 127, 128, 137

ろ

ローズベンガル（rose bengal）染色検査 …45, 46
ロービジョン low vision …………………… 193
ローレンス・ムーン・ビードル（Laurence-Moon-
　Biedle）症候群 …………………………… 133
老眼鏡 …………………………………………… 20
老視 presbyopia …………………………… 20, 70, 71
濾過胞 ………………………………………… 103

わ

ワース（Worth）4灯試験 ……………………… 38
ワイス環 Weiss ring ………………… 136, 137

外国語索引

A

a 波 … 54
A モード … 58
abducens palsy 外転神経麻痺 … 153
abnormalities of the pupil 瞳孔異常 … 68
absolute papillary rigidity 絶対性瞳孔強直 … 176
acanthamoeba keratitis アカントアメーバ角膜炎 … 83
accessory lacrimal gland 副涙腺 … 9
accommodation 調節 … 20
accommodation abnormalities 調節異常 … 71
accommodative esotropia 調節性内斜視 … 147
accommodative insufficiency 調節不全 … 71
accommodative paralysis 調節麻痺 … 71
accommodative spasm 調節痙攣 … 71
acid burn 酸外傷 … 191
acquired nystagmus 後天眼振 … 159
acute dacryoadenitis 急性涙腺炎 … 139
acute dacryocystitis 急性涙嚢炎 … 140
acute retinal necrosis (ARN) 急性網膜壊死 … 108, 109
acute zonal occult outer retinopathy (AZOOR) 急性帯状潜在性網膜外層症 … 134
Adie (アディー) 症候群 … 176
aftercataract 後発白内障 … 93
age-related cataract 加齢白内障 … 7
age-related macular degeneration (AMD) 加齢黄斑変性 … 129
AIDS … 109
AION (anterior ION) 前部虚血性視神経症 … 165
albinism 白子症 … 112
alkali burn アルカリ外傷 … 191
allergic conjunctivitis アレルギー性結膜炎 … 76
α1 遮断薬 … 7
αβ 遮断薬 … 7
Alport (アルポート) 症候群 … 92
amblyopia 弱視 … 157
AMD (age-related macular degeneration) 加齢黄斑変性 … 129

ametropic amblyopia 屈折異常弱視 … 157
amyloidosis アミロイドーシス … 138, 199
angioid streaks 網膜色素線条 … 134
aniridia 無虹彩 … 111
anisocoria 瞳孔不同 … 175
anisometropic amblyopia 不同視弱視 … 157
anomaloscope アノマロスコープ … 34
anterior chamber 前房 … 7
anterior chamber angle 前房隅角 … 7
anterior ION (AION) 前部虚血性視神経症 … 165
Anton (アントン) 徴候 … 174
aortitis syndrome 大動脈炎症候群 … 125
Apert 症候群 … 200
Argyll Robertson pupil アーガイルロバートソン瞳孔 … 68, 177
ARN (acute retinal necrosis) 急性網膜壊死 … 108
arteriosclerosis 動脈硬化 … 118
arteritic ION 動脈炎性虚血性視神経症 … 165
asteroid hyalosis 星状硝子体症 … 138
asthenopia 眼精疲労 … 63
astigmatism 乱視 … 70
atrophic AMD or dry AMD 萎縮型加齢黄斑変性 … 129
Avellino (アベリノ) 角膜変性 … 84
Axenfeld anomaly アクセンフェルト奇形 … 86
axial hypermetropia 軸性遠視 … 70
axial myopia 軸性近視 … 70
AZOOR (acute zonal occult outer retinopathy) 急性帯状潜在性網膜外層症 … 65, 134

B

B51 … 105
β 遮断薬 … 7
b 波 … 54
B モード … 57, 58
bacterial conjunctivitis 細菌性結膜炎 … 74
bacterial keratitis 細菌性角膜炎 … 81
Bagolini (バゴリーニ) 線条レンズテスト … 37

band atrophy ……………………………………172
basal cell carcinoma 基底細胞癌 ……………146
Basedow（バセドウ）病 …………………145, 196
Bassen-Kornzweig（バッセン・コーンツバイク）
　　症候群 ……………………………………133
Behçet disease ベーチェット病 ………………105
Benedikt（ベネディクト）症候群 …………151, 175
Bergmeister papilla ベルクマイスター乳頭 ……14
Best 病 …………………………………55, 132
BHL（bilateral hilar lymphadenopathy）肺門部リン
　　パ節腫脹 ………………………………106
BHTT（Bielschowski head tilt test）ビールショウ
　　スキー（Bielschowski）頭部傾斜試験 ………39
Bielschowsky（ビールショウスキー）頭部傾斜
　　試験 ………………………………39, 152
bilateral hilar lymphadenopathy（BHL）肺門部リン
　　パ節腫脹 ………………………………106
binocular vision 両眼視 …………………………21
blepharitis 眼瞼炎 ……………………………144
blepharoptosis 眼瞼下垂 ………………………67
blepharospasm 眼瞼痙攣 ……………………141
blue sclera 青色強膜 ……………………………91
blunt ocular trauma 鈍的眼外傷 ……………183
Bourneville-Pringle 病 …………………135, 199
bow tie atrophy ………………………………172
Bowman membrane ボウマン膜 ………………3
branch retinal artery occlusion（BRAO）網膜分枝
　　動脈閉塞症 ……………………………120
branch retinal vein occlusion（BRVO）網膜分枝
　　静脈閉塞症 ……………………………122
BRAO（branch retinal artery occlusion）網膜分枝
　　動脈閉塞症 ……………………………120
Bruch membrane ブルッフ膜 …………………132
Brücke（ブリュッケ）筋 …………………………4
BRVO（branch retinal vein occlusion）網膜分枝
　　静脈閉塞症 ……………………………122
bulbar conjunctiva 眼球結膜 …………………9
bullous keratopathy 水疱性角膜症 ……………3
buphthalmos 牛眼 ……………………………99
BUT（tear film breakup time）涙液層破壊時間 ……45
BUT 短縮型ドライアイ …………………………78

C

cancer-associated retinopathy（CAR）癌関連網膜症
　　……………………………………………134
CAR（cancer-associated retinopathy）癌関連網膜症

　　……………………………………………134
carotid cavernous fistula（CCF）内頸動脈海綿静脈
　　洞瘻 ………………………………………181
cataract 白内障 ………………………………92
cavernous sinus syndrome 海綿静脈洞症候群 …182
cavernous sinus thrombosis 海綿静脈洞血栓症 …179
CCF（carotid cavernous fistula）内頸動脈海綿静脈
　　洞瘻 ………………………………………181
CD4／CD8 比 …………………………………106
central ocular motility disorders 中枢性眼球運動
　　障害 ………………………………………154
central retinal artery occlusion（CRAO）網膜中心動
　　脈閉塞症 …………………………………120
central retinal vein occlusion（CRVO）網膜中心静
　　脈閉塞症 …………………………………121
central serous chorioretinopathy（CSC）中心性漿液
　　性脈絡網膜症 ………………………129, 130, 131
CFF（critical fusion frequency）臨界融合頻度 ……32
chalazion 霰粒腫 …………………………8, 144
Chandler（チャンドラー）症候群 ………………86
chemical burn 化学損傷 ……………………191
cherry-red spot 桜実紅斑 ………………120, 195
chlamydial conjunctivitis クラミジア結膜炎 ……75
choked disc うっ血乳頭 ……………………167
choroid 脈絡膜 …………………………4, 5, 6
choroidal detachment 脈絡膜剥離 ……………116
choroidal dystrophies 脈絡膜ジストロフィ ……117
choroidal hemangioma 脈絡膜血管腫 ………114
choroidal osteoma 脈絡膜骨腫 ………………115
choroidal rupture 脈絡膜破裂 ………………185
choroideremia コロイデレミア ………………117
chronic dacryoadenitis 慢性涙腺炎 …………139
chronic dacryocystitis 慢性涙嚢炎 …………140
chronic progressive external ophthalmoplegia
　　（CPEO）慢性進行性外眼筋麻痺 …………156
ciliary body 毛様体 ……………………………4
ciliary process 毛様体突起 ……………………4
cilioretinal artery 毛様網膜動脈 ………………120
CL（contact lens）コンタクトレンズ ……………72
CME（cystoid macular edema）嚢胞様黄斑浮腫 …132
CMV retinitis（cytomegalovirus retinitis）サイトメ
　　ガロウイルス網膜炎 ……………………109
Coats disease コーツ病 ……………………125
Cogan-Reese（コーガン・リース）症候群 ………86
coloboma コロボーマ ………………………111
coloboma uveae ぶどう膜欠損 …………………14

color deficiency 色覚異常 ……………………62
color sensation 色覚 ……………………………17
color vision 色覚 ………………………………17
commotio retinae 網膜振盪 …………………184
complicated cataract 併発白内障 ……………92
computed tomography（CT） …………………60
cone dystrophy 錐体ジストロフィ ……………36
congenital cataract 先天白内障 …………7, 92
congenital corneal anomalies 角膜の先天異常 …86
congenital esotropia 先天内斜視 ……………147
congenital nystagmus 先天眼振 ……………159
conjunctiva 結膜 …………………………………9
conjunctival concretion 結膜結石 ……………79
conjunctival foreign body 結膜異物 ………189
conjunctival forix 結膜円蓋 ……………………9
constant esotropia 恒常性内斜視 ……147, 148
contact lens（CL）コンタクトレンズ …………72
conventional outflow 古典的流出路 …………7
convergence 輻湊 ………………………………22
convergence palsy 輻湊麻痺 ………………154
cornea 角膜 ………………………………………3
corneal degenerations 角膜変性症 ……………84
corneal dystrophies 角膜ジストロフィ ………84
corneal foreign body 角膜異物 ……………189
corneal infectious diseases 角膜感染症 ……81
corneal phlyctenule 角膜フリクテン …………89
cover test 遮閉試験 ……………………………39
CPEO（chronic progressive external ophthalmoplegia）慢性進行性外眼筋麻痺 …………156
CRAO（central retinal artery occlusion）網膜中心動脈閉塞症 ………………………………120
critical fusion frequency（CFF）臨界融合頻度 ……32
cross cylinder クロスシリンダ …………………29
Crouzon 症候群 ………………………………200
CRVO（central retinal vein occlusion）網膜中心静脈閉塞症 ………………………………121
CSC（central serous chorioretinopathy）中心性漿液性脈絡網膜症 ……………………………130
CT 検査 …………………………………………60
cyclopia 単眼症 …………………………………14
cyclotropia 回旋斜視 …………………………150
cystoid macular edema（CME）囊胞様黄斑浮腫 …132
cytomegalovirus retinitis（CMV retinitis）サイトメガロウイルス網膜炎 ………………………109

D

dacryoadenitis 涙腺炎 ………………………139
Dalrymple（ダルリンプル）徴候 ……………178
Davis（デービス）分類 ………………………123
day blindness 昼盲 ……………………………62
degenerative myopia 変性近視 ……………132
dermoid cyst 皮様嚢胞 ………………………180
Descemet membrane デスメ膜 ………………3
development of the eye 眼の発生 ……………14
developmental glaucoma 発達緑内障 ………99
Devic（デビック）病 …………………………163
diabetic retinopathy 糖尿病網膜症 ………123
diplopia 複視 ……………………………………64
disc at risk ……………………………………165
discharge 眼脂 …………………………………66
disc swelling 乳頭腫脹 ………………………167
disorders of lacrimal passage 涙道疾患 …140
dissociated vertical deviation（DVD）交代性上斜位 ……………………………………………149
distant meter ディスタントメーター …………47
divergence palsy 開散麻痺 …………………154
divergence 開散 ………………………………22
double vision 複視 ……………………………64
Down（ダウン）症候群 ………………92, 93, 201
DR4 ……………………………………………108
DR53 …………………………………………108
dry eye syndrome 眼乾燥症候群（ドライアイ） …78
Duane retraction syndrome デュアン（眼球後退）症候群 ……………………………………156
DVD（dissociated vertical deviation）交代性上斜位 ……………………………………………149
dyschromatopsia 色覚異常 ……………………62

E

Eales disease イールズ病 ……………………125
Eaton-Lambert（イートン・ランバート）症候群 ……………………………………………155
ectropion 眼瞼外反 …………………………141
Edinger-Westphal（エディンガー・ウェストファル）核 ……………………………………12, 25
Ehlers-Danlos 症候群 ………………………200
EKC（epedemic keratoconjunctivitis）流行性角結膜炎 ………………………………………74
electro-oculogram（EOG）眼球電図 …………55
electroretinogram（ERG）網膜電図 …………54

enophthalmos 眼球陥凹 ……………………66
entropion 眼瞼内反 ……………………141
EOG（electro-oculogram）眼球電図 ……………55
epicanthus 内眼角贅皮 ……………………142
epidemic keratoconjunctivitis（EKC）流行性角結膜炎 …………………………74
epidermoid cyst 表皮様囊胞 ………………180
epimacular membrane 黄斑上膜 ………131, 137
epiphora 流涙 …………………………65
epiretinal membrane（ERM）網膜上膜 ………137
episclera 上強膜 …………………………3
episcleritis 上強膜炎 ……………………4, 90
ERG（electro-retinogram）網膜電図 ……………54
ERM（epiretinal membrane）網膜上膜 ………137
esotropia（ET）内斜視 ……………………147
excyclotropia 外方回旋斜視 ………………150
exophthalmos 眼球突出 ……………………66
exotropia（XT）外斜視 ……………………148
exposure keratopathy 兎眼角膜症 ……………89
extraocular muscle 外眼筋 ……………………10
exudative AMD 滲出型加齢黄斑変性 …………129
exudative retinal detachment 滲出性網膜剝離 …128
eye ball 眼球 …………………………2
eye fatigue 眼精疲労 ……………………63
eye injury by rays 光線性眼障害 ……………192
eyelid 眼瞼 ……………………………8
eye movement 眼球運動 ……………………24
eye pain 眼痛 …………………………63
eye position 眼位 ………………………23
eyeglasses 眼鏡 …………………………72
eyelid tumors 眼瞼腫瘍 ……………………146

F

FA（fluorescein fundus angiography） ……………56
Fabry 病 ………………………………196
facial nerve 顔面神経 ……………………12
Farnsworth-Munsell 100 hue test（100 hue test） …34
FDT（forced duction test）牽引試験 ……………43
Fisher（フィッシャー）症候群 ………………176
Fleischer ring フライシャー輪 ………………88
flicker（フリッカ）視野検査 …………………32
floater 飛蚊症 …………………………64
fluorescein（フルオレセイン）染色検査 …………46
fluorescein fundus angiography（FA）フルオレセイン蛍光眼底造影 …………………………56
forced duction test（FDT）牽引試験 ……………43

foreign body in the eye 眼異物 ………………189
form vision deprivation amblyopia 形態覚遮断弱視 …………………………157
fovea 中心窩 ……………………………7
foveomacular vitelliform dystrophy 卵黄状黄斑ジストロフィ …………………………132
Foville（フォビル）症候群 …………………153
fracture of the optic canal 視神経管骨折 ………186
fundus albipunctatus 眼底白点症 ……………133
fungal endophthalmitis 真菌性眼内炎 …………110
fungal keratitis 真菌性角膜炎 ………………82

G

ganglion cell layer 神経節細胞層 ………………5
Gaucher 病 ……………………………196
gaze palsy 注視麻痺 ……………………154
GDx ……………………………………5
gelatinous drop-like corneal dystrophy 膠様滴状角膜変性 …………………………85
giant papillary conjunctivitis（GPC）巨大乳頭結膜炎 …………………………76
Gifford（ギフォード）徴候 …………………178
gland of Krause クラウゼ腺 …………………9
gland of Wolfring ウォルフリング腺 …………9
glanulomatous uveitis 肉芽腫性ぶどう膜炎 ……105
glaucoma 緑内障 ………………………96
GM_1-ガングリオシドーシス ………………195
GM_2-ガングリオシドーシス ………………195
goblet cell 杯細胞 ………………………9
Goldenhar 症候群 ………………………200
Goldmann（ゴールドマン）三面鏡 ……………49
Goldmann（ゴールドマン）視野計 ……………31
Goldmann（ゴールドマン）二面鏡 ……………51
Goldmann-Favre（ゴールドマン・ファーブル）症候群 …………………………36
Goldmann-Weekers（ゴールドマン・ウィーカース）暗順応計 …………………………35
GPC（giant papillary conjunctivitis）巨大乳頭結膜炎 …………………………76
Gradenigo（グラデニーゴ）症候群 ……………153
Graefe（グレーフェ）徴候 …………………178
granular corneal dystrophy 顆粒状角膜変性 ……84
Graves 病 ……………………………196
Grönblad-Strandberg 症候群 ……………134, 200
Gullstrand（グルストランド）模型眼 ……………19
gyrate chorioretinal atrophy 脳回状脈絡網膜萎縮

.....117

H

Haab（ハーブ）の瞳孔計 44
Hand-Schüller-Christian 病 197
Harada disease 原田病 107
hemangioma 血管腫 146, 180
Hering（ヘリング）の法則 149
herpetic iridocyclitis ヘルペスウイルス性虹彩毛様体炎 109
Hertel（ヘルテル）眼球突出計 47
Hess（ヘス）赤緑試験 42
Hirschberg（ヒルシュベルク法） 39, 40
hordeolum 麦粒腫 144
horizontal gaze palsy 水平注視麻痺 154
Horner（ホルネル）症候群 8, 143, 175
hourglass atrophy 173
Humphrey 視野計 32
Hunter 症候群 195
Hurler 症候群 195
hyperemia 充血 66
hyperopia 遠視 70
hypertelorism 両眼隔離 142
hypertension 高血圧 118
hypertensive retinopathy 高血圧網膜症 119
hypertropia 上斜視 149
hyphema 前房出血 183

I

IA（indocyanine green fundus angiography） 57
ICPC（internal carotid-posterior communicating）aneurysm 内頸動脈・後交通動脈分岐部動脈瘤 176
INC（interstitial nucleus of Cajal） 154
inclusion conjunctivitis 封入体結膜炎 75
incyclotropia 内方回旋斜視 150
indocyanine green fundus angiography（IA）インドシアニングリーン蛍光眼底造影 57
infantile esotropia 乳児内斜視 147
infectious conjunctivitis 感染性結膜炎 74
infectious uveitis 感染性ぶどう膜炎 108
inferior oblique muscle 下斜筋 10
inferior orbital fissure 下眼窩裂 10
inferior rectus muscle 下直筋 10
infrared injury 赤外線障害 192
injection 充血 66

inner coat 内膜 2
inner nuclear layer 内顆粒層 5
inner plexiform layer 内網状層 5
INO（internuclear ophtalmoplegia）核間麻痺 154
intermittent exotropia 間欠性外斜視 148
internal carotid-posterior communicating（ICPC）aneurysm 内頸動脈・後交通動脈分岐部動脈瘤 176
internal hordeolum 内麦粒腫 8
internal limiting membrane 内境界膜 5
internuclear ophtalmoplegia（INO）核間麻痺 154
interstitial nucleus of Cajal（INC）カハール間質核 154
intraocular foreign body 眼内異物 189
intraretinal hemorrhage 網膜内出血 123
ION（ischemic optic neuropathy）虚血性視神経症 165
iridocorneal endothelial（ICE）syndrome 虹彩角膜内皮症候群 68, 86
iris 虹彩 4
iris dilator muscle 虹彩散大筋 4
iris sphincter muscle 虹彩括約筋 4
ischemic optic neuropathy（ION）虚血性視神経症 165
IVH（中心静脈栄養）カテーテル 110

J

jerky nystagmus 律動眼振 159
junctional scotoma 接合部暗点 172

K

Kayser-Fleischer（カイザー・フライシャー）角膜輪 190, 196
Kearns-Sayer（カーンズ・セイヤー）症候群 133
Keith-Wagener（キース・ワグナー）分類 118
keratoconus 円錐角膜 88
keratometer ケラトメーター 29
Koeppe（ケッペ）レンズ 51
Kohlrausch（コールラウシュ）屈曲点 35

L

L/D比 55
laceration of the eyelid 眼瞼裂傷 187
laceration of the lacrimal canaliculus 涙小管断裂 187
lacquer crack lesion ひび割れ病変 132

lacrimal apparatus 涙器 …………………9	margin reflex distance(MRD)瞼縁・角膜反射間
lacrimal gland 涙腺 ……………………9	距離 …………………………………143
lacrimal passage 涙道 …………………9	Maroteaux-Lamy 症候群 ………………195
lacrimation 流涙 ………………………65	medial palpebral ligament 内側眼瞼靱帯 ……8
lagophthalmos 兎眼 …………………143	medial rectus muscle 内直筋 ……………10
Landolt ring ランドルト環 ……………27	median longitudinal fasciculus(MLF)内側縦束…154
Lang(ラング)ステレオテスト …………37	Meibom(マイボーム)腺………………8, 144
laser in situ keratomileusis(LASIK)レーザー角膜	melanocytoma of the optic nerve head 視神経乳頭
内切削形成術 ………………………73	黒色細胞腫 …………………………171
LASIK(laser in situ keratomileusis)レーザー角膜	menigioma 髄膜腫 ……………………180
内切削形成術 ……………………72, 73	meridional amblyopia 経線弱視 ………157
latent nystagmus 潜伏眼振 ……………159	metamorphopsia 変視症 ………………130
lateral palpebral ligament 外側眼瞼靱帯 ……8	metastatic orbital tumor 転移性眼窩腫瘍 ……180
lateral rectus muscle 外直筋 ……………10	metastatic tumor 転移性腫瘍 …………113
lattice corneal dystrophy 格子状角膜変性 ……85	Meyer loop マイヤー係蹄 ……………174
lattice degeneration 格子状変性 ………134	MG(myasthenia gravis)重症筋無力症 …155
Laurence-Moon-Biedle(ローレンス・ムーン・	microaneurysm 毛細血管瘤 ……………123
ビードル)症候群 ……………133, 196	microangiopathy ………………………119
Leber hereditary optic neuropathy(LHON)	microcornea 小角膜 ……………………14
レーベル遺伝性視神経症 …………170	middle coat 中膜 …………………………2
lens 水晶体 ………………………………7	Mikulicz disease ミクリッツ病 ………139
lens luxation 水晶体脱臼 ……………184	Millard-Gubler(ミヤール・ギュブレール)
leukocoria 白色瞳孔 ……………135, 138	症候群 ………………………………153
LHON(Leber hereditary optic neuropathy)レーベ	miosis 縮瞳 ……………………………177
ル遺伝性視神経症 …………………170	MLF(median longitudinal fasciculus)内側縦束…154
lid closure 閉瞼 …………………………25	MLF 症候群 ……………………………154
lid opening 開瞼 …………………………25	Moebius(メビウス)徴候………………178
light-near dissociation 対光－近見反応解離…68, 176	Moll(モル)腺 …………………………8, 144
light perception 光覚 …………………18	Mooren ulcer モーレン角膜潰瘍 ………89
light sense 光覚 ………………………18	morning glory syndrome 朝顔症候群 …161
low vision ……………………………194	Morquio 症候群 ………………………195
Lowe 症候群 …………………………195	MRD(margin reflex distance)瞼縁・角膜反射間
	距離 …………………………………143
M	MRI 検査 …………………………60, 164
macroangiopathy ……………………119	Müller(ミュラー)筋 …………………4, 8
macula 黄斑部 …………………………7	myasthenia gravis(MG)重症筋無力症 …155
macular corneal dystrophy 斑状角膜変性 ……85	myodesopsia 飛蚊症 ……………………64
macular disorders 黄斑部疾患 …………129	myopia 近視 ……………………………70
macular hole 黄斑円孔 …………………131	
magnetic resonance imaging(MRI) ……60	**N**
malignant lymphoma 悪性リンパ腫 …114, 180	Nagel(ナーゲル)暗順応計 ……………35
malignant melanoma 悪性黒色腫 …113, 146	necrotizing scleritis 壊死性強膜炎 ……90
Marchesani(マルケサニ)症候群 ……95, 200	nerve fiber layer 神経線維層 ……………5
Marcus Gunn(マーカスガン)現象 ……143	nervous system of the eye 眼の神経系 …12
Marcus Gunn(マーカスガン)瞳孔 …177, 186	neurilemoma 神経鞘腫 ………………180
Marfan(マルファン)症候群………95, 200	neurofibroma 神経線維腫 ……………180

neurofibromatosis 神経線維腫症 146
Niemann-Pick 病 196
night blindness 夜盲 62
non-arteritic (ION) 非動脈炎性虚血性視神経症
....165
non-glanulomatous uveitis 非肉芽腫性ぶどう膜炎
....105
non-infectious conjunctivitis 非感染性結膜炎 76
nystagmus 眼振 159

O

OCSV (optociliary shunt vessel) 乳頭毛様短絡血管 167, 171
OCT (optical coherence tomograph) 光干渉断層計
....5, 59
Octopus 視野計 32
ocular adnexa 眼球付属器 8
ocular chalcosis 眼球銅症 190
ocular motility 眼球運動 24
ocular siderosis 眼球鉄症 190
oculomotor palsy 動眼神経麻痺 151, 175
Oguchi disease 小口病 134
optic atrophy 視神経萎縮 168
optic canal 視神経管 10
optic disc coloboma 視神経乳頭欠損 ...14, 160, 162
optic disc drusen 視神経乳頭ドルーゼン 161
optic disc pit 視神経乳頭小窩 161
optic nerve glioma 視神経膠腫 170
optic nerve sheath meningioma 視神経鞘髄膜腫
....170
optic neuritis 視神経炎 163
optical coherence tomograph (OCT) 光干渉断層計
....5, 59
optociliary shunt vessel (OCSV) 乳頭毛様短絡血管 167, 171
orbit 眼窩 10
orbital apex syndrome 眼窩先端部症候群 182
orbital blowout fracture 眼窩吹き抜け骨折 186
orbital cellulitis 眼窩蜂巣炎 (眼窩蜂窩織炎) 179
orbital inflammatory syndrome 眼窩炎症症候群 ...179
orbital pseudotumor 眼窩偽腫瘍 179
orbital tumors 眼窩腫瘍 180
orbital varix 眼窩静脈瘤 181
outer coat 外膜 2
outer limiting membrane 外境界膜 5
outer nuclear layer 外顆粒層 5
outer plexiform layer 外網状層 5
overaction of inferior oblique muscle 下斜筋過動症
....149

P

PACG (primary angle-closure glaucoma) 原発閉塞隅角緑内障 98
pachymeningitis 肥厚性硬膜炎 179
painful opthalmoplegia 有痛性外眼筋麻痺 182
palpebral conjunctiva 眼瞼結膜 9
palpebral edema 眼瞼浮腫 145
Pancoast (パンコースト) 症候群 175
papilledema うっ血乳頭 167
paramedian pontine reticular formation (PPRF) 傍正中橋網様体 154
Parinaud (パリノー) 症候群 22
Parks-Bielschowski (パークス・ビールショウスキー) 3段階試験 39, 41
pars plana 毛様体扁平部 4
pars plicata 毛様体ひだ部 4
Patau 症候群 201
PAX6 遺伝子 111
PCR (polymerase chain reaction) 法 75, 82, 109
PCV (polypoidal choroidal vasculopathy) ポリープ状脈絡膜血管症 130
PDT (photodynamic therapy) 光線力学療法 130
pendular nystagmus 振子様眼振 159
penetrating ocular injury 穿孔性眼外傷 188
peripheral anterior synechia (PAS) 周辺虹彩前癒着
....101
peripheral corneal ulcer 周辺部角膜潰瘍 89
persistent hyperplastic primary vitreous 第1次硝子体過形成遺残 14, 135, 138
persistent pupillary membrane (PPM) 瞳孔膜遺残
....14, 112
Peters anomaly ペータース奇形 86
phlyctenular conjunctivitis フリクテン結膜炎 76
photodynamic therapy (PDT) 光線力学療法 130
photophobia 羞明 64
photopsia 光視症 65
photorefractive keratectomy (PRK) レーザー屈折矯正角膜切除術 73
PHPV (persistent hyperplastic primary vitreous) 第1次硝子体過形成遺残 135, 138
physiologic (essential) anisocoria 生理的瞳孔不同 175

Pierre-Robin 症候群 ……………………200
pinguecula 瞼裂斑 ……………………79
PION（posterior ION）後部虚血性視神経症 ……165
pit-macular syndrome ピット黄斑症候群 ………161
PL（preferential looking）法 …………………27
POAG（primary open-angle glaucoma）原発開放
　隅角緑内障 ……………………………97
polymerase chain reaction（PCR）法 ……………75
polypoidal choroidal vasculopathy（PCV）ポリープ
　状脈絡膜血管症 ………………………130
pontine miosis 橋性縮瞳 ……………177
Posner-Schlossman（ポスナー・シュロスマン）
　症候群 …………………………100
posterior chamber 後房 ……………………7
posterior hyaloid detachment 後部硝子体剥離 …136
posterior ION（PION）後部虚血性視神経症 ……165
posterior vitreous detachment 後部硝子体剥離 …136
postoperative endophthalmitis 術後眼内炎 ………110
PPM（persistent pupillary membrane）瞳孔膜遺残
　……………………………………112
PPRF（paramedian pontine reticular formation）
　傍正中橋網様体 ………………………154
presbyopia 老視 ……………………71
primary angle-closure glaucoma（PACG）原発閉塞
　隅角緑内障 ……………………………98
primary open-angle glaucoma（POAG）原発開放隅
　角緑内障 ……………………………97
PRK（photorefractive keratectomy）レーザー屈折
　矯正角膜切除術 ………………………73
proliferative vitreoretinopathy（PVR）増殖硝子体
　網膜症 …………………………138
proptosis 眼球突出 ……………………66
pseudoxanthoma elasticum 弾力線維性仮性黄色腫
　……………………………………134
psychogenic visual disturbance 心因性視力障害 …158
pterygium 翼状片 ……………………79
ptosis 眼瞼下垂 ……………………67
pulseless disease 脈なし病 ……………125
pupil 瞳孔 ……………………4, 25
pupillary reflex 瞳孔反射 ……………25, 44
Purkinje（プルキンエ）現象 ……………18
PVR（proliferative vitreoretinopathy）増殖硝子体
　網膜症 …………………………138

R

radiation cataract 放射線白内障 ……………93

radiation injury 放射線障害 ……………192
RAP（retinal angiomatous proliferation）網膜血管
　腫状増殖 ………………………130
RAPD（relative afferent pupillary defect）相対的求
　心性瞳孔異常 …68, 120, 164, 166, 169, 173, 177
Rayleigh equation レイリー均等 ……………34
RD（retinal detachment）網膜剥離 ……………127
recurrent corneal erosion 再発性角膜びらん ……88
refraction 屈折 ……………………19
refractive hypermetropia 屈折性遠視 ……………70
refractive myopia 屈折性近視 ……………70
refractive surgery 屈折矯正手術 ……………73
refractometer レフラクトメーター ……………29
Refsum（レフスム）症候群 ……………133, 196
Reiter 病 ……………………198
relative afferent pupillary defect（RAPD）相対的求
　心性瞳孔異常 ………68, 164, 166, 169, 173, 177
renal retinopathy 腎性網膜症 ……………119
retina 網膜 ……………………5
retinal angiomatous proliferation（RAP）網膜血管
　腫状増殖 ………………………130
retinal arteriolar macroaneurysm 網膜細動脈瘤 …125
retinal artery occlusion 網膜動脈閉塞症 ……………120
retinal degenerative disorders 網膜変性疾患 ……133
retinal detachment（RD）網膜剥離 ……127, 185
retinal neovascularization 網膜新生血管 ……………123
retinal pigment epithelium 網膜色素上皮 ……………5
retinal tumors 網膜腫瘍 ……………135
retinal vascular anomalies 網膜血管異常 ……………125
retinal vein occlusion 網膜静脈閉塞症 ……………121
retinal vessel occlusion 網膜血管閉塞症 ……………120
retinitis pigmentosa 網膜色素変性 ……………133
retinitis punctata albescens 白点状網膜症 ……………134
retinoblastoma 網膜芽細胞腫 ……………135
retinopathy of prematurity 未熟児網膜症 ……………126
retinoschisis 網膜分離症 ……………134
retinoscope レチノスコープ ……………29
retrobulbar neuritis 球後視神経炎 ……………2
rhabdomyosarcoma 横紋筋肉腫 ……………180
rhegmatogenous retinal detachment 裂孔原性網膜
　剥離 ……………………………127
rhinogenous optic neuropathy 鼻性視神経症 ……169
Rieger anomaly リーガー奇形 ……………86
riMLF（rostral interstitial nucleus of median
　longitudinal fasciculus）………………154
rose bengal（ローズベンガル）染色検査 ……………46

S

rostral interstitial nucleus of median longitudinal fasciculus(riMLF)内側縦束吻側間質核 ……154

Sandhoff 病 ……196
sarcoidosis サルコイドーシス ……106, 199
scanning laser ophthalmoscope(SLO)走査型レーザー検眼鏡 ……57
Scheie(シェイエ)分類 ……51, 118
Scheie 症候群 ……195
Schiötz(シェッツ)眼圧計 ……52
Schirmer test シルマー試験 ……45
Schwartz(シュワルツ)症候群 ……100
sclera 強膜 ……3
scleral melanosis 強膜メラノーシス ……91
scleral staphyloma 強膜ぶどう腫 ……91
scleritis 強膜炎 ……90
Scott(スコット)分類 ……123
sebaceous cell carcinoma 脂腺癌 ……146
secondary glaucoma 続発緑内障 ……100
sexually transmitted disease(STD)性行為感染症 ……75
Shaffer(シェーファー)分類 ……51
Sjögren(シェーグレン)症候群 ……139
SLE(systemic lupus erythematosus)全身性エリテマトーデス ……198
SLO(scanning laser ophthalmoscope)走査型レーザー検眼鏡 ……57
snowball opacity 雪玉状硝子体混濁 ……106
solar retinitis 日光網膜症 ……192
spectacles 眼鏡 ……72
sphenocavernous syndrome 蝶形骨海綿静脈洞症候群 ……182
spherophakia 球状水晶体 ……14
SPK(superficial punctate keratitis)点状表層角膜炎 ……74
SPP(standard pseudoisochromatic plates)標準色覚検査表 ……33
squamous cell carcinoma 扁平上皮癌 ……146
standard pseudoisochromatic plates(SPP)標準色覚検査表 ……33
Stargardt disease シュタルガルト病 ……132
STD(sexually transmitted disease)性行為感染症 ……75
Stellwag(シュテルバーク)徴候 ……178
steroid cataract ステロイド白内障 ……93
Stevens-Johnson(スチーブンス・ジョンソン)症候群 ……79, 80, 142
Still 病 ……197
strabismic amblyopia 斜視弱視 ……157
strabismus fixus 固定内斜視 ……147
Sturge-Weber(スタージ・ウェーバー)症候群 ……114, 115, 146, 199
subconjunctival hemorrhage 結膜下出血 ……79, 183
subcutaneous hemorrhage of eyelid 眼瞼皮下出血 ……183
superficial punctate keratitis(SPK)点状表層角膜炎 ……74
superior oblique muscle 上斜筋 ……10
superior oblique palsy 上斜筋麻痺 ……152
superior orbital fissure 上眼窩裂 ……10
superior orbital syndrome 上眼窩裂症候群 ……182
superior rectus muscle 上直筋 ……10
swinging flashlight test 交互点滅対光反射試験 ……44, 164, 166, 169, 177
symblepharon 瞼球癒着 ……142
sympathetic ophthalmia 交感性眼炎 ……108
synchysis scintillans 硝子体閃輝性融解 ……138
systemic lupus erythematosus(SLE)全身性エリテマトーデス ……198

T

Tay-Sachs 病 ……195
tear film breakup time(BUT)涙液層破壊時間 ……45
tectal pupil 視蓋瞳孔 ……177
telangiectasia 血管拡張症 ……125
Tenon capsule テノン嚢 ……3
Terson(テルソン)症候群 ……137
thyroid ophthalmopathy 甲状腺眼症 ……178
thyroid stimulating hormone(TSH)甲状腺刺激ホルモン ……178
tilted disc syndrome 傾斜乳頭症候群 ……160
Titmus(チトマス)ステレオテスト ……37
TNO ステレオテスト ……37
Tolosa-Hunt(トロサ・ハント)症候群 ……176, 182
tonic pupil 瞳孔緊張症 ……176
toxic optic neuropathy 中毒性視神経症 ……169
toxoplasmosis トキソプラズマ症 ……110
trabeculectomy トラベクレクトミー ……102
trabeculotomy トラベクロトミー ……102
trachoma トラコーマ ……75
tractional retinal detachment 牽引性網膜剥離 ……128
tram-track sign(電車軌道様所見) ……171

traumatic cataract 外傷性白内障 ············7, 92, 184
traumatic glaucoma 外傷性緑内障 ·················183
traumatic macular hole 外傷性黄斑円孔 ········185
traumatic optic neuropathy 外傷性視神経症 ······169
Treacher-Collins 症候群 ····························200
trichiasis 睫毛乱生 ····························141, 142
trigeminal nerve 三叉神経 ··························12
trochlear palsy 滑車神経麻痺 ·······················152
TSH（thyroid stimulating hormone）甲状腺刺激
　　ホルモン ···178

U

UBM（ultrasound biomicroscope）超音波生体顕微
　　鏡 ··51
ultrasound biomicroscope（UBM）超音波生体顕微
　　鏡 ··51
ultrasound biomicroscopy（UBM）超音波生体顕微
　　鏡検査 ··58
ultraviolet injury 紫外線障害 ·······················192
Usher（アッシャー）症候群 ························133
uvea ぶどう膜 ··4
uveal effusion ···116
uveal tumors ぶどう膜腫瘍 ························113
uveitis ぶどう膜炎 ····································104
uveoscleral outflow ぶどう膜強膜流出路 ···········7

V

valve of Hasner ハスナー弁 ··························9
van der Hoeve（ファン・デル・ヘーベ）症候群
　　··91, 200
varicella-zoster virus（VZV）水痘帯状疱疹ウイルス
　　··81, 108, 109
vascular endothelial growth factor（VEGF）血管内
　　皮増殖因子 ···121
vascular system of the eye 眼の血管系 ············13
VDT（visual display terminal）症候群 ············63
VEGF（vascular endothelial growth factor）血管内
　　皮増殖因子 ···121
VEP（visual evoked potential）視覚誘発電位
　　···54, 55, 164
vernal catarrh 春季カタル ····························77
vertical gaze palsy 垂直注視麻痺 ··················154
vertical nystagmus 垂直眼振 ·······················159
viral conjunctivitis ウイルス性結膜炎 ·············74

viral keratitis ウイルス性角膜炎 ····················81
visual acuity 視力 ·····································15
visual cell layer 視細胞層 ·····························5
visual evoked potential（VEP）視覚誘発電位
　　···54, 55, 164
visual field 視野 ·······································16
visual field defect 視野異常 ·························61
visual impairment 視力障害 ························61
visual pathway 視路 ··································11
vitreoretinal hemorrhage 網膜硝子体出血 ········185
vitreous 硝子体 ···7
vitreous disorders 硝子体疾患 ·····················136
vitreous hemorrhage 硝子体出血 ·················137
VKH（Vogt-Koyanagi-Harada）disease フォークト・
　　小柳・原田病 ··107
Vogt-Koyanagi-Harada（VKH）disease フォークト・
　　小柳・原田病 ··107
von Gierke 病（糖原病 Ia 型） ·······················195
von Hippel-Lindau 病 ······························199
von Recklinghausen（フォン・レックリンハウゼ
　　ン）病 ·································146, 170, 199

W

waning 漸減現象 ······································155
Weber（ウェーバー）症候群 ················151, 175
Wegener 肉芽腫症 ····································199
Weiss ring ワイス環 ································136
Werner（ウェルナー）症候群 ························93
Wilms（ウィルムス）腫瘍 ···························111
Wilson 病 ···196
Worth（ワース）4 灯試験 ····························38
Wyburn-Mason 病 ···································199

X

X 染色体劣性遺伝 ······································33
xanthelasma 眼瞼黄色腫 ····························146
XT（exotropia）外斜視 ·······························148

Y

YAG レーザー ···································93, 112

Z

Zeis（ツァイス）腺 ································8, 144

図解　眼科	
2008年5月1日　第1版第1刷発行	〈検印省略〉

編著者　吉　村　長　久
　　　　宮　本　和　明
　　　　山　本　哲　也
　　　　下　村　嘉　一
　　　　三　村　　　治
　　　　黒　坂　大次郎
発行者　市　井　輝　和
印刷・製本　西濃印刷株式会社

―― 発行所 ――

株式会社　金　芳　堂

京都市左京区鹿ヶ谷西寺ノ前町34　〒606-8425
振替 01030-1-15605　電話 075(751)1111(代)
http://www.kinpodo-pub.co.jp/

ⓒ吉村長久, 金芳堂, 2008
落丁・乱丁本は本社へお送りください. お取替え致します.
Printed in Japan.

ISBN978-4-7653-1342-1

JCLS <㈱日本著作出版権管理システム委託出版物>
本書の無断複写は著作権法上での例外を除き禁じられています. 複写される場合は, そのつど事前に㈱日本著作出版権管理システム (電話 03-3817-5670, FAX 03-3815-8199)の許諾を得てください.

整形外科まとめの"虎の巻"！
この1冊で整形外科の基本をマスターできる.

図解 整形外科

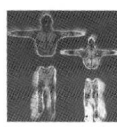

好評発売中

久保俊一 京都府立医科大学大学院教授　他編著

B5判・364頁
定価 5,040円（本体4,800円＋税）
ISBN4-7653-1225-9

　本書は，整形外科の膨大な知識を，8大学（札幌医大，新潟大，横浜市大，名古屋市大，京都府立医大，和歌山県立医大，鹿児島大，琉球大）が結集してまとめたテキストである．整形外科医はもとより，研修医，医学生，看護師，リハビリテーション関連のスタッフ，さらには整形外科に興味をもつ人々をも対象にしている．各項目に簡潔なまとめの枠を設け，本文中には図・写真・表を多用して視覚的にわかりやすく解説した．短時間で効率よく学習できるような構成になっている．キーポイントとなる疾患は，頻度にこだわらず，臨床の実践につなげていく上で特に大切と考えられるもの，国家試験対策として必要な項目などを網羅するように各分野の第一人者がセレクトした．なお，主要な用語には英語を併記し，人名は日本語読みと原語を付けた．このことは読者にとって大変有用と考えている．また，看護学生と看護師のための章として「運動器疾患と看護」の章を設けた．これから重要となるチーム医療を考慮し，看護師以外の人たちにも一読いただいて看護師の視点を学んでもらえるようにした．医学生には，講義や臨床実習の知識の整理やまとめとして活用でき，看護師やリハビリテーション関連スタッフには現場での実践に役立ち，コメディカルをめざす学生諸君の教科書としても最適である．

主な内容

1. 整形外科とは
2. 運動器の構造と機能
3. 運動器疾患の診断法
4. 運動器疾患の治療法
5. 外傷・骨折
6. 運動器の感染性疾患
7. 関節外科
8. 脊椎・脊髄疾患
9. 末梢神経疾患
10. 骨軟部腫瘍
11. 代謝性骨疾患：骨粗鬆症
12. 小児整形外科
13. スポーツ整形外科
14. リハビリテーション医学
15. 運動器疾患と看護

金芳堂 刊